PROCEDURES IN COSMETIC DERMATOLOGY
미용외과 최신지견 시리즈

Advanced Face Lifting
안면거상술

Ronald L. Moy and
Edgar F. Fincher
대한미용외과학회 편찬위원회

SAUNDERS
ELSEVIER
도서출판
정담

This edition of ***Procedures in Cosmetic Dermatology Series: Advanced Face Lifting, 1e*** by **Ronald Moy, Edgar Fincher** is published by arrangement with Elsevier Limited.

Original Edition ISBN : 978-1-4160-2997-7
Translated Edition ISBN : 978-89-8085-468-4
Publication Date in Korea : 2010. 7. 30

Translated by JUNGDAM Publishing Co.
Printed in Korea

미용외과 최신지견 시리즈

PROCEDURES IN COSMETIC DERMATOLOGY

Advanced Face Lifting

안면거상술

Edited by

Ronald L. Moy MD

Clinical Professor, David Geffen School of Medicine, University of California; Cheif of Dermatologic Surgery, Veterans Administration West LA Medical Center, Los Angeles, CA, USA

Edgar F. Fincher MD, PhD

Clinical Instructor, Division of Dermatology, David Geffen School of Medicine, University of California, Los Angeles, CA, USA

Series Editor

Jeffrey S. Dover MD FRCPC

Associate Professor of Clinical Dermatology, Yale University School of Medicine, Adjunct Professor of Medicine (Dermatology), Dartmouth Medical School, Director, SkinCare Physicians of Chestnut Hill, Chestnut Hill, MA, USA

Associate Editor

Murad Alam MD

Chief, Section of Cutaneous and Aesthetic Surgery, Departments of Dermatology and Otolaryngology-Head and Neck Surgery, Northwestern University, Chicago, IL USA

대한미용외과학회 편찬위원회

역자 서문

삶의 질이 높아지면서 좀 더 아름답고 좀 더 젊어지려는 인간의 욕구 또한 높아지기 마련이다. 이와 함께 미용외과 분야도 빠르게 발전하고 있다. 미용외과 의사들은 환자들이 가급적 절개를 하지 않거나, 최소 절개로 수술 외상을 줄이고 싶어 하면서 보다 안전하고 자연스러우며 회복 또한 빠른 '최소절개 최대효과'의 미용수술을 원하고 있다는 것을 감안하지 않을 수 없다. 이러한 환자들의 기대에 부응하려는 미용외과 의사들의 고민이 여기에 있다.

미용외과는 특성상 피부과, 외과, 안과, 이비인후과, 산부인과, 비뇨기과, 가정의학과, 치과 등 많은 전문 분야의 영역을 폭넓게 아우르고 있다. 따라서 각 전문과 의사들은 미용외과 발전에 기여하고 있으며 이는 세계적인 추세이기도 하다. 하지만 미국이나 일본 등 의료 선진국에서는 미용외과가 진료과목으로 정해져 있는데 비해 우리나라에는 미용외과가 진료과목으로 정해져 있지 않아 미용외과 정립이 시급한 실정이다. 우리의 미용외과 의사들과 국민들을 위해서도 미용외과의 정립은 필요하다.

이러한 맥락에서 대한미용외과학회(Korean Society of Aesthetic Surgery: KSAS)가 이 시리즈를 번역, 편찬하게 된 것은 매우 의미있는 일이라 하지 않을 수 없다. 이 시리즈의 원제는 《Procedures in Cosmetic Dermatology》이지만 한글제목을 《미용외과 최신지견 시리즈》로 하였다. 미용외과의 거의 전 분야에 걸쳐 기초부터 응용까지를 기술한 단계적이면서 실제적인 안내서로 국내 미용외과 의사들에게 많은 도움을 줄 것으로 믿기 때문이다. 실제로 외국에서는 이 시리즈에 담겨 있는 내용들의 진료는 미용외과에서 주로 담당하고 있다.

이 시리즈를 번역, 편찬함에 있어 우선 원저자들의 노고에 깊은 감사를 드린다. 원저자들은 그들이 공부하고 연구한 미용외과 지식을 구체적인 증례를 들어 자세히 기술함으로써 독자들인 우리 의사들에게 훌륭한 스승이 되어 주었다.

바쁜 시간을 내서 번역, 편찬 작업을 기꺼이 수행해주신 대한미용외과학회 편찬위원회 위원들에게도 진심으로 감사를 드린다. 의학 서적 번역은 전문가들에게도 결코 만만치 않은 작업이다. 우리말로 쉽게 옮기기 위해 의학용어사전을 들추고, 선배나 동료 의사들에게 자문을 구하면서 이루어질 수밖에 없는 어려운 작업이기 때문이다. 그럼에도 불구하고 부족하고 미비한 점은 넓은 아량으로 이해해 주시기 바라며 재판 출간시 보완할 것을 약속드린다.

도서출판 정담에도 감사의 말씀을 드린다. 어려운 출판 시장에서 방대한 시리즈를 펴낸다는 것이 쉬운 일이 아닐 터인데 기꺼이 출판을 결정하고, 대한미용외과학회에 번역, 편찬 작업을 맡긴 뒤에도 많은 수고를 해주셨다.

다시 한번 이 시리즈가 국내 미용외과 의사들에게 많은 도움이 되기를 소망하며, 국내 미용외과의 발전과 정립에 기여하기를 기대한다.

대한미용외과학회 회장 임 종 학

저자 서문

Rhichard Webster, Sam hamra 그리고 Tord Skoog처럼 주름절제술의 기술을 발전시킨 의사들과, 안면거상술의 효과를 오래 지속시킬 수 있도록 SMAS(표층근건막체계)의 랜드마크를 설명한 Vladimir Mitz와 Martine peyronie 같은 의사들은 훌륭한 외과의사들이다. 그러나 그보다 이전에 그리고 주목할 만한 출판물로, 1902년 "American Journal of Dermatology"에 안면거상술과 동반한 주름의 치료에 대한 보고를 한 J. Cantrel과 1926년 "la Chirurgie Edthetique: Son Role Sociale"(Paris: Massn and Cie)에서 안면거상술을 저술한 Suzanne Noel과 같은 피부과 의사들에 의하여 안면거상술에 대해 보고된 피부과 저술들을 돌이켜보는 것이 중요하다. 더구나 미용 수술의 발전은 각각이 분리되어 발전한 것이 아니고, 학자의 관점에서 각 영역의 전문성이 교차하며 일어난 것이다. 안면성형 그리고 눈성형 영역의 일원들의 다채로운 전문성의 교차관계는 American Academy of Facial Plastic Surgery, American Academy of Cosmetic Surgery와 같은 단체가 만들어짐으로써 이루어졌다.

주름제거술은 1900년 초기 피부외과 의사들에 의하여 시작되었다. 다른 외과 전문의 또한 미용성형술의 공공적 개념이 다소 호의적이지 않았던 1920년대 이후부터 술기들을 시작하였다. 사실 미용성형이 1970년대까지는 대중화되지 않았다. 피부과의사로서 국소마취하에서 안면거상술을 안전하게 시행할수 있는 종창성 마취(tumescent anesthesia)의 Jeffrey Klein's의 소개는 또다른 주목할만한 공헌이다. 피부외과의사들은 또한 안면거상술과 동시에 레이저 피부재생을 안전하게 시행할수 있음을 입증했다. 주름제거술은 단순피부거상술로부터, 긴피판거상술, 복합, 깊은층 그리고 짧은반흔 거상술로 회귀등 많은 발전의 경과를 밟았다. 최근의 피부외과의사들의 주된 접근방식은 표층근건막체계 주름형성과 보다 수직방향으로 피부긴장형성을 포함한 새로운 최소절개 안면거상술(S-거상술, MAC거상술, 짧은반흔거상술)이다. 이 술기는 귀뒤 절개선의 연장을 많은부분 감소(아직은 목의 늘어짐에서 탁월한 개선은 가져오지만)시켜 빠른회복과 만족스런 결과와 함께 최소반흔과 동반되어 주름제거술의 정련화됨을 나타낸다.

주름절개술은 환자의 기대에 부응하여 아름다운 결과를 가져오기 위하여 기술적인 숙련도와 예술적인 감각을 요구한다. 이 책은 주름절제술에 이용하는 다양한 방법과, 각각의 기술적 접근의 장점과 한계점의 분석을 소개하는 것이 목적이다. 부가적인 방법이 전체적인 결과를 높이기 위해 디자인되고, 미용적 가이드라인의 중요한 원칙 또한 논의되어 독자들은 최후의 목적이 단지 수술의 기술적인 측면을 마스터하는 것 뿐만 아니라, 이상적인 결과를 얻기 위해 예술성을 통합시켜야 함을 이해해야 한다. 이 진보된 안면거상술의 첫번째 간행물은 현재와 다음세대의 피부외과의사들이 그들의 다년간의 경험과 전문적 기술을 전통적인 술기에 보태고 또한 그들의 미용적 효과를 최대화시키는 술기의 수정을 공유할 수 있도록 해야 할 것이다.

Eddie Fincher MD PhD and Ronald Moy MD

서 문

피부 · 미용외과의 전문화가 시작된 이래 피부 · 미용외과 의사들이 이 분야의 시술에 관심을 갖게 되면서 특히 지난 사반세기 동안 급격한 변화가 일어났다. 동결절편(frozen section) 기술의 출현과 함께 Mohs 피부암 수술의 황금시대가 열리면서 피부 · 미용외과가 피부학 커리큘럼에 정식으로 편입되었다. 최근에는 최소 침습 시술 분야에서 비약적인 발전이 이루어져 나이 든 사람들에게 손상된 피부 외모를 개선시킬 수 있는 새로운 선택의 기회를 제공하게 되었다.

환자들은 피부 회춘을 위한 시술을 적극적으로 요구하고 있다. 중요한 것은 피부 · 미용외과 의사들이 앞장서서 이와 관련된 기구와 시술, 그리고 약물을 개발하면서 이 분야가 빠른 속도로 지속적인 발전을 하고 있다는 사실이다.

피부 · 미용외과 의사들은 실제로 모든 피부레이저 시술과 광원기초 시술(light-source based procedures), 보툴리눔 외독소(botulinum exotoxin), 연조직 확대술, 희석 마취 지방흡입술, 하지정맥 치료, 화학 박피, 모발 이식을 포함한 피부 · 미용외과 분야에서 수 많은 중요한 성과를 거두었다. 각종 피부 · 미용 시술을 고안하고, 발전시키고, 확장시켜온 것이다. 그들은 시술에 대해 이해하고 있으며, 피부의 구조와 기능, 작용에 대해 특별한 식견을 갖고 있다. 그들은 겁 많은 환자들에게 안전성을 강조하고 수술 외상을 줄여줌으로써 쉽게 회춘술에 접근하도록 하고 있다. 환자들의 요구를 충족시키기 위해서는 피부 · 미용외과보다 더 나은 전문 분야는 없다.

피부 · 미용외과가 전문분야로 성장함에 따라 이 분야에 종사하는 의사들도 꾸준히 늘어나게 될 것이며 이들은 각종 다양한 시술을 전수받게 될 것이다. 그러나 피부 · 미용외과 의사들이 모든 시술을 다 할 수는 없을 것이다. 하지만 많은 시술을 경험하지 않은 의사라 할지라도 환자들을 안내하고 교육시킬 수 있는 세부내용에 대해서는 잘 알고 있어야만 한다. 자신의 수술 분야를 좀 더 확장키는 데 관심이 있는 숙련된 의사이든, 몇 가지 간단한 시술민을 배우기 원하는 수술 조보자이든, 아니면 그 가운데에 있는 의사이든 이 시리즈의 책들은 큰 도움이 될 것이다.

이 책은《미용외과 최신지견》이란 제목의 시리즈 중 하나이다. 시리즈의 각 권은 피부 · 미용외과의 중요한 주제에 따라 실제적인 입문서로 만들어졌다.

자신의 요구에 맞는 책을 갖고 싶은 사람에게 과연 이 책이 적당한지 아닌지 알고 싶을 것이다. 이 책은 이론적 토대에 기초를 둔 포괄적인 교과서도 아니며 철저하게 참고서로 만들지도 않았다. 주제를 다루는 데 있어 세계의 문헌을 편견없이 완전히 재검토하자는 의도로 구상한 것도 아니다. 동시에 누군가 실제로 시술할 수 있도록 특별한 정보 제공 없이 보편적인 미용 시술에 대한 개요를 모아놓은 것도 아니다. 중요한 것은 이 책이 접근성이 용이하여 임상 시술서로서 늘 가까이 하기에 적당하다는 것이다.

이 책을 포함한 전체의 시리즈는 피부 · 미용외과 시술을 위한 단계적이며 실제적인 안내서이다. 이 시리즈의 분야별 저서들은 세계의 권위자들이 편집하였다. 각 권의 편집자는 각 장을 쓰기 위해 실용성을 중시하여, 현장의 경험을 바탕으로 숙련된 기술을 지닌 의사들을 저자로 초빙하였다. 대부분의 장은 서로 다른 연구와 폭넓은 의견을 통합하기 위해 두 명의 저자가 담당하였다.

그러나 두 명의 저자와 편집자는 총체적으로 일관된 논조를 보여주고 있다. 각 장마다 동일한 모형이 사용되고 있어 독자는 이 시리즈의 모든 책들을 쉽게 독파할 수 있을 것이다. 모든 장에서 저자들은 간결하게 말하고 있다. 주안점은 치료 기술이다. 적절한 적응증, 부작용, 특별한 증례에 주의하여 치료 방법을 논의하고 있다. 마지막으로 이 책은 전문교육을 받은 의사라면 누구나 가벼운 마음으로 내용을 숙지할 수 있기 때문에 이런 간결한 책이 역설적으로 좀 더 많은 정보를 완성도있게 전달할 수 있다고 믿는다.

우리는 독자 여러분이 이 책을 포함한 전체 시리즈의 나머지 책들을 즐겁게 읽어, 많은 시간과 정성을 들여 만든 이 책 속의 임상적 지식을 통해 많은 것을 얻기를 바란다. 그리고 필요할 때 언제든지 볼 수 있도록 바로 곁에 이 책을 두었으면 한다.

Jeffrey S. Dover MD, FRCPC and Murad Alam MD

List of Contributors

Sachin Bhardwaj MD
Fellow, Dermatologic Surgery/Procedural Dermatology, Department of Dermatology, University of California, San Francisco, CA, USA

William P. Coleman III MD
Clinical Professor of Dermatology, Department of Dermatology; Adjunct Professor, Department of Surgery (Plastic Surgery), Tulane University Health Sciences Center, New Orleans, LA, USA

Sorin Eremia MD
Associate Clinical Professor; Director, Cosmetic Surgery Unit, Division of Dermatology, University of California, Los Angeles, CA, USA

Edgar F. Fincher MD, PhD
Clinical Instructor, Division of Dermatology, David Geffen School of Medicine, University of California, Los Angeles, CA, USA

Richard E. Fitzpatrik MD
Associate Clinical Professor of Dermatology, University of California, San Diego, CA, USA

Hayes B. Gladstone MD
Director, Division of Dermatologic Surgery, and Assistant Professor, Department of Dermatology, Stanford University School of Medicine, Stanford, CA, USA

Gregory J. Herbich MD
Private Practice, Cosmetic and Laser Surgery Center, Honolulu, HI, USA

Michael S. Kaminer MD
Assistant Clinical Professor of Dermatology, Yale Medical School, New Haven, CT and Dartmouth Medical School, Hanover, NH; Dermatologist, SkinCare Physicians of Chestnut Hill, Chestnut Hill, MA, USA

Robert C. Langdon MD
Associate Clinical Professor of Dermatology, Yale University School of Medicine, New Haven, CT, USA

Brent R. Moody MD
Assistant Professor of Medicine; Director of Cosmetic Dermatologic Surgery, Vanderbilt University School of Medicine, Nashville, TN, USA

Greg S. Morganroth MD
Assistant Clinical Professor, Department of Dermatology, University of California, San Francisco; Adjunct Clinical Assistant Professor, Department of Otolaryngology-Head and Neck Surgery, Stanford University, CA, USA

Cameron K. Rokhsar MD, FAAD, FAACS
Assistant Clinical Professor of Dermatology, Albert Einstein College of Medicine, Bronx; Private Practice, The New York Aesthetic Center, New York, NY, USA

Roberta D. Sengelmann MD
Assistant Professor, Dermatology and Otolaryngology; Director, Center for Dermatologic and Cosmetic Surgery, Washington University School of Medicine, St Louis, MO, USA

Lenore M. Sikorski MD
Medical Director, Private Practice, Natural Image Cosmetic Surgery and Laser Dermatology Center, Laguna Niguel, CA, USA

Nathan S. Uebelhoer DO
Dermatologic Surgeon, Department of Dermatologic and Laser Surgery, SkinCare Physicians of Chestnut Hill, Naval Medical Center San Diego, CA, USA

Mark A. Willoughby MD
President, Private Practice, Dermatology and Laser Center of San Diego, CA, USA

Contents

1 안면거상술의 역사
History of Face Lifting

William P. Coleman III

서론

노화를 극복하고자 하는 시도들이 수천 년 동안 시행되어 왔다. 고대 이집트, 그리스, 로마인들은 다양한 미용 기술을 서술하였다. 그러나 아직까지 누가 안면거상술에 대한 선구자 인지는 분명하지 않다. 독일 외과의사인 Hollander는 1901년 이미 최초로 안면거상술을 시행하였다. 그러나 Hollander가 1932년 안면거상술에 대한 그의 논문을 발표하기 전까지는 그의 선구적인 기술이 알려지지 못했다. Cantrell은 1902년 미국 피부과 학회지에 주름 개선에 대한 외과적 술기를 최초로 발표하였다. 1907년, Miller는 Cantrell에 뒤이어 얼굴 주름 개선에 중요한 근육을 피하 절개하는 다양한 외과적 술기를 서술하였다. 물론 다른 이들도 뒤늦게 그들도 일찍이 안면거상술을 시행하여 왔다는 것을 상기하게 되었다. 독일인 Lexer는 1931년 논문을 통해 이미 1906년에 안면거싱술을 시행하였나고 보고하였다. 또 다른 독일인 Joseph도 1912년에 이미 안면거상술을 시행하였다는 것을 1928년 보고하였다.

1919년, 프랑스인 Passot은 최소 침습으로 가능한 다양한 피부 절개 술기를 소개하였다. 그러나 1920년, 미국인 Bettman은 그의 안면거상술 환자의 수술 전후 사진을 최초로 발표하였다. 그는 아마도 측두 부위나 이개 앞 부위부터 후두 부위까지 이어지는 전통적인 긴 절개를 사용하였던 선구자일 것이다.

1926년, 프랑스 피부과 의사인 Suzzane Noel은 안면거상술을 La Chirurgie : Son Role Sociale라는 책에 발표하였다(그림. 1.1, 그림 1.2A–D). 그녀는 1912년에 미국에서 비슷한 수술을 받은 여배우를 만난 후 안면거상술을 시작하였다고 기술하였다. 의사 Noel은 최초의 미용 여의사로 알려져 있다. 그녀는 안면거상술 및 안검 성형술에 전념하였으며, 유럽인들 사이에서 그녀의 술기에 대한 요구가 대단하였다. 그녀는 또한 두골 계측기와 같이 적당한 피부 절개를 결정하기 위한 다양한 기구들을 개발하였다(그림 1.3).

1927년, Bames는 아마도 보다 좋은 결과를 얻기 위한 피부의 박리를 언급한 최초일 것이다. 프랑스의 Bourguet 또한 1920년대에 다양한 논문들의 발표를 통해 보다 침습적인 박리를 강조하였다. 그는 지혈을 위해 전기 소작을 이용하였고, 우선 보툴리늄 D로 탈신경을 유도하고 안면 신경 분지의 마비를 위해 80%의 알코올을 사용하였다. 또한, 독일인 Burian도 보다 광범위한 박리를 강조하였으며 수술 진 메딜 바이올렛을 이용하여 피부에 표시하는 방법을 제시하였다.

비록 1930년 이전부터 피부과 의사들에 의한 다양한 형태의 미용 수술이 매우 활발히 시행되었지만 미국 피부과 학회의 설립으로 내과적인 피부과학의 시대를

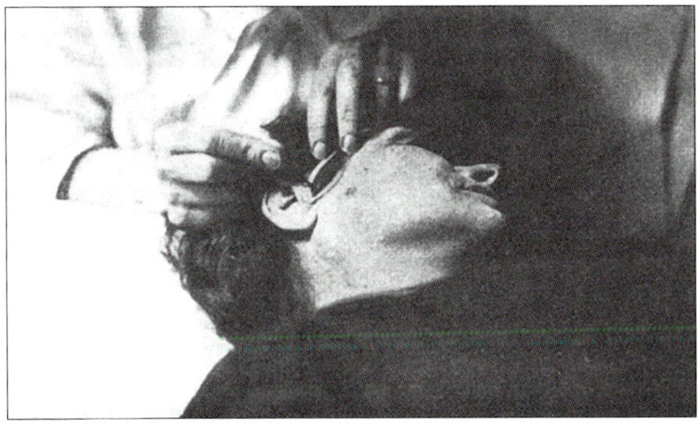

그림 1.1 의사 Noel은 일찍이 안면거상술을 시행하였다. 출처 : Noel S. La Chirurgie:Son Role Sociale,Paris:Masson and Cie, 1926

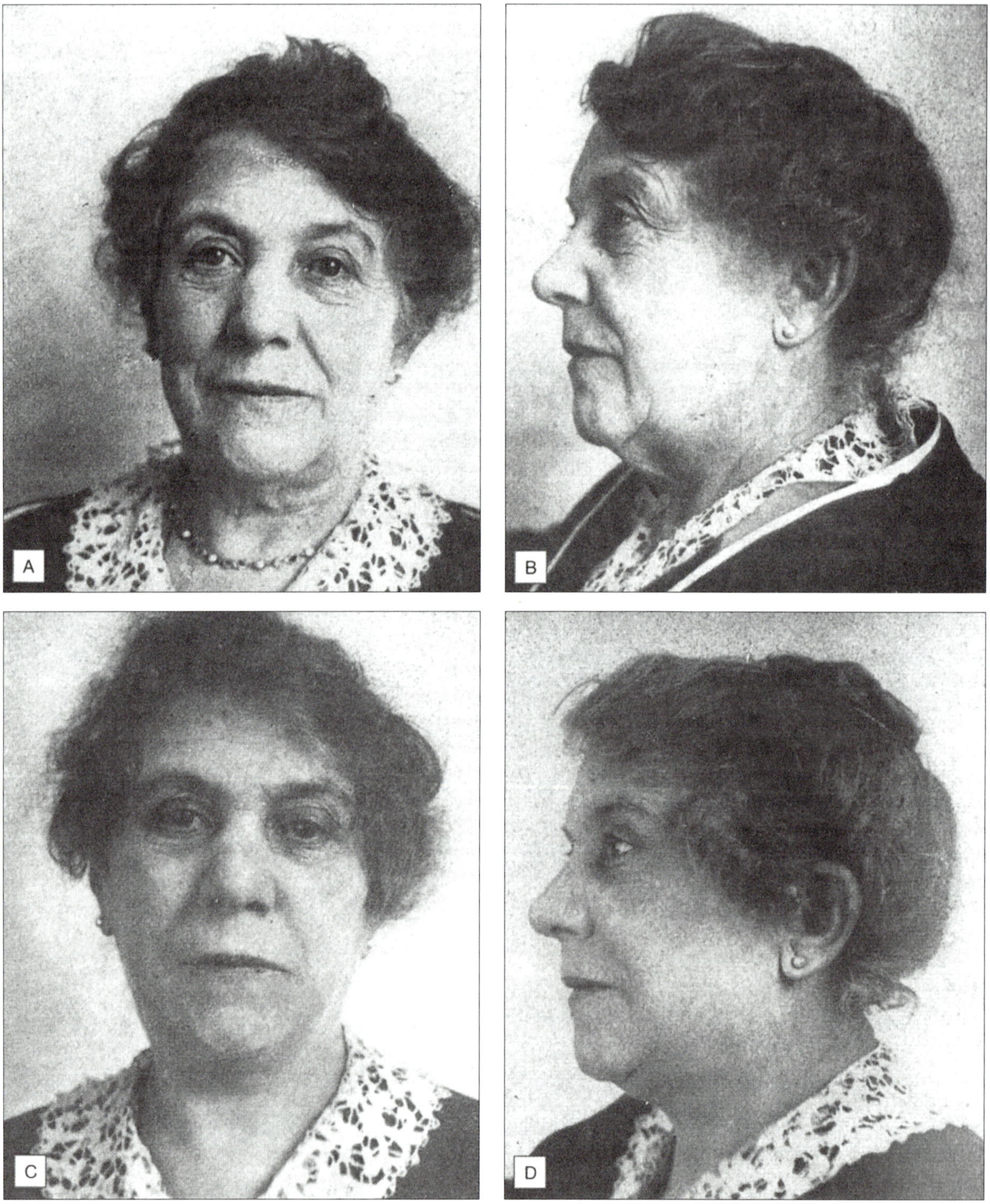

그림 1.2 (A–D)20세기 초반에 시행된 의사 Noel의 안면거상술의 수술 전, 수술 후 사진. 출처 : Noel S. La Chirurgie:Son Role Sociale.Paris:Masson and Cie, 1926

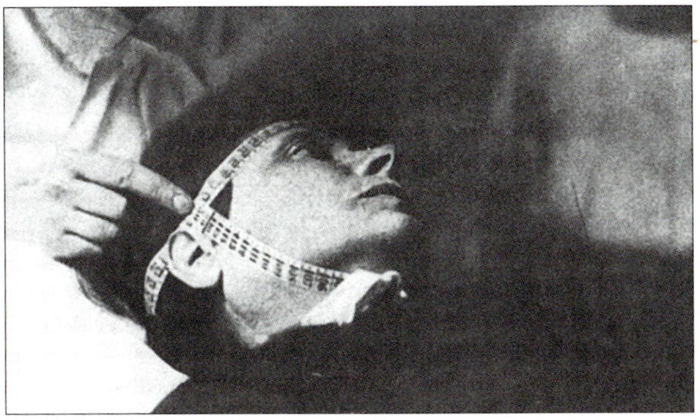

그림 1.3 안면거상술 시 피부의 제거 정도를 정확히 결정할 수 있는 의사 Noel의 발명품인 두개 계측기
출처 : Noel S. La Chirurgie:Son Role Sociale.Paris:Masson and Cie, 1926

열개되었다. 효과적인 내과적 치료는 점차 많은 외과적 시술로 대체되어 갔다. 세계 2차 대전의 발발로 미용수술과 안면거상술의 기술에 대한 관심은 적어졌고 전쟁이 끝날 때까지 더 이상의 발전은 없었다.

종전 후 안면거상술은 새롭게 시작되었고, 1949년 Brown이 발표한 그의 논문 "Surgical Correction of Senescent Pendulous Cheeks"에서는 안면거상술 시 귀 뒤쪽의 절개를 사용할 것을 강조하였다. 1950년, Mayer와 Swanker는 주름절제술이라는 새로운 용어를 탄생시켰다. 그들은 보다 광범위한 박리보다 지속적인 효과를 얻을 수 있다고 강조하였다. 그들은 얇은 지방 조직의 주름 형성에 대해서도 언급하기도 하였다. 1954년, Lewis는 이비인후과 문헌을 통해 귀 뒤쪽으로 세심한 절개를 강조하는 안면거상술에 대한 논문을 게재한 선구자중의 한사람이다.

멕시코 성형외과 의사인 Gonzalez-Ulloa는 30년에 걸쳐 영향력 있는 논문 시리즈에 광범위한 안면거상술에 대해 저술하였다. 뉴욕의 이비인후과 의사인 Hollander는 1957년과 1958년에 그의 술기를 각각 발표하였다. 그는 이주 뒤로 넣는 절개에 대해 강조하였고, 이곳으로부터 이개 아래에서 모발선 까지 이어지는 광범위 절개를 추천하였다. 또한, 그는 완전한 지혈을 강조하였다.

Pangman과 Wallace는 후에 표층근건막체계로 알려진 얇은 근막과 안면거상술의 중요성을 첫 번째로 기술하였다. 유명한 브라질인 Pitanguy도 1966년에 안면거상술에 대한 자신의 기술을 처음으로 발간하였다. 그는 표층근건막체계의 주름 형성, 그리고 안면 신경의 보존뿐만 아니라 광대 지방의 재배치에 대해 강조하였다. 1969년, Baker와 Gordon은 남자에서의 안면거상술을 처음으로 묘사한 의사에 속한다.

1975년, 스웨덴 출신의 Skoog은 자신이 볼 근막으로 명명한 아래쪽 뺨의 얕은 근막의 박리의 기술에 대해 발표하였다. Mitz와 Peyronie의 표층근건막체계의 해부학적 연구는 Skoog의 기술을 확고하게 하였다. 그들은 그들의 스승이었던 Tessier에 의해 묘사되었던 표층근건막체계의 중요성에 대해 강조하였다. 1980년대 초반 Webster는 광범위한 박리는 중요하지 않다고 역설하면서 그가 명명한 "Kind and considerate face lift" 기술에 대해 저술하였다. 그는 또한 표층근건막체계의 주름형성(plication)과 표층근건막체계의 주름겹침(imbrication)은 결과에 큰 차이가 없다고 언급하였다. Owsley는 1977년부터 시작된 정기 간행물 논문에 양방향의 주름절제술과 코입술주름의 처치에 대하여 기재하였다.

Hamra는 1990년에 시작한 깊은 면의 안면거상술에 대해 서술하였다. 그는 그의 술기를 복합 주름절제술이라 불렀다. 그는 후에 가장자리 궁을 더해 안와 지방 보존을 위한 그의 술기를 발표하였다. Tessier는 1981년 두개안면외과에서의 그의 폭넓은 경험에서 얻은 골막하 안면거상술을 최초로 발표하였다. 이 술기는 파리와 브라질의 Psillakis에서 Krastinova-Lolov에 의해 대중화되었다. Ramirez 등은 확장 골막하 안면거상술이라 불렀던 골막하 박리에 내시경 술기를 접목하였다. 한편 1980년대 초반에 지방 흡인술의 시작과 더불어 수많은 개개의 기술들이 안면거상술의 술기에 접목되었다. 피부과 의사인 Chrisman과 Field는 안면거상술의 기술을 소개한 선구자이기도 하다. 이비인후과 의사인 Newman 또한 지방 흡인술에 그의 안면거상술의 기술을 접목하였다. Asken은 안면거상술과 더불어 안면 지방 흡인술과 지방 이식술을 조합하였다.

보다 침습적이고 더 깊은 안면거상술과 연관된 부작용의 증가로 인해 수많은 외과 의사들에 의해 얇은 주름제거술의 개념이 다시 힘을 얻게 되었다. Webster의 개념과 세심한 안면거상술이 다시 주목받게 되었다. 뉴욕의 Baker는 깊은 박리를 비판하였다. 그의 최소 절개 안면거상술은 지난 10여 년 동안 외과의사와 환자들 사이에서 매우 보편화되었다. 1997년, Hoefflin은 확장 활경근 위 안면거상술을 소개하였는데 이는 활경근과 표층근건막체계 위로 직접 박리하는 것으로, 그는 이를 '연속적인 단위'라 기술하였다.

Ansari와 Saylan, Dusseldorf는 귀 앞쪽에서의 피부 우선 절개와 표층근건막체계의 현수 봉합과 더불어 S자 거상술을 대중화시켰다. 벨기에의 Tonnard 등은 S자 거상술의 개념을 최소 접근 두개 현수 거상술(MACS 거상술)이라 명명된 위쪽 벡터의 장력을 강조한 기술로 변화시켰다. 지난 사반세기 동안 피부과 의사들의 안면거상술에 대한 관심은 점점 증가하였다. Cook은 활경근 앞 지방의 피하 레이저 기화를 포함한 새로운 시도를 기술하였다. Bisaccia와 Scarborough는 최소 침습 술기를 개량하였다. Brandy는 보다 위쪽 벡터의 거상을 위해 표층근건막체계의 방추형 절개에 대해 기술하였다. Moy, Wirzter, Gladstone, Kaminer, Morganroth, Langdon 그리고 Eremia는 안면거상술의 활동적인 스승이자 개척자가 되었다.

안면거상술을 처음으로 시도한지 100년이 지났고 기술은 지속적으로 발전되었다. 얕은 박리에서 깊은 박리로 다시 얕은 박리로 시계추처럼 되풀이되었다. 지방이식뿐만 아니라 발전된 화학적 탈신경 기술(보툴리눔 독소), 그리고 레이저, 고주파를 이용한 피부의 팽팽함은 미래의 보다 나은 안면거상술을 가능하게 할 것이다. 오직 확실한 것은 분명 앞으로는 보다 나은 발전과 변화가 일어날 것이라는 점이다.

참고문헌

Asken S 1988 Facial liposuction and microlipoinjection. Journal of Dermatologic Surgical Oncology 14:297

Baker DC 1994 Deep dissection rhytidectomy: A plea for caution. Plastic and Reconstructive Surgery 93:1138

Baker DC 2001 Minimal incision rhytidectomy (short scar face lift) with lateral SMASectomy: Evolution and application. Aesthetic Surgery 21:14

Baker TJ, Gordon TJ 1969 Rhytidectomy in males. Plastic and Reconstructive Surgery 44:219

Bames OH 1927 Truth and fallacies of face peeling and face lifting. Medical Journal of Rec 126:86

Bettman AG 1920 Plastic and cosmetic surgery of the face. Northwest Medicine 19:205

Bisaccia E, Khan A, Herron J, Scarborough D 2003 Resuspension of mild to moderate jawline laxity using a minimally invasive technique. Dermatologic Surgery 29:810-816

Bourguet J 1919 La disparition chirurgicale des rides et plis du visage. Bulletin of Academic Medicine 82:183

Bourguet J 1925 Chirurgie esthetique de la face: Les nez concaves, les rides, et les 'poches' sous les yeux. Arch Prov Chir 28:293

Brandy D 2003 A method of augmenting the cheek area through SMAS, subSMAS, and subcutaneous tissue recruitment during facelift surgery. Dermatologic Surgery 29:265

Brown AM 1949 Surgical correction of senescent pendulous cheeks. Journal of the International College of Surgeons 12:154

Burian F 1936 Zur Technik der Gesichtshautspannung. Med Welt 10:930

Cantrell JA 1902 Wrinkles, facial expression a cause-treatment. American Journal of Dermatology 6:97

Chrisman BB, Field LM 1984 Face lift update: suction assisted rhytidectomy and other improvement. Journal of Dermatologic and Surgical Oncology 10:544

Coleman WP, Hanke CW, Orentreich N, Kurtin SB, Brody H, Bennett R 2000 A history of dermatologic surgery in the United States. Dermatologic Surgery 26:5-11

Cook W 1997 Laser neck and jowl liposculpture including platysma laser resurfacing, dermal laser resurfacing and vaporization of subcutaneous fat. Dermatologic Surgery 23:1143-1148

Field L 1998 The resurrection of submental rhytidectomy. Dermatologic Surgery 24:596

Field L 2004 Webster-type short flap lifts versus submental rhytidectomy. Dermatologic Surgery 30:962

Gonzalez-Ulloa M 1962 Facial wrinkles. Integral elimination. Plastic and Reconstructive Surgery 29:658

Gonzales-Ulloa M, Steven E 1965 Senility of the face - basic study to understand its causes and effects. Plastic and Reconstructive Surgery 36:239

Gonzalez-Ulloa M 1956 Wrinkle correction: Ear-island method. Journal of the International College of Surgery 25:620

Gonzalez-Ulloa M 1980 The history of rhytidectomy. Aesthetic Plastic Surgery 4:1

Hamra ST 1990 The deep-plane rhytidectomy. Plastic and Reconstructive Surgery 86:53

Hamra ST 1992 Composite rhytidectomy. Plastic and Reconstructive Surgery 90:1

Hamra ST 1998 Frequent face lift sequelae: Hollow eyes and the lateral sweep: cause and repair. Plastic and Reconstructive Surgery 102:1658

Hoefflin SM 1998 The extended supraplatysmal plane (ESP) face lift. Plastic and Reconstructive Surgery 101:494

Hollander E. Plastische (kosmetische) Operation: Kritische Darstellung ihres gegenwartigen standes. In: Klemperer G, Klemperer F (eds) Neue Deutsche Klinik. Urban and Schwartzenberg, Berlin

Hollander MM 1957 Rhytidectomy: Anatomical, physiological and surgical considerations. Plastic and Reconstructive Surgery 20:218

Hollander MM 1958 Cosmetic surgery of the eyelids and forehead. Eye Ear Nose and Throat 37:452

Joseph J 1928 Verbesserung meiner Hangewangenplastik (Melomioplastik). Deutsche Medizinische Wochenschrift 54:567

Krastinova-Lolov D 1995 Mask lift and facial aesthetic sculpturing. Plastic and Reconstructive Surgery 94:21

Lewis GK 1954 The surgical treatment of wrinkles. Archives of Otolaryngology 60:334

Lexer E 1931 Die gesamte Wiederherstellungschirurgie. Barth, Leipzig

Mayer DM, Swanker WA 1950 Rhytidoplasty. Plastic and Reconstructive Surgery 6:255

Miller CC 1907 Subcutaneous section of the facial muscles to eradicate expression line. American Journal of Surgery 21:235

Mitz V, Peyronie M 1976 The superficial musculo-aponeurotic system (SMAS) in the parotid and cheek area. Plastic and Reconstrucive Surgery 58:80

Newman J, Fallick H 1984 Liposuction tunneling in connection with rhytidectomy. American Journal of Cosmetic Surgery 1:3

Noel S 1926 La Chirurgie Esthetique: Son Role Sociale. Masson, Paris

Owsley JQ Jr 1977 Playsma-fascial rhytidectomy: A preliminary report.

Plastic and Reconstructive Surgrey 60:843
Owsley JQ 1993 Lifting the malar fat pad for correction of prominent nasolabial folds. Plastic and Reconstructive Surgery 91:463
Pangman WJ, Wallace RM 1961 Cosmetic surgery of the face and neck. Plastic and Reconstructive Surgery 27:544
Passot R 1919 La chirurgie esthetique des rides du visage. Presse Medicale 27:258
Pirayesh A, Tonnard PL, Verpaele AM 2004 The history and evolution of rhytidectomy in the MACS-lift short scar rhytidectomy. Quality Medical Publishers, St Louis, p 3
Pitanguy I, Silveira Ramos A 1966 The frontal branch of the facial nerve: The importance of its variations in face-lifting. Plastic and Reconstructive Surgery 38:352
Psillakis JM, Rumley TO, Camargos A 1988 Subperiosteal approach as an improved concept for correctoin of the aging face. Plastic and Reconstructive Surgery 82:383
Ramirez OM, Maillard GF, Musolas A 1991 The extended subperiosteal face lift. A definitive soft-tissue remodeling for facial rejuvenation. Plastic and Reconstructive Surgery 88:227
Saylan Z 1999 The S-Lift for facial rejuvenation. International Journal of Cosmetic Surgery 7:18
Skoog T 1974 Plastic surgery: New methods and refinements. Saunders, Philadelphia
Stephenson KL 1970 The mini lift, an old wrinkle in face lifting. Plastic and Reconstructive Surgery 46:226
Tessier P 1989 Lifting facial sous-perioste. Annales de Chirurgie Plastique et Esthetique 34:193
Tonnard P, Verpaele A, Monstrey S, et al 2002 Minimal access cranial suspension lift: A modified S-lift. Plastic and Reconstructive Surgery 109:2074
Webster RC, Davidson TM, Smith RC, et al 1976 Conservative face lift surgery. Archives of Otolaryngology 102:657
Webster RC, et al 1975 The considered and considerate facelift-Part II: Conservative undermining, role of limited redraping and choice of direction of pull. American Journal of Cosmetic Surgery 2:1
Webster RC, Smith RC, Papsidero MJ, et al 1982 Comparison of SMAS plication with SMAS imbrication I face lifting. Laryngoscope 92:901
Webster RC, Smith RC, Smith KF 1983 Face lift. Part I. Extent of undermining of skin flaps. Head and Neck Surgery 5:525

2

안면거상술의 수술 전 평가

Pre-operative Assesment for Face Lift

Edgar F. Fincher, Hayes B. Gladstone

서론: 미의 고찰

아름다움과 미적으로 호감이 가는 것에 대해 정의하는 것은 힘들다. 아름다움은 감정이 포함된 단어이고 문화에 좌우될 수 있다. 비록 아름다움은 보는 사람의 관점에 좌우될 수 있으나 분명 신체적 특성, 아름다움, 미적 호감으로 느껴지는 것 이상의 것이 포함된다. 비록 미술관의 모네 관에서만일 수도 있으나 그의 인상파 작품들은 대부분의 관람객들에게 아름답다고 평가된다. 유사하게 미켈란젤로의 작품, 그 중 인물상에서도 미적 관점에서 충격적으로 보여 지기도 한다.

그의 가장 유명한 작품인 다비드는 성경의 모습보다 젊게 묘사되었다(그림 2.1). 정서적으로 사람들은 자신이 세상의 중심이 될 수 있다고 느끼는 자신의 젊은 시절을 가치 있게 생각한다. 마찬가지로 그들은 역시 이 시기에 어떠한 외모를 가졌는지도 중요하게 생각한다.

비록 그것이 과거에 대한 향수 이상이지만 예술가, 해부학자, 외과 의사들에 의해 수백 년 간 신체 비율이 측정되었다. 대부분 20대의 비율인 이러한 측정 결과를 기반으로 외과 의사들은 환자의 젊었을 때의 얼굴을 복원하고자 하고 있다.

문화에 관계없이, 분명 호감이 가는 신체 특성이 있으며 대부분 수치화가 가능하다. 얼굴에서 위, 중간, 아래 부분은 조화로워야 한다. 자주 간과되긴 하지만 목도 안면 하부와 조화로워야 한다. 많은 환자들이 팬케이크 같은 목의 피부와 처짐을 걱정한다.

하지만 안면 하부(즉 턱)의 노화에 대한 검토 없이 목에만 초점을 맞출 경우 대부분에서 최선의 결과를 얻지 못한다. 지방 흡인술과 함께 경부 거상술을 시행하면 주름 없고 젊은 목을 얻을 수 있지만, 힘없는 안면 하부는 손댈 수 없다(그림 2.2). 마찬가지로 활경근 띠를 포함한 목에 대한 검토 없이 안면 하부에만 손을 댈 경우 이 두 미용 단위에 부조화가 발생할 것이다.

사람의 얼굴에는 눈, 귀, 볼과 같은 쌍으로 된 구조들이 있다. 비록 대부분의 얼굴이 완벽히 대칭적이지는 않지만 이러한 특징들이 미적 호감으로 인지된다. 미용 상담을 하는 동안 환자들은 자신의 외모에 익숙해져 있

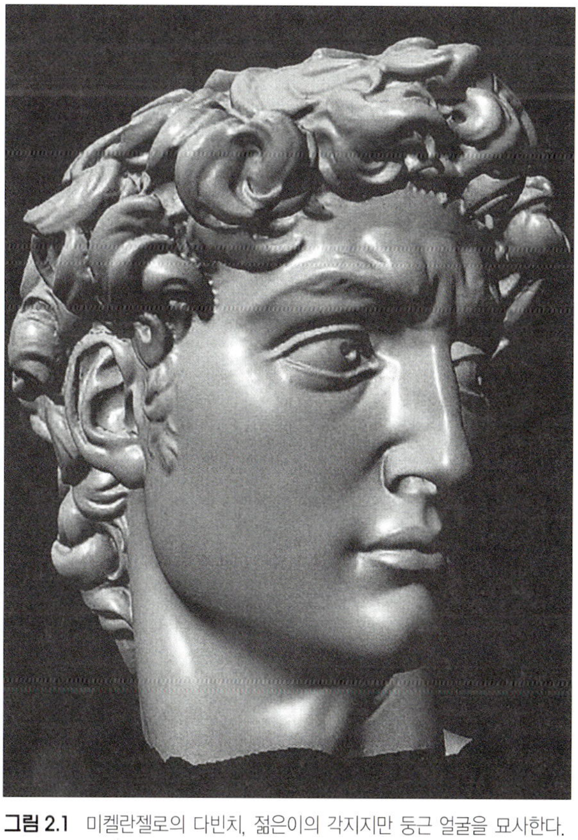

그림 2.1 미켈란젤로의 다빈치, 젊은이의 각지지만 둥근 얼굴을 묘사한다.

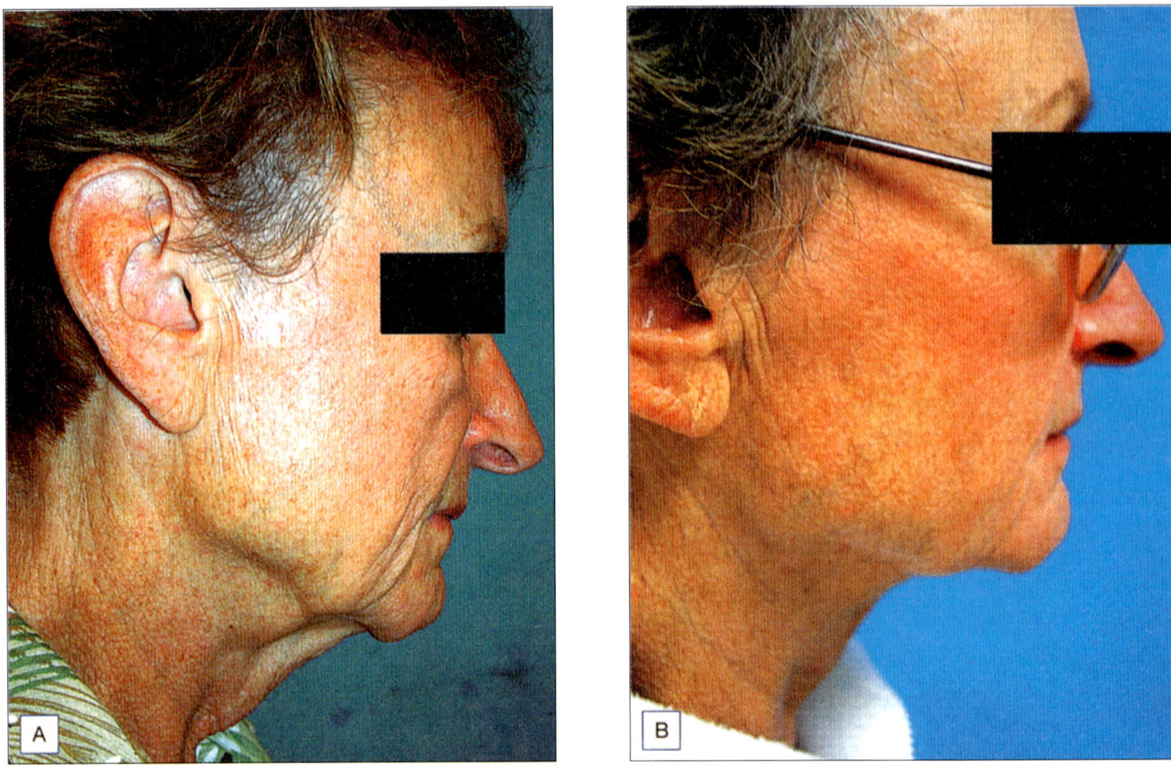

그림 2.2 (A) 경부 거상술 전 우측 측면 사진. (B) 경부 거상술 2개월 후 우측 측면 사진. 비록 경부는 엄청난 향상을 보였으나, 경부-안면 주름절제술을 시행하였으면 더 좋은 결과를 얻을 수 있었으며, 환자에게 조언하였으나 거부하였다.

기 때문에 이러한 특징들을 말로 표현하지 못할 수 있다. 비대칭에 대해 초점을 맞추는 것과, 얼굴 모양에 영향을 끼치는 것에 대해 논의하는 것이 중요하다. 주름절제술을 하려면 안면 하부의 비대칭은 필히 교정해야 한다. 환자가 수술 후에 턱 선이나 볼에서 어떤 비대칭을 발견하게 되면 결과가 떨어지게 된다.

헨리 무어의 조각 작품 같은 물체의 매끄러움과 조화로운 색조 또한 호감으로 인식된다. 젊은이의 피부는 부드럽고 유사한 색조를 띄는 동안, 주름은 비록 고아한 인격을 더하지만 개인의 인생의 여로를 나타낸다.

주름절제술은 더 부드러운 얼굴 형태를 복원시킨다. 하지만 모든 주름을 제거할 수는 없다. 주름을 제거하고 조임으로써 피부에 윤기가 돌게 할 수는 있지만 이 시술로 반점을 제거할 수는 없다. 추가적 시술로 화학적 박피술이나 한번에 레이저를 이용한 박피술이 고려되어야한다. 레이저를 이용한 피부 박피술은 특히 주름절제술로 많은 변화를 줄 수 없는 뚜렷한 주름이 있는 입 주변부에 유용하다(그림 2.3).

레이저 절제와 중간 강도의 화학적 박리는 피부 색조 이상의 것에 사용될 수 있다. 비록 환자들이 상담을 통해 단일의 시술을 찾고자 하지만, 미용 수술 의사는 환자의 만족 및 재생을 위한 추가적인 시술의 이득에 대한 정보만 줄 것이 아니라 시술의 이득 및 한계에 대한 정보를 주어야 한다.

안면 분석

안면 비율

서양의 안면 분석의 토대는 황금률을 기반으로 만들어졌다. 황금률은 이집트인들에 의해 사용되어 그리스인들에 의해 정의되었으며 레오나르도 다빈치에 의해 널리 알려졌다. 이 비율은 하나의 선을 두 개의 부분으로 나눈 관계를 나타낸다. 이 비율은 두 부분 중 짧은

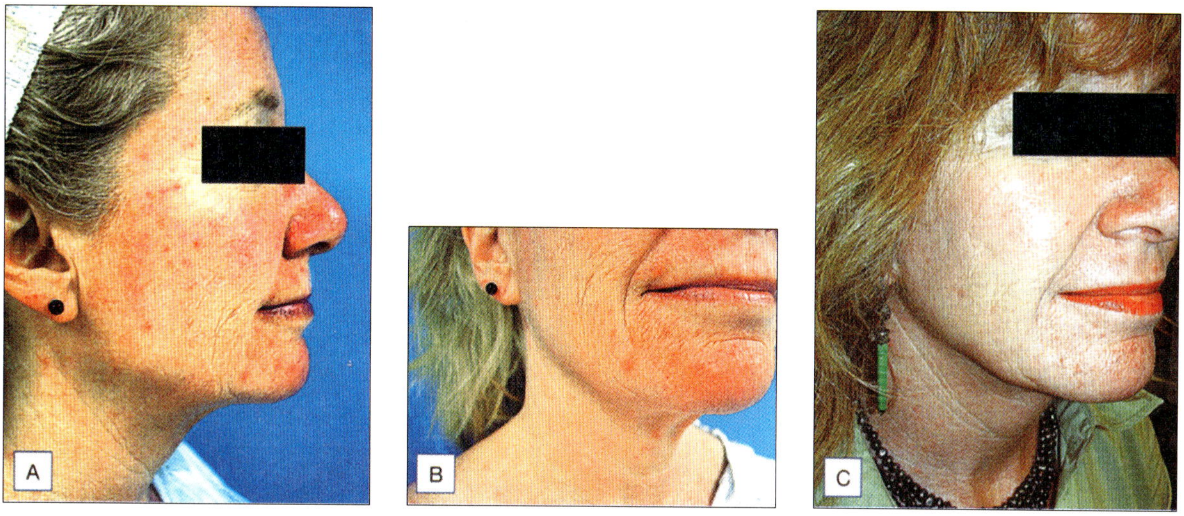

그림 2.3 (A) 수술 전 우측 측면 사진. (B) 환자의 입 주위의 주름을 근접 촬영한 사진. (C) 최소 거상술과 입 주위의 erbium:yag 긴 추가 박피술 후 2개월 사진. 입 주위 주름의 감소가 보인다. 이 감소는 최소 거상술만 시행하였다면 얻을 수 없었다.

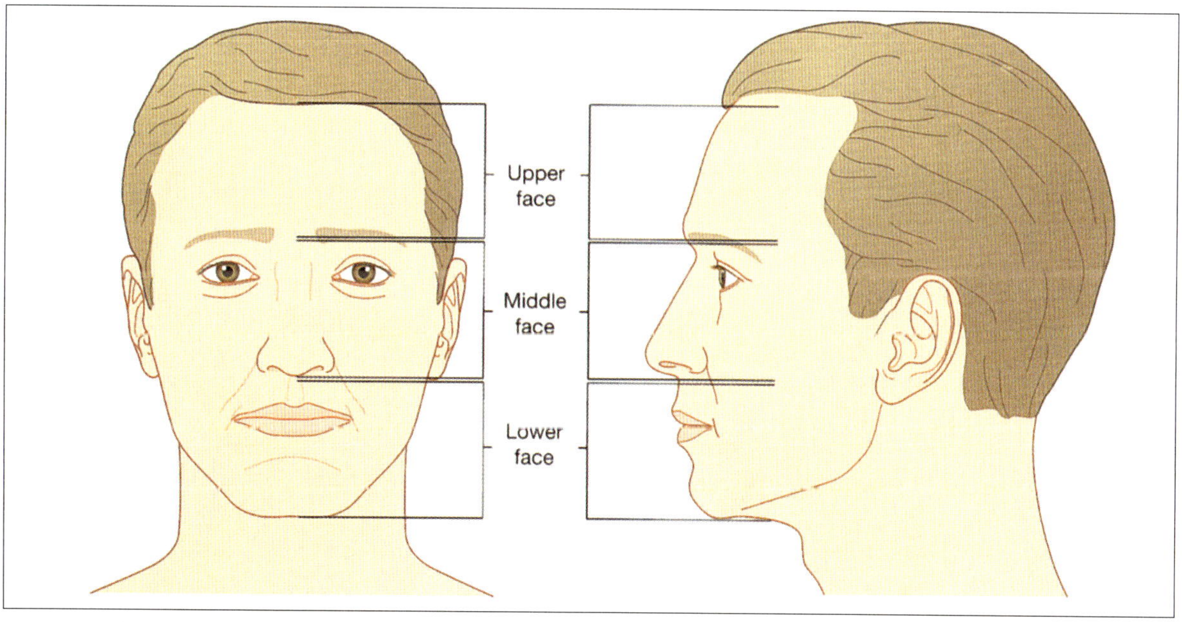

그림 2.4 동일한 비율로 수직 안면의 분할. 미용적으로 안면은 동일한 비율의 세 부분으로 구분된다. 안면 상부는 모발선에서 눈썹의 기저까지, 안면 중앙은 눈썹의 기저에서 코의 기저까지, 안면 하부는 코의 기저에서 턱의 기저까지 확장된다.

선과 긴 선의 비율이 긴 선과 전체 선의 비율과 같다.

수학적으로 이 비율은 1:1.618이다. 그리스인들은 이 비율을 자연적으로 호감이 가는 비율로 느꼈다. 나빈치는 이 비율을 얼굴에 수직적, 수평적 모두에 응용하였다. 최적으로 얼굴 길이와 너비의 비율은 4:3이다.

이상적인 얼굴 너비는 5개의 동일한 부분으로 나뉘어 진다. 각각의 부분은 눈 너비와 같다. 수직적으로 얼굴은 3개의 부분으로 나뉘어 진다(그림 2.4). 비록 눈이 상부 안면으로 논의되었지만 해부학적으로 상부 안면은 위로는 모발선, 아래로는 눈썹 하부의 연장선으로 정의된다. 안면 중간은 이 높이에서 코 하부까지, 안면 하부는 코 하부에서 턱까지이다. 각각은 길이가 같다.

모발선은 기준이 모호하므로 단지 안면 중간과 안면 하부의 길이만을 고려하기도 한다. 안면 중간과 안면 하부의 비율은 43:57이다. 물론 상부, 중간, 하부 모두 세분될 수 있지만 보통은 안면 하부만이 3부분으로 나뉜다(그림 2.5). 이 3부분은 코의 기저에서 입의 경계, 입의 경계에서 턱 주름, 턱 주름에서 턱의 기저까지이다. Larrabee에 따르면 위 입술은 다른 두 부분의 높이의 합의 절반과 같다. 턱은 얼굴에서 닻과 같다.

비록 턱의 이상적인 돌출은 성별에 따라 다르지만, 세로선은 아래 입술 중간인 주색에서 하악점을 통과해야한다. 얼굴이 목과 어떻게 조화되느냐는 중요한 해부학적 고려점이다. 이 관계는 여러 방법으로 측정될 수 있다(그림 2.6). 고전적인 방법으로는 목의 수직선과 턱밑 면의 각도를 측정하는 것이다.

이 목턱끝각은 120도 이하여야한다. Ellenbogen은 턱밑과 흉쇄유돌근 사이의 각이 측정하기 쉬우므로 이 각을 측정하는 것을 언급하였다. 이 각은 90도이어야 젊어 보인다. Powell과 Humphries에 의해 제안된 다른 방법은 안면부 앞쪽과 턱 밑면이 이루는 각을 측정하는 것이다. 이 각은 80~95도 사이여야 한다.

안면 노화

여러 요인들이 얼굴의 구조를 바꾸는데 영향을 끼치고 얼굴을 노화시킨다. 수 년 동안 중력이 얼굴 노화에 유력한 영향을 할 것으로 생각되었다. 물론 분명 영향을 끼친다. 그러한 요인들은 광 손상, 지방의 손실 및 재 분포, 근육 위축 및 수축, 골 재흡수, 그리고 유전적으로 만들어지는 살 처짐 및 턱 처짐 등이다. 피부에서 태양 광선에 의한 탄력섬유증과 콜라겐 파괴는 주름을 만들고, 표면적으로 흐늘거리게 된다. 눈 주위와 광대주위 볼 아래쪽 지방의 소실은 그곳을 움푹 들어가 보이게 만들고 부피적인 감소는 처져보이게 만든다. 경부상부에 지방이 축적되게 되면 목턱끝각이 둔해진다. 측두 부위의 근육 위축은 부피적인 변화로 지지 부위를 감소시켜 당연히 좀더 표면적인 조직에 처짐을 증가시킨다. 활경근이 분리되는 것뿐만 아니라 비후되는 것도 목턱끝각을 파괴하는 띠를 만들고 부드러운 목선을 만든다. 시간이 갈수록 연부 조직의 버팀목인 골조직도 재흡수 된다. 이 재흡수는 안면 하부에서 특히 많이 나타난다. 이 현상은 부피의 감소 및 움푹 들어가 보이게 만들고 처지게 만든다. 하악의 발육부전도 이차적으로

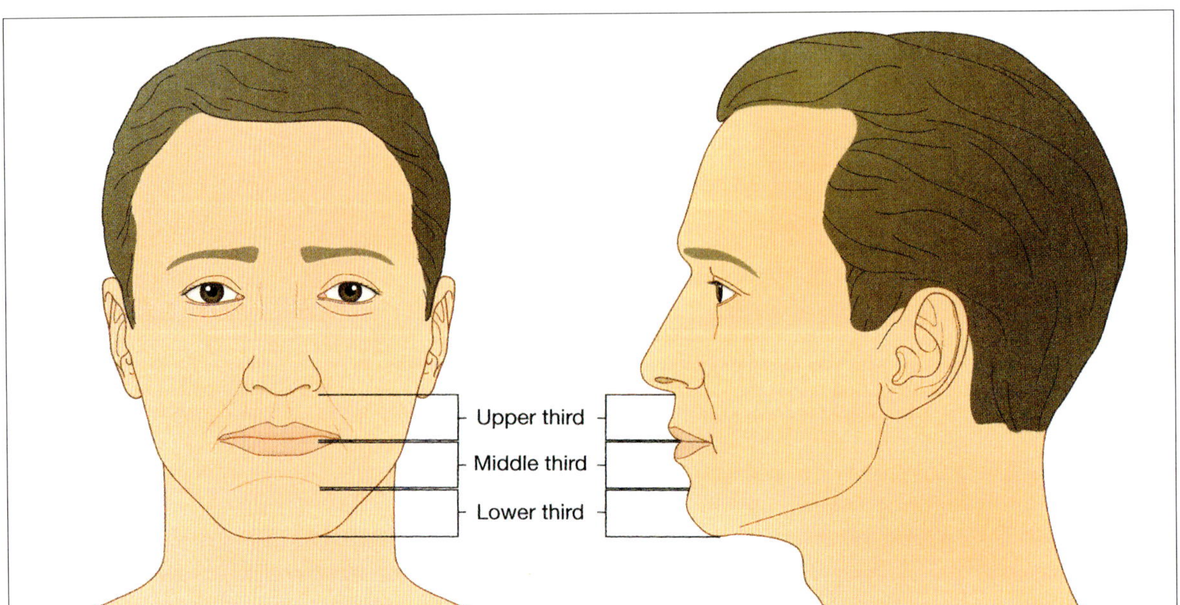

그림 2.5 안면 하부의 소단위. 안면 하부는 세 부분의 소단위로 나눌 수 있다. 분할은 코의 기저에서 입의 경계, 입의 경계로부터 턱의 주름까지, 턱의 주름부터 턱의 기저까지이다. 이상적인 미용은 모든 소단위의 길이가 같은 것이다.

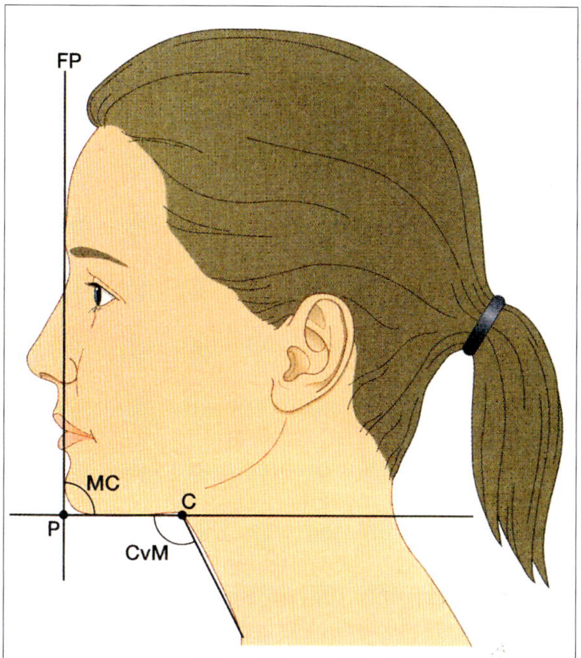

그림 2.6 경부와 안면의 관계. 이상적인 미용적인 외모는 모든 안면 비율 사이에 균형을 보이고 안면과 경부 사이에 조화가 필요한 것이다. 이상적으로 안면 상부, 미간으로부터 턱의 가장 앞쪽의 돌출, 하악점(P)까지의 수직선이 그려질 수 있다. 이것은 안면의 면으로서 정의된다(FP). 보다 젊은 경부는 안면과 경부의 교차점에서 날카로운 각을 보인다. 목턱끝각(CvM)은 턱끝 아래 면과 수직의 경부 사이에 각으로 정의된다. 이것은 경부 지점에서 (C) 측정되고 이상적으로 120도 이하이다. Powell과 Humphreys는 경부와 안면의 관계를 안면의 면과 턱끝 아래 면 사이의 각인 턱끝목각(MC)에 기초를 두고 정의하였다. 이 각은 80에서 95도 사이여야 한다. 정상적인 노화 과정으로 유발되는 경부의 이환은 보다 무딘 목턱끝각을 보이게 한다. 경부 재생의 목표는 보다 날카로운 목턱끝각을 회복하는 것이다.

나이 들어 보이게 할 수 있고 치아의 발생이 안 될 수 있고, 혹은 유전적이고 발달적 요소 때문에 진정한 소악증이 있을 수 있다. 젊은 모습을 회복하기 위한 이러한 결점들을 교정하는 최적의 방법은 포괄적으로 접근하는 것이다. 최근에는 부피 교정에 많은 관심이 쏟아지고 있다. 신생아의 얼굴이 얻어져야 할 얼굴로 예시되긴 하지만 개인의 20~30대의 얼굴이 예시되기도 하며, 여기에는 그들의 얼굴과 목에 부드러운 각이 나타난다. 젊음의 부드러움과 함께 성인의 견고한 모서리가 같이 나타난다. 주름제거술을 적절히 시행하기 위해서는 벡터 각을 적절히 깎고, 안면 하부의 조각을 할 때 경부 지방 흡인을 동반하며, 활경근을 보존하여 부드러운 각을 보존해야한다. 턱 이식물 삽입은 이러한 질에 극적인 효과를 줄 수 있다. 부수적으로 지방이나 다른 이식물을 이식하여 부피를 채우고 대칭을 맞출 수 있으며, 또한 레이저를 이용한 박피술과 화학적 박피도 피부의 균일감 및 부드러움을 조절할 수 있다.

환자의 선택

모든 환자가 같은 방식으로 노화되지는 않는다. 어떤 환자는 피부에 아름다운 광택을 유지할 수 있으나 용적의 손실과 턱의 처짐을 유발하는 피부 이완으로 고생한다. 다른 환자들은 팽팽한 피부를 유지하지만 항상 '칠면조의 수컷' 과 같은 목을 발견한다. 그러나 일부에서는 앞 하악과 턱끝 아래, 목턱끝각이 나쁜 윤곽을 보이는 소하악증을 가질 수도 있다.

첫 번째 환자가 뺨에 대한 용적 확대의 동반 시행 여부와 관계없이 짧은 반흔 안면거상술로 최선을 다해 치료받았으나, 두 번째 예에서는 걸이 현수, 뒤 주름 형성과 고정 혹은 활경근 성형술과 동반된 경부 지방 흡인술이 필요할 수 있다. 세 번째 예의 환자는 안면거상술이나 경부 거상술로는 좋은 않은 결과를 보일 수 있으나, 적절한 지방 흡인과 함께 턱의 이식물 삽입으로 최선의 이점을 얻을 수도 있다.

각각의 환자들은 미용적인 이상을 충족하기 위해 다른 수기들의 조합이 필요하다. 외과 의사들은 개개의 환자의 요구를 인식하고 이러한 이상을 충족하기 위해 적절한 수기의 조합이 요구된다. 이 상에서 제안된 수술 전의 접근은 환자의 일차적인 목표를 명확하게 하고, 환자의 신체 능력을 조사하고, 환자가 원하는 것을 성취하고 미용적인 이상을 충족하기 위한 종합적인 수술 계획을 세우는 데 도움을 주는 것이다(박스 2.1).

치료 전략의 개관

치료 접근과 주된 결정 요소

미용 환자에 대한 수술 전의 평가에 대한 접근에 세 가지에 초점을 맞추어야 한다:

1. 환자가 향상시키고자 하는 문제의 인지 혹은 신체적 특징

수술 전 면담의 주된 목적

- 수술을 하려는 환자의 목적과 동기의 명확한 이해
- 기대되는 결과, 한계, 부작용, 비용, 추가 치료 옵션을 포함하는 치료 옵션사항 논의
- 환자가 원하는 결과를 얻는데 도움이 될만한 부가적인 치료사항에 관하여 논의
- 환자와 의사간의 원활한 의사소통을 위해 환자와의 전문적인 관계와 신뢰 형성

Box 2.1 수술 전 면담의 주된 목적

2. 다양한 수기들의 선택이나 잠재적인 결과, 정지시간과 관계된 상대적인 향상의 정도를 포함하는 이러한 문제들을 해결하는 수기들의 제공
3. 회복시간과 환자에 따르는 위험도에 반해 환자가 원하는 결과를 얻을 수 있는 가장 적합한 수기의 선택

외과 의사들은 수기를 계획하고 이용하기 특별히 간편한 수기에 대한 적합성을 평가하는 것이 아닌 환자의 신체적이고 정신적인 욕구에 맞는 수기를 조합해야 한다. 궁극적인 목적은 이상적인 수술 결과를 얻는 것이고 환자에게 만족감을 주며 높은 자아상을 심어주는 것이다.

환자의 상담

안면거상술 이전에 환자의 수술 전 평가는 많은 목적들이 있다. 우선 관계있는 병력을 조사하고 수술에 합병증을 유발할 수 있는 약물을 조사하는 시간이다. 둘째로 의사와 환자가 정보의 교환을 통해 관계를 형성하게 되는 시간이다. 환자는 질문에 대답하고 수기에 대해 토론하고 수기에 대한 환자의 불안감을 줄여줌으로써 의사를 신뢰하게 된다. 의사뿐만 아니라 환자들도 형성된 관계로 인해 편안함을 얻을 것이다.

만약 수술 전 기간 동안 서로의 상호 관계에 불편함이 있었다면 수술 후 기간 동안 잠재적인 문제들이 유발될 것이라는 경고의 암시일 수 있다. 마지막으로 수술 후 처치, 치유 기간, 기대되는 결과들은 이러한 상담을 통해 토론될 것이고 환자는 수기의 결과에 대한 현실적인 기대를 갖게 될 것이다.

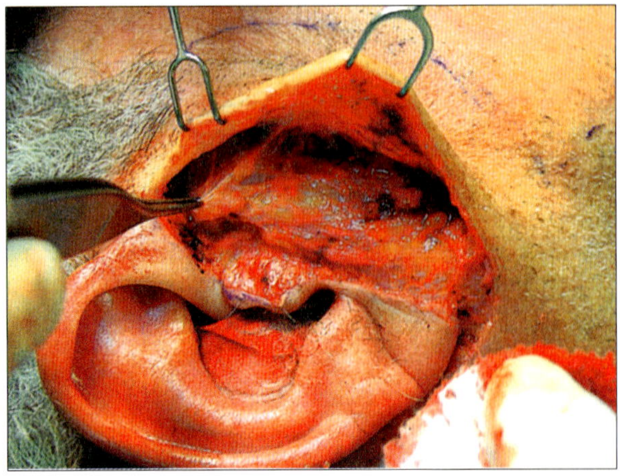

그림 2.7 표층근건막체계의 주름 형성은 어떠한 안면거상술에서도 핵심적인 요소이다. 최근에 이러한 주름 형성 봉합의 벡터는 보다 수직적으로 변화되었다.

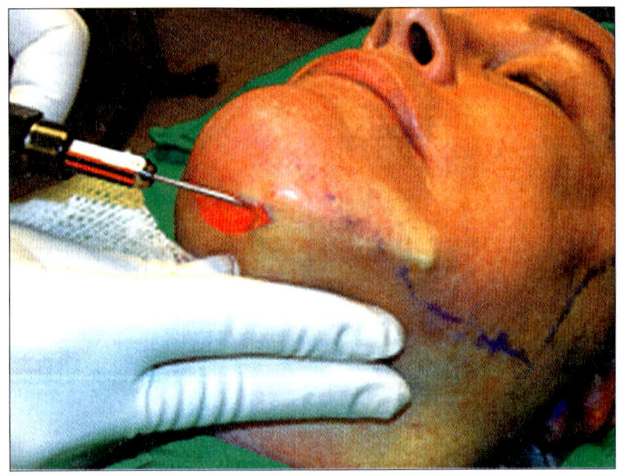

그림 2.8 경부의 지방 흡인술은 짧은 반흔 안면거상술의 핵심적인 요소이다. 그것을 경부의 윤곽을 향상시키고 표층근건막체계의 위와 활경근의 박리를 용이하게 한다. 보통, 입구는 턱끝 아래와 귀 뒤 고랑에 위치한다. 지방 흡인이 턱 선의 가까이나 위에서 시행될 때 변연 하악 신경에 손상을 주지 않기 위해서 얕게 위치되는 것이 중요하다.

환자의 욕구에 대한 평가

'나는 늙어 보인다.' '나는 다시 젊어지게 보이기를 원한다.' '나는 10년 정도 젊게 보이기를 원한다.' '나는 다시 젊게 보이기를 원한다.' '의사 선생님, 나는 안면거상술이 필요하다고 생각되는데 어떻게 생각하세요?', 혹은 '나는 이혼을 향해 가고 있고 나는 나 자신에 대한 더 좋은 느낌을 원한다.' 이러한 것들은 환자

문제 환자들을 발견하기 위해서 주의해야할 점들

- 작거나 미세한 신체 이상의 수술적 교정을 바라는 경우
- 최근에 중요한 정신적 충격을 경험한 경우 : 연인 또는 친구의 죽음, 최근의 이혼, 실직
- 더 나은 수술적 치료를 계속해서 찾고 수많은 미용적 시술를 받은 경우
- 경계성 인격 장애를 보이는 경우 : 이전 의사가 태만하고 비전문적이며 무능하다고 주장하고 당신이 최고라서 찾아왔다고 하는 경우
- 정신장애, 심한 우울증, 성격장애, 식이장애, 신체왜곡장애의 병력을 가진 경우

Box 2.2 문제 환자들을 발견하기 위해서 주의해야할 점들

들이 자신의 외모를 변화시키기를 원하는 욕구를 표현하는 모두 동일한 방식들이다. 모든 환자들이 자신 만의 개인적인 이유가 있고 미용적인 수기를 선택하는데 동기가 있다. 의사들은 동기를 평가하고 파악해야 하고 비현실적인 기대를 하고 있는 환자는 배제해야 한다.

예를 들어 잘못된 이유로 수술을 계획하고 있는 사람들. 이러한 환자들은 채워지지 않고 실망이 예정된 욕구를 가지고 있다. 불행한 환자들은 불행한 의사를 만든다. 의사의 신뢰와 평판을 얻는 데에 많은 시간이 소비될 것이다.

미용 수술 환자의 동기 부여의 결과를 찾고 있는 많은 연구들은 개인의 성격의 문제를 인식하고자 하는 시도를 가지고 이행된다. 조사자들은 심지어 이러한 환자들의 인식을 돕기 위해서 수술 전 질문서까지 만들었다. 많은 의사들은 일상적으로 수술 전 면담 동안 이러한 유형의 질문서를 사용한다(3장 참조, 예를 들어 그림 3.4). 심리적인 문제를 해결하고자 하는 희망을 가지고 미용적인 수술을 받고자 하는 사람들은 의심할 여지없이 심리적으로 불안하다. 미용 외과 의사는 항상 이러한 환자들에 대해 고려해야 하고, 이러한 환자들은 그들의 욕구가 비현실적이기 때문에 항상 불만족스러울 수 있으므로 어떤 다른 중요 수술도 피해야만 한다.

식이에 문제가 있었던 환자, 중요치 않거나 인지되지 않는 신체의 이상을 교정하고자 하는 환자, 혹은 같은 문제에 대한 치료를 반복적으로 찾는 환자들은 모두 잠재적인 문제를 가진 환자들에 대한 경고의 징후가 된다 (Box 2.2). 모든 경우에 환자는 고정할 수 없는 신체 분야에서 존재하지 않는 문제를 교정하기를 원한다.

일단 그들의 욕구에 대해 환자와 주의 깊게 면담하기 시작한 후에는 수술에 대한 그들의 동기 부여와 그들이 원하는 결과는 의사에게 수술에 대한 환자의 자격을 평가하는 데 적합하다.

환자 기대치의 결정

안면거상술로 기대되는 이점들은 용적의 거상술을 통해 보다 젊어 보이는 외모를 얻는 것을 포함한다; 보다 명확한 안면 미용 선을 만듬; 피부의 질, 장력, 감촉을 재생하는 것. 환자들은 수술로 얻을 수 있는 현실적인 향상에 대해 상담해야 한다. 팽팽한 거상술은 부자연스러운 외관을 의미한다. 모든 주름이 사라지는 것도 아니고 모든 환자가 20살로 보이게 되는 것도 아니다.

더군다나 환자들은 수술과 관련된 수술 후 회복에 대한 명확한 이해를 가져야 한다. 종종 환자들은 자색반과 종창이 얼마나 많이 생기는지 혹은 이러한 것들이 얼마나 오래 지속되는지에 놀라게 된다. 이러한 모든 결과들은 환자와 의사 모두 같은 기대치를 가지기 위해서 환자에게 충분히 설명되어야 한다. 수술 후 과정과 환자에게 여러 번의 수술 후 처치가 필요하다는 등의 사세한 설명이 도움이 된다. 이러한 것들에 대해 배우자, 가까운 가족 혹은 간호할 사람에게 설명하는 것도 또한 도움이 될 수 있다. 자주 묻는 질문과 수술 후 상처 치료 재료에 대한 목록을 작성하여 제공하는 것도 도움이 된다. 이러한 방법들은 환자에게 적당한 준비를 시키고 수술 후 과정을 위해 중요하며 기대치 않은 환경과 관련된 불안감을 줄일 수 있다.

과거력에 대한 조사

수술 전 면담은 또한 환자의 과거력을 조사하는 시간이다. 출혈 이상, 당뇨, 흡연력, 비후성 반흔이나 켈로이드, 혹은 항 혈소판 약물의 복용 등에 대한 조사가 침습적인 수술을 결정하는 데 있어 금기이거나 상대적인 금기이다. 마취에 대한 필요는 또한 면담 동안 설명되어야 한다. 다양한 수기들이 정맥 진정제의 사용 여부와 관계없이 종창성(tumescent)의 마취나 전신 마

안면거상술 환자를 위한 수술 전 검사들

- CBC
- 응고검사(PT, PTT)
- 바이러스 감염 질환(인체면역결핍 바이러스, B형과 C형 간염)의 검진
- 화학 검사(신장과 간 기능)
- 심전도 검사
- 가슴 X-선 검사

Box 2.3 안면거상술 환자를 위한 수술 전 검사들

취를 포함하여 오늘날 침습적인 수술을 위해 이용될 수 있다. 종창성의 마취의 사용은 합병증이 있는 건강 문제를 가진 최소한의 문제가 있는 상황을 만들지만, 불안한 환자들에서는 허용될 수 없다. 정맥 내 진정이나 보다 깊은 마취는 수술 전에 마취과 의사, 일차 진료의 혹은 심장 전문의에 의해 안전성이 보장되어야 한다.

수술 전 검사

수술 전 검사는 환자의 과거력, 나이, 계획된 마취 수준에 따라 다양할 수 있다. 모든 환자들은 전체 혈구 계산과 혈액 응고 인자를 검사해야 한다.

추가적인 검사로 신장 검사, 간기능 검사, 심전도 검사 혹은 흉부 방사선 촬영 등이 환자의 과거력과 마취과 의사의 선호도에 따라 시행될 것이다(Box 2.3).

치료 기술/알고리즘

어떤 두 사람의 환자도 같지 않다면, 같은 안면거상술을 원하는 이러한 사람들은 어떻게 치료받을 수 있는가? 안면거상술을 원하는 환자들에게 동기를 부여하는 사회적이고 심리적인 문제들이 이미 설명되었다.

일단 의사는 이러한 요소들을 분석하고 의사와 환자 모두 편안해야 하며, 올바른 수기를 선택하는 데 초점을 두어야 할 것이다. 이 책의 다양한 장들에는 다양한 종류의 안면거상술과 노화된 경부를 치료하는 다양한 수기들이 설명되어 있다. 각각의 수기들은 각각의 특별한 장점과 단점을 가지고 있다. 일부는 박리의 정도, 주름 형성(plication)의 방법(그림 2.7)과 거상술의 벡터에 대해 다양하다. 이러한 각각의 수기들은 다소 다른 결과를 보이고 모두가 모든 환자에게 적합한 것은 아니다. 더구나 수기들의 조합은, 예를 들어 짧은 반흔 거상술이나 S자 거상술과 함께 경부 현수, 혹은 안면거상술에 광대 현수 봉합들이 지방 흡인술(그림 2.8)과 함께 이용될 수 있다. 이러한 조직 이식물 삽입, 레이저 박피술이나 화학적 박피술과 같은 보조적인 수기의 조합은 개인의 필요와 이상적인 미용의 결과를 얻기 위해 관습화된 조합으로 만들 수 있다. 이 장에서는 적당하게 선택된 혹은 적당한 조합으로 사용될 때 환자에게 이상적인 미용적인 외모를 가져올 수 있는 다양한 기술을 소개하고자 한다. 수술 전의 평가는 환자의 필요를 평가하고 이상적인 계획을 결정하는 시간이다.

사진 촬영과 분석

환자의 평가를 위한 사진, 상담, 서류는 필수적이다. 의사들은 모든 미용 증례에서 수술 전과 수술 후 환자의 사진을 기록하기 위해서 질이 좋은 사진으로 자료를 남겨야만 한다. 이러한 사진들은 환자가 이점을 보기를 원하고 또한 미리 상의한 치료 수기들로 도움을 얻을 수 있는 특별한 부위를 나타내는 데 도움을 준다.

많은 분석적인 체계가 오늘날 예상되는 결과를 설명하는데 시각적으로 도움을 주는 컴퓨터와 가상 수술 교정을 이용할 것이다. 방문 때마다 환자의 기록지에 이용할 수 있는 수술 전의 사진을 복사하여 보관하는 것이 도움이 된다. 많은 환자들은 그들의 수술 전 상태에 대해 곧 잊어버리게 되기 때문에 이러한 사진은 그들이 받은 극적인 변화를 상기시킬 수 있다.

수술 전 사진은 또한 환자가 수술을 받았기 때문에 인식할 수 있는 미세한 피부의 이상을 나타낼 수 있다. 이러한 사진들은 또한 부종과 자반이 최대로 있는 수술 직후에 환자에게 큰 도움을 준다. 이것은 환자들에게 그들이 이러한 수술을 처음으로 받은 이유에 대해 상기시켜 줌으로써 편안하게 해줄 것이다.

유의 사항

주의 깊은 환자의 조사, 면담, 안면거상술 환자를 위

해 수술 전에 들이는 시간은 수술의 성공을 위해 중요하다는 것을 아무리 강조해도 지나치지 않는다.

실제적인 기대치를 갖는 것과 이러한 기대치를 받아들일 의지가 없는 사람들을 제외하는 것이 수술 성공에 있어 중요한 열쇠이다.

참고문헌

Alster TS, Doshi SN, Hopping SB 2004 Combination surgical lifting with ablative laser skin resurfacing of facial skin: a retrospective analysis. Dermatologic Surgery 30:1191-1195

Alves MC, Abla LE, Santos A, Ferreira LM 2005 Quality of life and self esteem outcomes following rhytidoplasty. Annals of Plastic Surgery 54:511-514

Dufresne RG, Phillips KA, Vittorio CC, Wilkel CS 2001 A screening questionnaire for body dysmorphic disorder in a cosmetic dermatologic surgery practice. Dermatologic Surgery 27:457-462

Ellenbogen R, Karlin JV 1980 visual criteria for success in restoring the youthful neck. Plastic and Reconstructive Surgery 66:826-837

Fedok FG 1996 The aging face. Facial Plastic Surgery 12:107-115

Gladstone GJ, Myint S, Black EH, Brazzo BG, Nesi FA 2005 Fundamentals of facelift surgery. Ophthalmology Clinics of North America 18:311-117

Hamra ST 2001 Correcting the unfavorable outcomes following facelift surgery. Clinical Plastic Surgery 28:621-638

Larrabee WF, Makielski KH, Henderson JL 2004 Surgical anatomy of the face. 2nd edn. Lippincott Williams and Wilkins, Philadelphia

Massiha H 2003 Short-scar face lift with extended SMAS platysma dissection and lifting and limited skin undermining. Plastic and Reconstructive Surgery 112:663-669

Romm S 1989 The changing face of beauty. Aesthetic Plastic Surgery 13:91-98

Wilson JB, Arpey CJ 2004 Body dysmorphic disorder: suggestions for detection and treatment in a surgical dermatology practice. Dermatologic Surgery 30:1391-1399

3 안면거상술의 절개
Face Lift Incisions

Lenore M. Sikorski

서론

주름절제술을 시행하고 계획하는데 있어서 절개선의 위치에 따라서 외관상의 결과와 환자 만족도가 좌우된다. 모든 절개술에는 반흔이 동반되지만 반흔을 최소화하는 것이 중요하다. 절개는 장력을 최소화해야 하고 절개선을 안보이게 하기 위해 이주 같은 구조물 뒤에 시행하거나 가능하면 절개선이 구레나룻 뒤나 아래에 위치하지 않도록 하여 자연스러운 모발선을 손상시키지 않고 머리카락 속에 숨겨야만 한다(그림 3.1).

그러나, 그 외에도 환자의 성별, 이전에 주름절개술 시행 여부, 나이와 일반적인 건강 상태 뿐만 아니라 일광에 의한 손상과 흡연력에 의해 영향을 받는 피부 상태 등을 고려해야 한다. 예를 들어, 남자 환자에서 구레나룻 쪽 피부를 이주 뒤로 옮길 경우, 이주 뒤에 머리카락이 생기므로 권장되지 않는다.

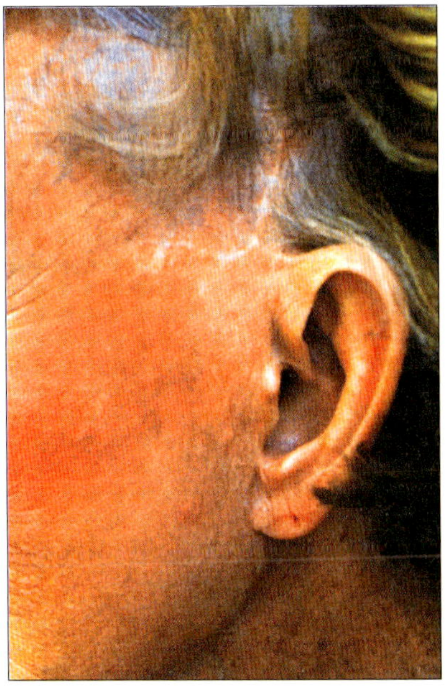

그림 3.1 구레나룻의 소실로 인해 반흔이 보임

남자에서 이주 뒤 절개를 할 경우, 이주의 머리카락을 전기분해법이나 레이저로 제거해서 자연스러운 턱수염이나 구레나룻을 만들어야 한다. 이전 주름절개술로 인한 반흔은 또한 반흔 위치에 영향을 주는데, 예를 들어 이전 이개 앞 절개는 피판을 이동시킬 여분의 피부가 있으면 이주 뒤 절개로 바꿔야 한다.

오래된 반흔은 절제하고 새로운 피부 판을 이동시켜 결손 부위를 덮는다. 피부의 여분 정도에 따라서, 작은 절개선이 필요하기도 하고 표층근건막체계에 주름형성(plication)을 한 후에 여분 조직을 제거하기 위해서는 긴 절개선이 필요하기도 한다.

40대 젊은 환자들은 50, 60, 70대 환자들보다 피부 탄력성의 감소가 적다. 일광 손상과 유전적 요소가 피부 탄력성을 떨어뜨려서 절개선의 길이에 영향을 준다. 최근에 금연을 했을지라도 이전에 흡연을 했던 사람들은 비흡연자에 비해 피부 탄력성이 떨어진다. 최근에는 주름절개술은 흡연자의 경우 적어도 수술 4주 전에 금연한 후에 시행된다. 흡연자의 피부는 피판 괴사와 치유가 길어질 가능성이 높으므로 절개선에 너무 많은 장력을 가하지 않는 것이 중요하다.

절개술의 범위와 장력의 정도를 결정할 때 콜라겐 혈관 질환, 예를 들어 레이노병이나 루푸스와 같은 질환이 있을 경우 CO_2 또는 erbium 레이저 박피술을 고려해야 한다. 주의 깊게 절개술을 계획하는 목적은 절개선을 자연스럽게 보이고 위장하기 위해서이다.

절개술 위치에 대해 많은 선택이 있지만 3장에서는

저자의 15년간 다양한 임상적 경험에 근거하여 소개하고자 한다. 다른 장에서는 피판을 도안하고 표층근건막체계(ilicater inbnater)의 주름의 벡터 위치 및 마취에 관련된 내용을 소개할 것이다.

문제 및 이에 대한 치료

3장의 첫 번째 부분은 주름절개술의 예상되는 장점, 환자 선택 시 고려할 점, 수술 후의 회복과 합병증에 대해서 논하고자 한다.

두 번째 부분은 치료 접근 방법, 안면거상술 절개를 하는 4개 안면부(관자놀이, 이개, 이개 뒤, 턱밑)와 각 위치의 장점을 언급한 후에 마지막으로 절개선을 표시하는 과정을 논할 것이다.

수술자마다 방법이 다르기 때문에 독자의 예술성이 그 결정에 중요한 요소가 된다.

기대되는 장점

간단히 말하면, 안면거상술은 턱과 목의 모양을 좋게 한다. 노화 현상을 겪는 환자들은 턱이 부드러워지고 목이 90도 각을 보여서 젊어 보이기 때문에 선호한다(그림 3.2, 3.3). 저자는 일부 의사들이 권장하는 노화를 막기 위한 예방적인 안면거상술을 권하지는 않지만, 목 조직이 처지거나 주름이 있을 때에는 이를 수술할 것을 권한다. 예방적인 안면거상술로 교정이 잘되면 환자는 나이가 들어서도 젊어 보이기 때문에 만족도가 높다. 그러나 안면거상술 과정의 제한점을 환자에게 설명하는 것이 중요하다. 예를 들면 70대 노인의 많이 늘어진 목은 수술 후에도 별로 좋아지지 않는다. 또한, 남자들은 피부와 목이 두꺼워서 그리 많이 개선되지 않는다. 안면거상술은 30대로 젊게 보이게 하는 것이 아니라 현재 나이에서 최고로 보이게 하기 위한 것이다.

환자들은 항상 안면 거상술이 얼마나 오래 지속되는

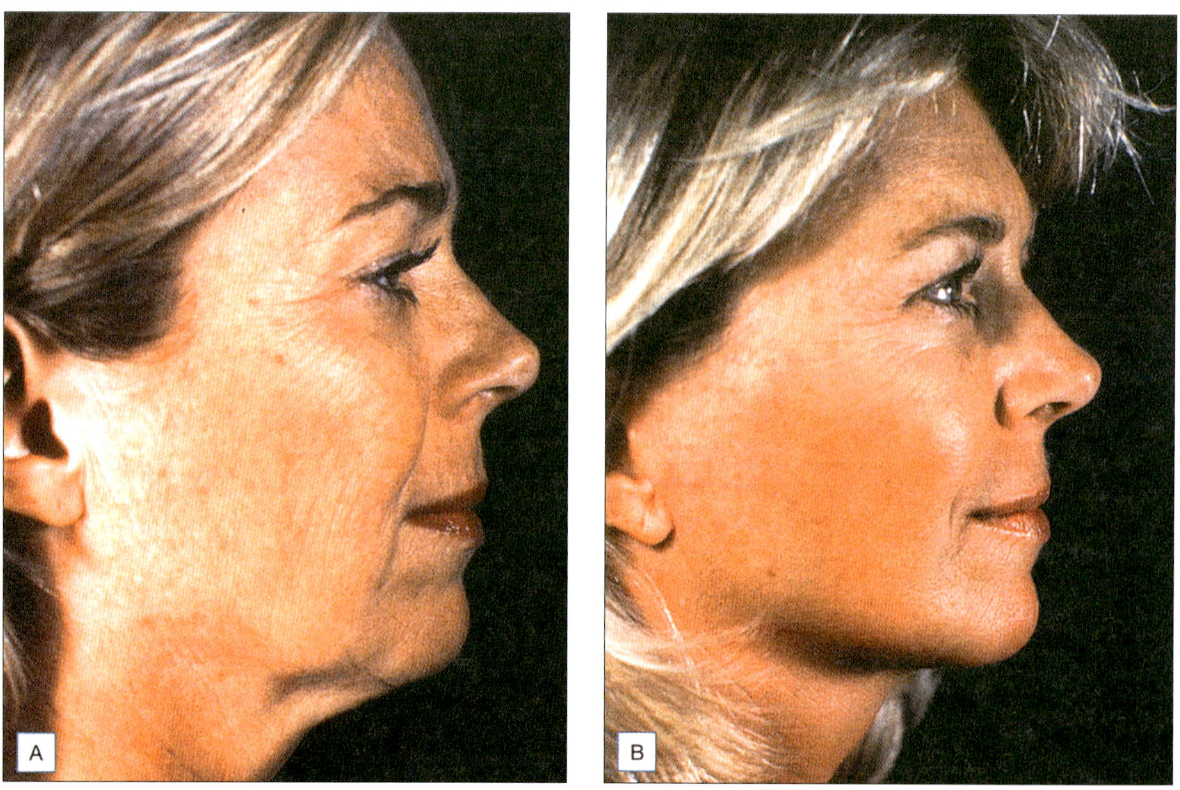

그림 3.2 (A, B) 목턱끝각의 소실, 활경근 주름, 턱밑 살 처짐의 소견을 보이는 환자에서 안면거상술 전후의 사진 비교

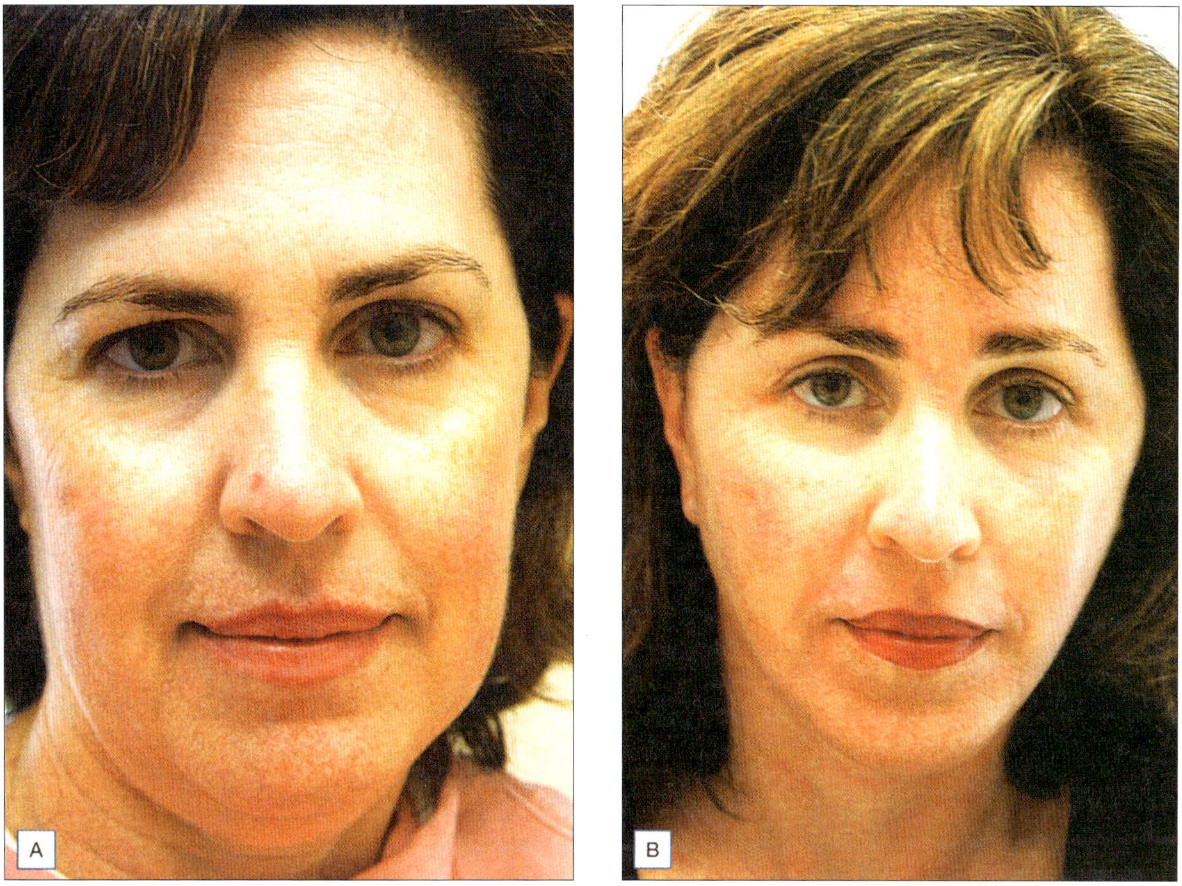

그림 3.3 사각 얼굴과 볼이 늘어진 환자에서 안면거상술 전후의 비교 사진. 수술 1일째 사진에서 수술 후 달갈형의 얼굴로 돌아온 것을 보여주고 있다.

지 묻지만 노화에 관계없이 그 결과는 수년간만 지속된다는 것이다. 수술 후 처음 6개월 내에 턱과 목 부위가 피부의 교정의 미묘한 소실과 조정에 의해 어느 정도 늘어나게 된다. 안면거상술의 지속 여부는 환자 개개인의 유전성, 체중의 증감(매우 해로운 요소), 일광 노출, 흡연력, 건강 상태에 달려있다. 수술 센터, 마취, 수액, 24시간 간호를 포함한 안면거상술의 비용은 만 달러이다. 레이저나 기타 술식(thermage, cool touch, thread lift, Aptos threads, fillers)과 같은 비수술적 처치의 비용을 안면거상술 시술 시의 비용과 비교했을 때, 안면거상술 시술 시에 결과가 더 좋으며 오래 지속된다. 어떤 환자들은 안면거상술에 거부감을 가져서 다른 방법을 선호하지만, 저자의 견해는 비용 대비 장점을 보았을 때 안면거상술이 우수하다고 생각한다.

환자 선택

환자 상담 시 저자의 일차적인 목적은 환자가 일차적인 관심을 표현하고 수술적이나 비수술적 방법으로 개선되는 것에 대해 어떻게 생각하는지 유도하는 것이다. 환자는 수술에 대한 동기와 정신적인 준비 수준을 결정하기 위해 정신적인 질문서를 완성해야 한다(그림 3.4). 또한, 건강 질문서를 완성하고 수술 후보자로 적당한지 평가하기 위해서 자세한 질문을 받는다.

안면거상술은 보통 40대에서 70대 환자에서 시행되며 드물게 건강한 경우에 80대 초반에서도 시행된다. 안면거상술는 얼굴과 목 조직이 처져서 목턱끝각과 턱각이 소실되고 입가와 하악 사이에 소위 마리오네트 선이 생긴 환자에서 얼굴과 목의 아래 부분을 좋게 한다

(그림 3.2, 3.3). 경부의 경우, 턱밑 부분은 지방이 쌓이고, 활경근 주름과 피부가 늘어져서 앞으로 나온다(그림 3.2). 옆에서 보면 피부가 탄력성을 잃고 주름이 생기고 잡히기도 한다. 이런 모든 특징은 수술적인 치료를 바라는 환자에서 미용적인 수술의 적응증이 된다.

미용 수술의 한계를 이해하고, 합리적인 기대를 하고, 체형 이상 불안 장애나 우울증이 없는 경우와 두려움이 없는 환자들은 정신적인 관점에서 좋은 수술 대상자들이다. ASA 유형 1과 2, 큰 질병이 없고 혈압이 잘 조절되는 환자는 의학적 관점에서 좋은 수술 대상자들이다. 저자의 병원에서는 모든 환자에게 전체 혈액 계산, 에이즈 검사 등을 포함한 혈액 검사를 실시하고 필요하면 임신 검사까지도 한다.

흉부 방사선 검사, 심전도 검사, 요 검사, 이학적 검사가 필요하다. 특별한 질환을 가진 경우 전문의의 진료가 필요하다(심 잡음이나 불규칙한 심박동일 경우 심장 전문의의 진료).

흡연자들은 수술 전 적어도 4주 동안과 수술 후 3주 동안 금연하도록 권한다. 흡연자들은 상처 치유가 잘 안되어서 피부 괴사의 위험성이 있다.

이전에 안면거상술을 시행한 환자는 이전 수술자로부터 수술 기록지를 얻어야 한다. 두 번째 수술 시에는 안면 신경 분지의 노출과 함께 구조물의 변형이 있어 특히 얼굴 부위에서 이전에 어떤 방법이 시행되었는지 아는 것이 중요하다.

안면 신경을 노출하는 것만으로 신경 무전도증 혹은 영구적 신경손상을 줄 수 있다. 이전에 CO_2 레이저 치료를 받은 환자들은 피판의 탄력성이 떨어지고 상처 치유가 나쁘다(요즘 술자들은 봉합 시에 장력을 덜 받는 짧은 피판을 권한다). 제 1형 당뇨병, 루푸스, 흡연자, 백혈구 질환, 정신 질환자 혹은 비현실적인 기대를 하는 사람은 수술을 위한 좋은 후보군이 될 수 없다.

반대로 이상적인 후보군은 안면거상술로 교정될 수 있는 얼굴, 건강한 사람, 이전에 안면거상술을 받은 적이 없는 사람, 현실적인 기대감을 갖는 사람 등이다. 결국 마지막 판단은 수술자가 해야 한다.

적합한 환자인지 걱정이 된다면 수술은 하지 않는 것이 가장 좋다.

수술 후 회복

최근 저자가 시행하는 표층근건막체계의 짧은 피판 주름 형성은 어느 정도의 통증이 동반되는 시술이다.

따라서 정맥 마취제와 함께 국소 마취 주사가 사용된다. 환자는 수술 후 아이스 팩으로 부종 및 혈종을 감소시키기 위해 하루 정도 간호사 관리 하에 둔다.

Jackson Pratt(cardinal health Inc., Dublin, OH) 또는 Surgidyne(Sterion Inc., formerly Surgidyne Inc., Ham lake, MN) 배출관을 이개 뒤 절개에 넣어서 혈액과 국소 마취제와 흡수시킨다.

혈종, 감염과 다른 합병증이 없다면 환자는 비교적 불편해 하지 않으며, 자색반의 정도에 따라서 2주 또는 1주 내에 일상으로 복귀할 수 있다.

가능한 합병증

가장 가능성 있는 합병증은 혈종이다. 5cc 미만의 작은 혈종의 위험성은 3-15% 이지만 배출관을 사용하면 거의 없어진다. 큰 혈종의 위험성은 환자의 혈압과 조직 손상의 정도에 따라서 1-3% 정도 되며 피판 박리의 정도가 클수록 혈종이 생길 가능성은 커진다.

감염의 위험성은 대략 1%이다. 피판 위의 일시적인 감각 감소는 모든 환자에서 일어나지만 6개월에서 1년 내에 회복된다. 신경 무전도증이나 운동 신경의 자극으로 인한 운동 신경 손실은 매우 드물다.

피판이 코입술주름, 광대 부근까지 확대되거나 지방흡인술이 턱, 목 부위에서 시행될 경우 협부, 협골, 하악 분지의 손상이 올 수 있다. 상악과 협부 부위에서 너무 깊게 봉합할 경우 신경을 묶어서 신경 무전도증이 올 수 있다. 소작술 시에 열로 인해 신경 손상을 줄 수 있으므로 이 부위를 소작할 때 조심해야 한다.

피부가 얇은 경우나 두 번째 수술하는 경우 신경 무전도증의 위험성이 높다. 신경 무전도증은 8-12주 내에 좋아지지만 1년까지 지속될 수도 있다. 무전도 신경에 의해 지배받는 근육이 움직임이 있는 경우 완전 회복을 기대할 수 있다. 운동 기능이 완전히 회복된다고

미용성형환자 질문서

이름: ______________________ 날짜: ______________

학력: ________ 고등학교 ________ 대학 직업: ____________ 근무 기간: ____________

당신이 고려하는 유형에 O표시 하시오 : 코 뺨 턱 입술 눈꺼풀

얼굴 목 얼굴피부박피 지방흡인 레이져박피 모발 기타부위:

당신이 싫어하는 당신의 특정 신체부위는 ? ______________________

당신을 개선하고픈 생각을 하게된 계기가 있는지? ______________________

최근 당신에게 동기부여한 것은? ______________________

다른의사에게 의뢰한 적 있는지? ____________ 그렇다면 왜 그에게 수술받지 않았는지?

____

당신의 성형수술을 반대하는 사람과 현재 연관되어 있는지? ______________________

당신이 치료받는 것을 강력히 반대하는 사람이 있는지? ______________________

당신이 치료받는것을 제안하거나 강요하는 사람이 있는지? 있다면, 왜?

____

현재 당신의 모습을 싫어하는 사람이 있는지, 또는 당신의 모습이 다르다면 더 좋아할 사람이 있는지?

____

나는(O치시오) 미혼 기혼 별거 이혼 미망인

내 주위사람과의 관계는(O치시오) 어려움 적당 좋음 아주좋음

스트레스 레벨 : 감정적인 스트레스가 회복에 영향을 줄 수 있습니다. 합병증은 주위환경과 자주 관렬될수 있습니다. 당신이 말해준 정보는 수술후 치료와 관리에 매우 중요합니다. 아래에 있는 스트레스 레벨을 평가해주세요. 더필요하다고 느끼는게 있으면 추가로 설명해 주신시오.

스트레스 정도(1=제일 낮음, 10=제일 높음)

결혼생활	1	2	3	4	5	6	7	8	9	10
사업	1	2	3	4	5	6	7	8	9	10
가사일	1	2	3	4	5	6	7	8	9	10
경제	1	2	3	4	5	6	7	8	9	10
법적요건	1	2	3	4	5	6	7	8	9	10
신체	1	2	3	4	5	6	7	8	9	10

최근에 가정 혹은 직업상으로 심각한 손해나 낭패를 경험한적 있는지? ______________________

그림 3.4 미용 수술 환자의 심리학적 설문지

있다면 간략히 설명? ______

수술에 관한 내 바램에 O치시오. a)직업이나 일에 관계됨 b)개별적 관계개선

c)일반적인 사회관계개선 d)나를 위해 e)상처나 질환복구

이 수술로 당신 삶에서 바뀌거나 개선하고 싶은것은?

______

감기나 질환을 앓은적은(밑줄치거나 O치시오)

전혀 일년에 1~2회 몇 달에 1회 한달에 1회이상

감기나 질환을 앓을때 보통(밑줄치거나 O치시오)

경함 보통 심함

지난 6개월동안 약물복용 여부? 마리화나 코카인 스피드(히로뽕) 기타

지난 6개월동안 내과, 정신과 약물복용 여부? ______

현재 음주정도는(O치시오)

매일 일주일에 몇 번 한달에 몇 번 드뭄 전혀 안마심

스스로 생각하기에(O치시오) 전혀 조금마심 보통 많이마심

연기나 먼지, 유기용매에 노출된적이 있는지? ______

작년에 질환이나 상해로 직장이나 학교등에서 얼마나 쉬었는지?

몇일이하 일주나 그 이하 한달정도 한달이상

당신을 제외하고, 당신의 수술결과에 누가 가장 기뻐할지? ______

그 사람이 이수술에 대해서 알고 있는지? ______

만약 그렇다면 그 사람은 어떻게 생각하는지? ______

이전에 심각한 질환이나 상처등을 입은적이 있는지? ______

영구적인 영향을 기술하시오. ______

전에 성형수술을 받은적이 있는지? ______

수술자 이름 : ______

결과에 만족했는지? ______

부작용이나 나쁜 결과는 없었는지?(있다면 무엇?) ______

다른 수술을 받은적이 있는지 쓰시오. ______

다른 수술들의 부작용이나 나쁜 결과는 없었는지?(있다면 무엇?) ______

알레르기가 있는지? 있다면 무엇인지 쓰시오 : ______

정신과적인 치료를 받은적이 있는지? ______ 있다면 몇 년도 인지? ______

간략히 설명해주시오. ______

만성적인 질환, 재발성 질환, 또는 다음과 같은 질환이 있는지?(O치시오)

두통/부비동질환/눈질환/소화기질환/생식계통질환/신경계질환/쉽게멍듬/치과질환

질문에 답변해 주셔서 감사합니다.

그림 3.4 계속

환자에게 안심시킬 필요가 있다.

비절개 박리와 무딘 끝을 가진 삽입관을 이용한 미세 지방흡인술을 사용하고 깊은 박리를 피한다면 운동신경이 절단될 가능성은 적다. 주름 형성 봉합이 이하선 막을 뚫고 이하선의 분비가 되는 곳에 미세한 봉합 터널을 남길 경우 이하선 가성 낭종이 생길 수 있다. 이런 경우 분비물의 양이 많고 노란색을 띤다. 또한 단백질 성분의 액체가 모일 경우 장액종이 생길 수 있다.

절개선 위에 장력이 있거나 흉터가 커지는 경향이 있는 비후성 반흔을 가질 소양이 있는 환자의 경우 비후된 반흔에 Vbeam 레이저(Candela corp., Waland, MA)와 병변 내 스테로이드 주사 요법(Bristol-Myers Squibb, New York, NY)이 이용된다.

국소 항생제 크림은 피부에 알레르기가 흔해서 절개선을 따라서 발적이 생길 수 있다. 진정제 사용 시 깊은 정맥 혈전증이 일어날 수 있고 수술 시간이 길어지면 그 위험성은 커진다.

저자의 안면거상술 수술 시간은 대략 2~2.5시간이므로 수술 시에 자동적으로 팽창, 수축하는 공기 압축기를 다리에 부착해 깊은 정맥 혈전증의 위험을 줄이도록 다리를 마사지한다. 환자는 수술 후 움직이도록 교육하고 2일간 압축 스타킹을 신도록 교육시킨다.

치료 접근

안면거상술 절개의 선택에 4가지 주요 요소들이 있다(박스 3.1).

관자놀이 부위 절개

첫째, 절개선을 어디에 할지 결정해야 한다(그림 3.5). 트리키온 앞 혹은 관자놀이숲 앞쪽(그림 3.5A), 트리키온 안(그림 3.5B,C), 트리키온 뒤(그림 3.5 D,E) 방법이 있다. 최근에 저자는 트리키온 앞 절개를 선호하지 않는데 머리카락 숲에 평행한 경사진 절개선으로 인해 관자놀이숲 앞에 하얀 반흔이 나타날 수 있기 때문이다(그림 3.6).

둘째, 환자가 측면 눈썹 거상술을 필요로 하면 내시경 눈썹 거상술이 시행된다. 그래서 외안각으로 뻗는 시선과 부자연스런 측면 관자놀이 주름 상승(까마귀발 주름)을 막을 수 있다. 현재 선호되는 것은 트리키온 중간의 곡선형 절개로서 뒤 상방으로 절개 시에 장력이 적고 피부를 손질할 필요가 적다.

이러한 방법은 측면 눈꺼풀 피부에는 수직 장력이 없고 주름은 수평이고 자연스럽다. 또한 관자놀이숲이 보존되고 환자는 절개선을 감추고 구레나룻은 자연스럽다(그림 3.7, 3.8). Kridel은 절개를 관자놀이숲으로 연장하지 않고 피판을 이주 쪽으로 당겨서 귀상부에서 절개선을 끝내는 것을 권장한다. 또한 관자놀이숲 방향으로 연장해서 톱니 절개선을 만든다(그림 3.5C).

다른 방법으로 뒤 트리키온 방법(그림 3.5D,E)이 있는데 이는 구레나룻 뒤로 이동시켜서 그 결과 구레나룻 머리카락이 손실되어 부자연스럽게 보인다. 이 절개는 수영 시나 목욕할 때에 보여서 관자놀이 피부 손실을 감추기 위해 머리를 앞으로 빗는다. 모발 이식 외에는 이를 해결할 다른 방법이 없다. 어떤 술자는 관자놀이숲 아래에 수평 절개를 한다(그림 3.9).

최근에는 아래쪽으로 곡선형 절개를 하고 그 후에 트리키온 중간에 수직 방향 절개를 한다(그림 3.10). 이러한 절개는 관자놀이숲을 보존하고 앞으로 안면거상술을 할 수 있다.

반면에 앞으로 안면거상술을 할 트리키온 뒤 거상술 환자는 계속적으로 안면거상술을 하면서 관자놀이 지역에 머리기락이 손실된다. 트리키온 앞 절개의 장점은 머리카락의 손실이 적고 그림 3.1에서처럼 관자놀이 머리카락의 손실 없이 안전하게 안면거상술을 할 수 있다. 단점으로는 반흔이 보인다는 것이다.

이주 부위

두 번째 절개선의 결정 포인트는 이주 부위이다(그림 3.11, 박스 3.1). 어떤 이는 이주 뒤 절개를 하지만 이 절개는 턱수염에서 이주까지 머리카락이 이동하는 난점이 있나. 그래서 레이저나 전기 분해로 머리카락을 제거하기도 한다.

이런 이유로 요즘은 남자의 경우 이주 앞 절개가 선호된다. 게다가 대부분의 남자들은 이주 앞 주름이 있

관자놀이 부위 – 절개 선택 사항

- 트리키온 앞, 안, 관자놀이 tuft 뒤의 절개 모양의 길이(예, 둥근 모양, W모양, 곡선모양)

관자놀이 부위 – 고려 사항

- 구렛나루 앞, 트리키온 아래쪽 부위, tuft 안쪽에 흉터가 보일 수 있음
- 관자놀이 tuft 거상시 위쪽 부위와, 관자놀이 뒷 절개시 후방 부의 모발 소실
- 관자놀이 뒤 절개시 구렛나루가 없어질 수 있음
- 피판을 위로 당기는 경우, 바깥쪽 눈구석이 둥글게 변할 수 있음
- 눈꼬리 주름살이 째짐, 눈주변 line이 부자연스럽게 위로 향하게 됨

이주 부위 – 절개 선택 사항

- 이주 앞, 이주 꼭대기, 이주 뒤

이주 부위 – 고려 사항

- 이주 윗부분 또는 후방 절개로 인하여 이주 모양이 부자연스러워짐, 외이도 노출, 이주앞 부위가 편평해질 수 있음
- 이주 절개에 의한 반흔과 이주의 피부 딱지 형성
- 이주 윗부분 또는 후방 절개로인하여 이주가 앞쪽으로 비뚤어짐
- 이주 윗부분 또는 후방 절개로 턱수염 부위가 이주부위로 이동되어서, 모발 성장을 야기함.
- 반흔을 피하기 위해서는 이주 앞쪽 절개는 피해야 함

후이개 부위 – 절개 선택 사항

- 트리키온 앞과 트리키온안 절개의 모양, 높이, 길이(다양한 높이와 모양은 그림3.3 참조)

후이개 부위 – 고려사항

- 후이개 부위의 수평 절개 시행시, 머리선이 들쭉날쭉거리거나 계단형이 될 수 있음, 귀 뒷부위에는 머리가 자라지 않는 보이는 부위에 절개를 하게됨
- 절개부위 장력으로 인하여, 반흔이 비대해지거나 넓어짐
- 아래 귓불 부위에 지나친 장력이 가해지면 'Pixie ear(요정 귀)' 변형이 발생할 수 있음
- 뒤쪽 절개가 너무 바깥쪽이면 작은 뒷통수 신경의 손상으로 감각 소실 혹은 저하가 발생함

턱끝밑 부위 – 절개 선택 사항

- 절개의 길이는 지방흡인술 이나 턱끝밑성형술의 시행, 피부 쳐진 정도에 따라 다름

턱끝밑 부위 – 고려 사항

- 절개 부위가 보임, 흉터가 넓게 펴짐
- 절개의 측면 가장자리가 주름 또는 원뿔형으로 변함

Box 3.1 안면거상술 절개의 결정 요소들

어 흉터를 자연스럽게 숨길 수 있다(그림 3.12A,B).

그러나 여자들은 이주 앞 주름이 없어서 절개선이 깊지 않아도 수술 후에 하얀 반흔이 종종 보인다. 술자가 이개 앞 주름에 접근하지 않는다면 반흔이 더 명확해진다(그림. 3.13, 3.14). 모든 여자 환자에게 절개선을 이주 뒤에 숨기고 관자놀이부터 귓불 아래까지 절개선이 끊기는 이주 뒤 절개를 권한다(그림. 3.10, 3.11C). 이주를 앞으로 당기는 것을 막고 이주를 덮는

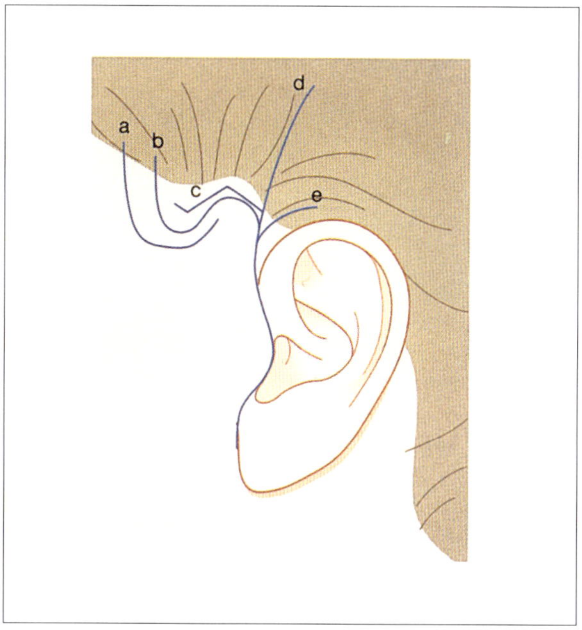

그림 3.5 (A)트리키온 앞, (B) 곡선형의 트리키온 안, (C) 톱니 모양의 트리키온 안의 뒤, (D) 뒤관자놀이숲 절개 (E) 뒤수평관자놀이 절개

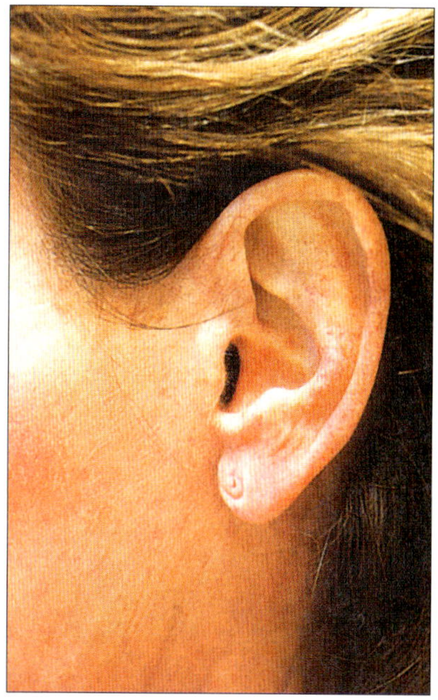

그림 3.7 안면거상술 후 8과 1/2주후의 사진으로 자연스러운 관자놀이숲과 반흔이 감추어 져 잘 보이지 않는다.

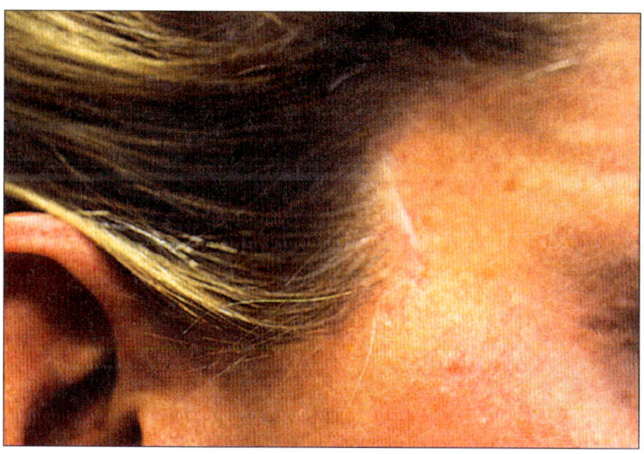

그림 3.6 트리키온 앞 절개로 인해 관자놀이숲 앞에 하얀 반흔이 보임

피부 괴사를 막기 위해 이주 뒤 봉합 시에 장력을 주지 않는 것이 중요하다. 저자는 이주 진피와 근막에 이주 위, 아래로 5.0 PDS로 고정 봉합을 해서 이주 피부 판에 장력을 줄이는 방법을 사용한다. Ellenbogen 같은 일부 저자들의 경우에는 이주 위 절개를 선호하는데 이 또한 미용학적으로 우수하다(그림 3.11B).

귀 뒤 부위

세 번째 절개선 결정 포인트는 귀 뒤 부위이다(그림

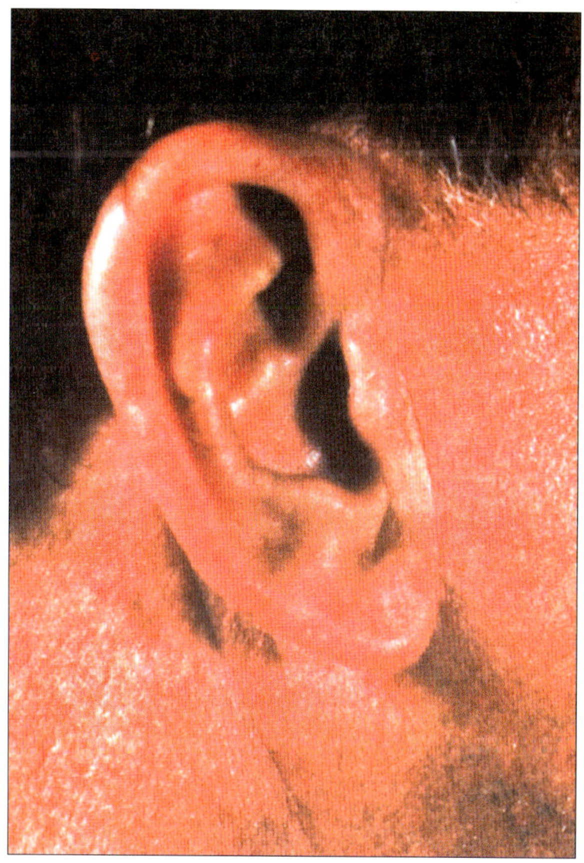

그림 3.8 뒤관자놀이 절개의 확산된 반흔

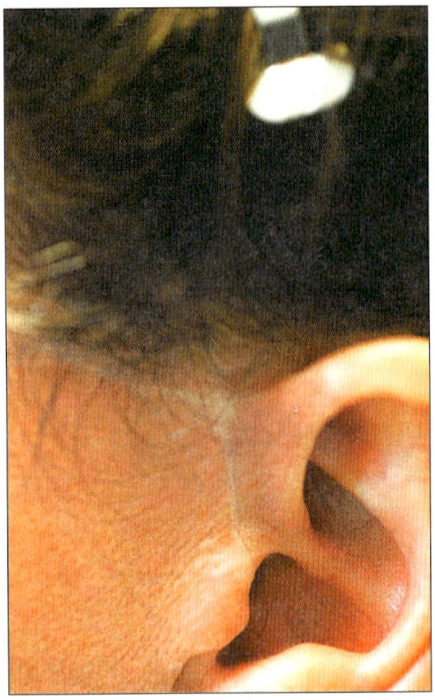

그림 3.9 아래 관자놀이숱 절개선으로 하얀 반흔선이 보임

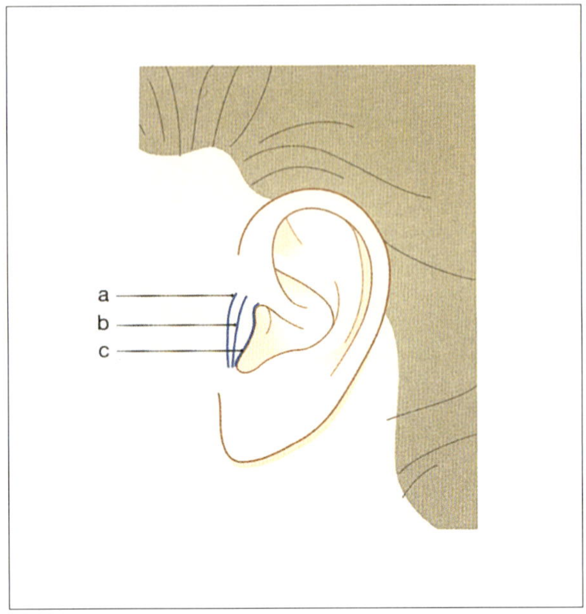

그림 3.11 (A) 이주, (B) 이주 위, (C) 이주 뒤 절개

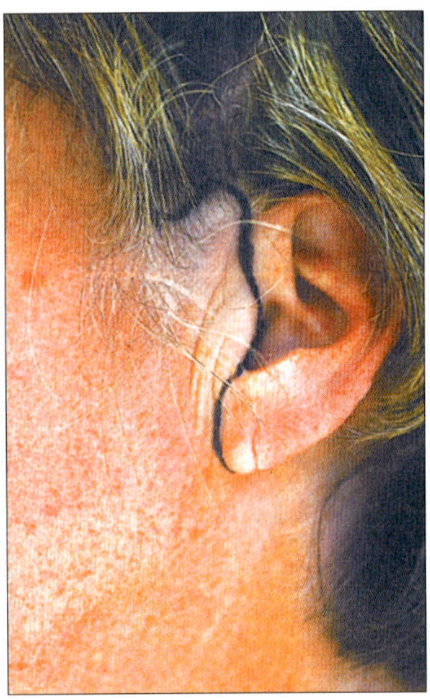

그림 3.10 저자가 선호하는 곡선형의 관자놀이 절개선 및 이주 뒤 절개

3.15, 박스 3.1).

최근 저자는 귓불 가까이 접근해서 귀 뒤 경계선을 외이도 약간 위로 연장함으로써 절개선을 감춘다. 이 부위는 머리카락 피부가 좁은 부위이다.

여기서 5 cm 수평 트리키온 안 절개를 해서 여분의 피부 조직을 제거하기 위해 1 cm 아래쪽으로 사선을 그리며 연장한다. 이 방법은 머리가 짧고 머리를 위로 올린 사람에게 적당하다. 사선 아래 모발선 절개(그림 3.15F)와 낮은 수평 절개(그림 3.15E)는 절개선이 보이므로 피하는 것이 좋다(그림 3.18–3.20).

어떤 술자는 'U' 모양 절개 또는 오메가 모양의 절개를 권한다(그림 3.15D). 귀 위를 지나 이마 위치의 두피까지 수직으로 이개 뒤 절개를 한다. 이것은 수평 귀 뒤 절개를 피하고 완전히 머리카락에 감춰진다.

단점으로 반흔이 오래 지속되고, 혈종 형성의 위험이 높거나 감각 신경 손상 등이 발생할 수 있다. 어떤 술자는 모발선 뒤 아래쪽에 비스듬한 귀 뒤 절개를 한다(그림 3.18–20). 그러나 이것은 높은 트리키온 안 귀 뒤 절개보다 보이기 쉽다.

턱끝 아래 부위

마지막 결정 포인트는 턱끝 아래 부분이다. 저자의 경우 대부분은 턱끝 아래 주름에 2 cm 절개를 해서 지방 흡인을 한 후에 활경근 띠가 있으면 절개는 2.5 cm으로 크게 하여 2.0 TI?CRON(United States surgical, a division of Tyco healthcare Group LP, Norwalk, CT) 주름 형성 봉합을 해서 윤상 연골 부위까지 측면으로 내려간 활경근 띠를 재결합시킨다.

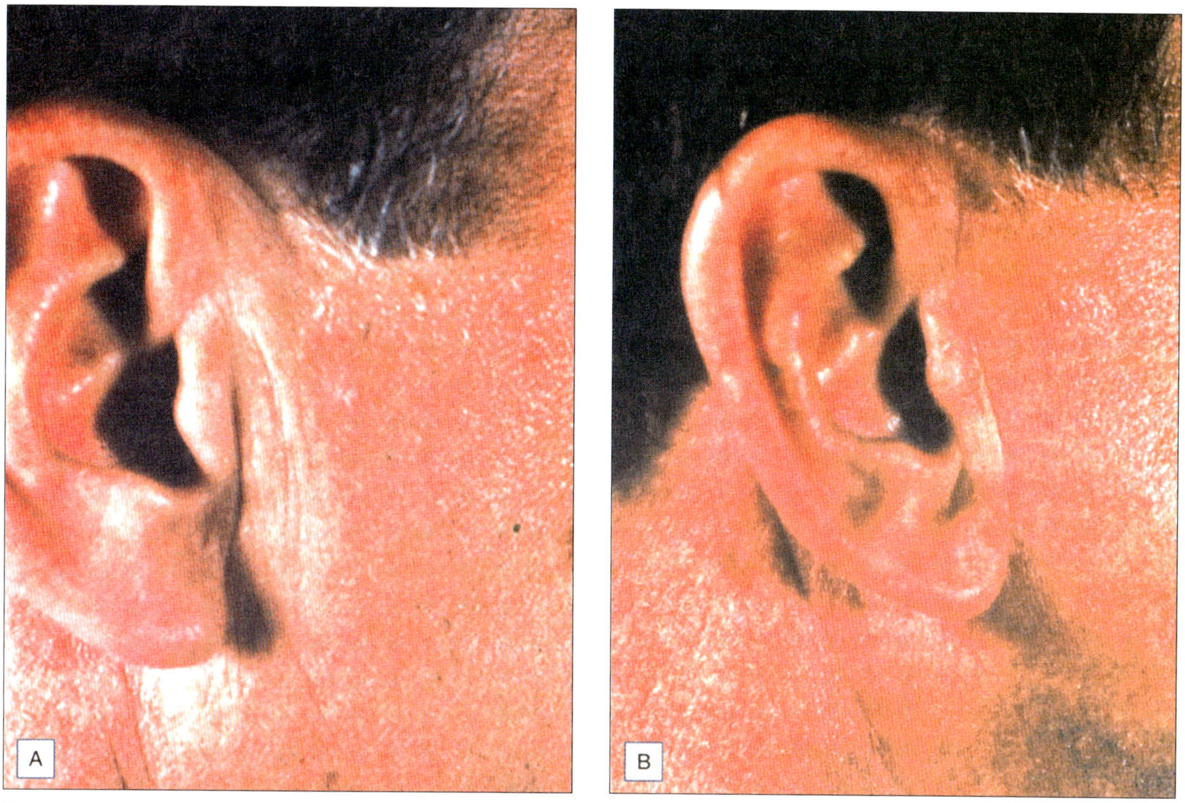

그림 3.12 남자에서 이주 앞 절개

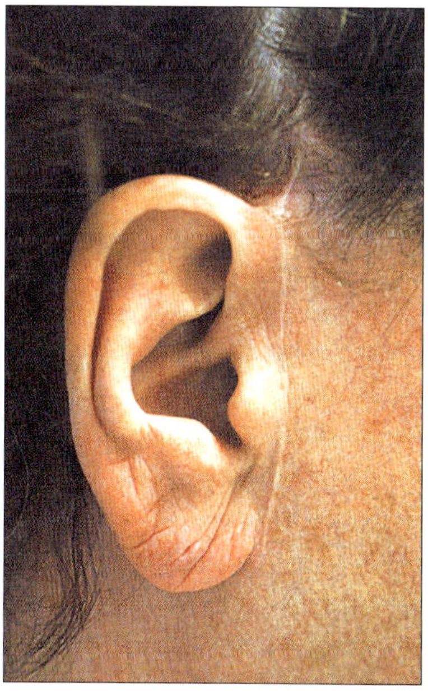

그림 3.13 이주 앞 절개

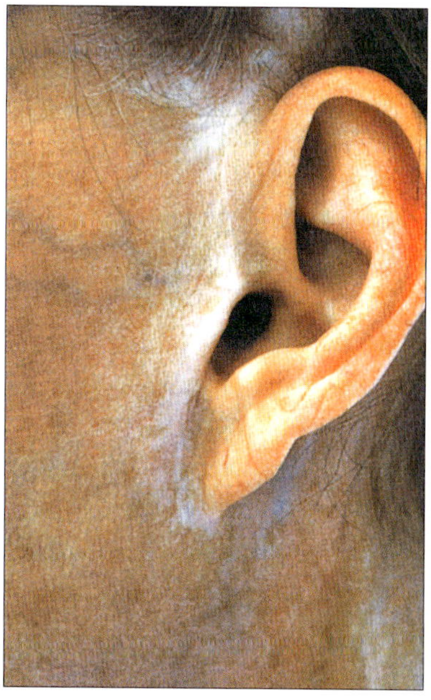

그림 3.14 저색조의 확장 반흔 소견을 보이는 이주 앞 절개

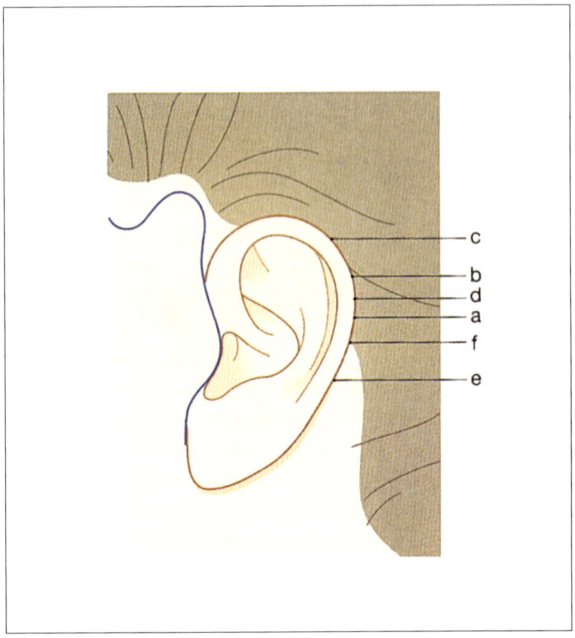

그림 3.15 A–C. 귀 뒤 절개로 모발선과 귓불에 가깝게 위치해야 한다. 보통은 A, B 또는 C. (D) 'U' 모양 절개선의 뒤 부위. E는 낮거나 드러나 보인다. F는 모발선의 아래쪽을 따라 이어지고 머리를 올렸을 때 보일 수 있다.

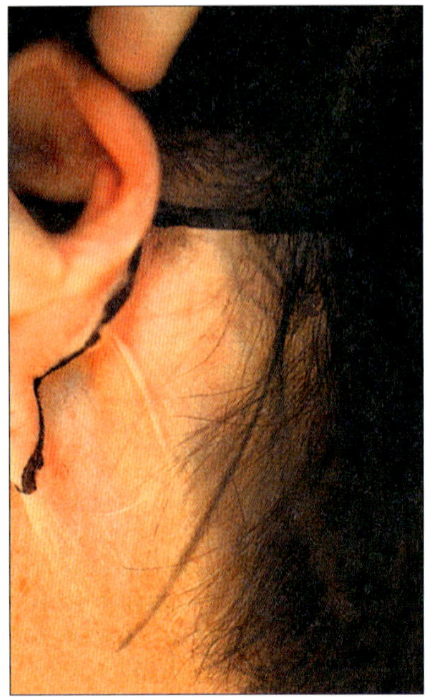

그림 3.17 귀 뒤 절개의 표시

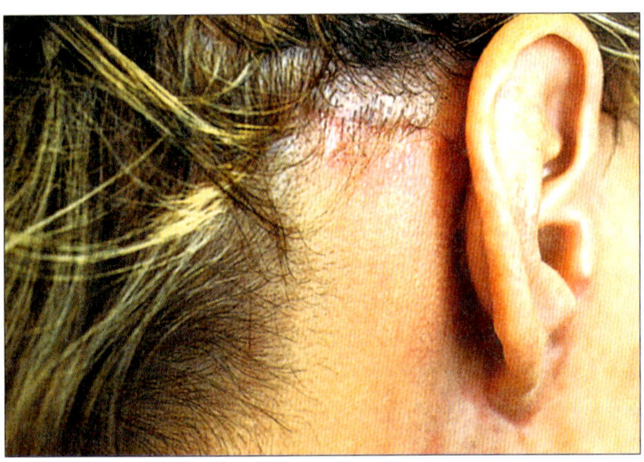

그림 3.16 귀 뒤 부위에 수술 4주 후의 수평 절개. 머리카락은 수술 동안에 정돈되었고, 뒤로 다시 자라 반흔을 덮는다.

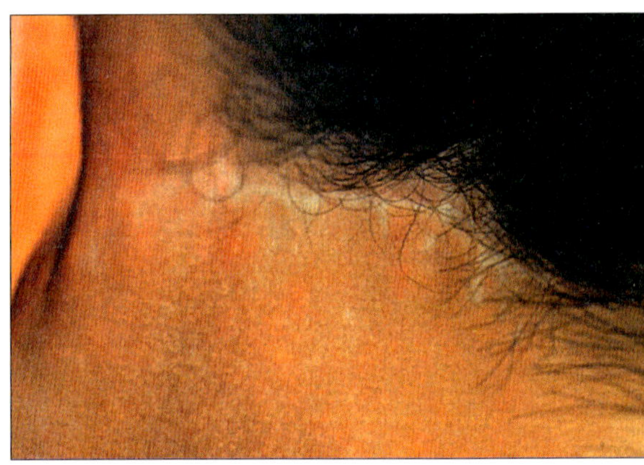

그림 3.18 그림 3.15F 참조. 눈에 보이는 낮은 빗 아래 모발선 절개

절개선은 대략 2~3 mm 조절하여 여분의 조직을 잘라내고 진피는 5.0 PDS로 봉합하고 표피는 6.0 plain gut로 봉합한다.

목 주름이 클 경우 피부와 조직이 많아서 턱끝 아래 절개는 5~6 cm로 커진다(그림 3.21). 때때로 절개 중간에 작은 조직을 잘라낸다(박스 3.2 선호하는 절개술, 박스 3.3 피해야 할 흔한 주의 사항).

절개 시의 주요한 결정 요소

절개 시 주요 결정 요소의 하나는 처지는 얼굴 조직의 정도이다. 예를 들면 젊고 처지는 양이 적을 경우 관자놀이 절개가 관자놀이숲의 아래 면으로만 연장되며 수직 연장은 필요 없다. 또한 목의 늘어지는 양이 많지 않으면 이개 뒤 절개는 수직으로 이개에만 있고 수평연

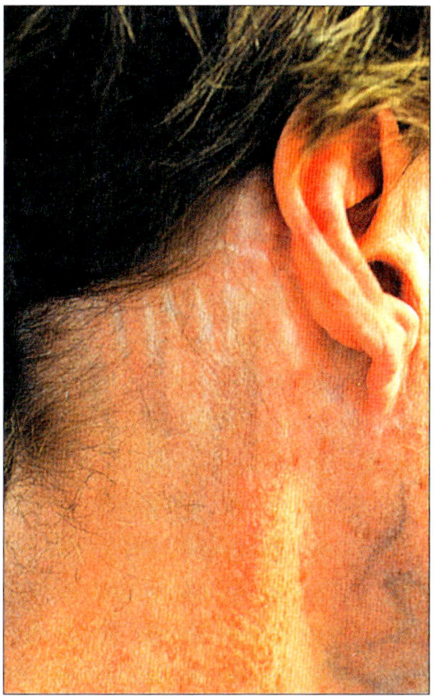

그림 3.19 너무 많은 장력으로 인해 빗 아래 귀 뒤 절개로부터 연장된 반흔

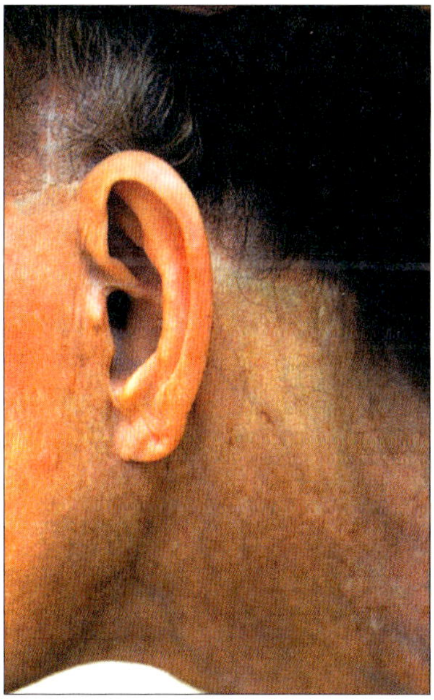

그림 3.20 너무 낮은 귀 뒤 절개 (그림 3.15E 참조)

장은 필요 없다. 턱밑에서, 지방 흡인을 위한 단지 2 mm 절개로만 시행된다. 활경근 띠를 조이기 위해선 2 cm 절개로 충분하며 어떤 피부도 절제되지 않는다.

자연스럽고, 얇은 정교한 절개선을 얻고, 반흔의 퍼짐, 비후성 반흔, 봉합 자국을 피하기 위해 장력을 줄여야 한다. 우선, 표층근건막체계 주름(plication)이 절개선을 향해 앞으로 피판을 당긴다. 다음에 진피가 5.0

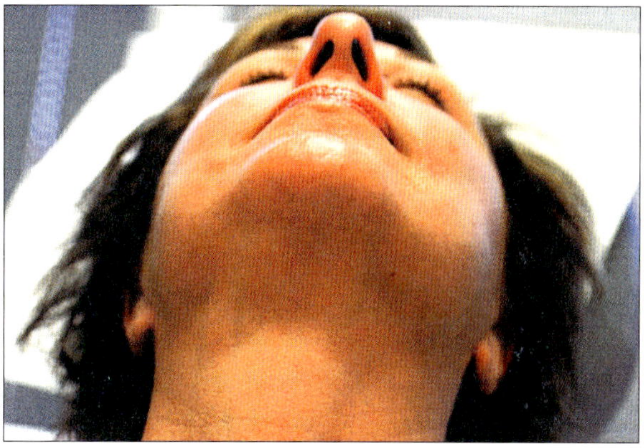

그림 3.21 턱밑 주름에 따른 턱밑 절개

PDS 봉합으로 고정되며 그 후에 5.0 plain gut 또는 5.0 Prolene (Ethicon, Summerville, NJ)으로 표피 봉합을 한다. 보통 3층을 봉합하면 피부 면에 대한 압력이 적어진다. 이개 앞쪽은 7일째 봉합을 제거하며 이개 뒤는 14일에 제거한다.

이전에 안면거상술을 한 경우, 여분의 피부가 있을 때는 이주 뒤로 절개선을 감추고 과거 반흔 조직을 절제하는 것이 좋다. 관자놀이와 이개 뒤 부위는 모발선을 회복하는 것이 불가능하지만 반흔 교정을 하면 반흔이 보이는 것을 개선시킬 수 있다. 전형적으로 남자는 이주에 레이저로 머리카락을 제거하는 것을 피하기 위해 이주 앞 절개를 시행한다. 수술 중에 이주 피부의 머리카락 뿌리를 자르는 것은 이주 피부 괴사의 위험성이 있어서 좋지 않다. 또한 이주 피부의 치유가 연장되면 통증이 수반되며 이주 연골염을 일으킬 수 있다.

수술 과정

앉은 자세에서 수술 전에 끝이 가는 펜으로 표시한다. 표시는 구레나룻 안에 관자놀이에서 시작해서 귀 위의 이개 앞 피부로 내려간다. 그 후 절개선은 이주 뒤로 하향한다. 표시는 귀 앞쪽, 귓불 앞 피부로 곡선을 그리면서 주름 가까이 접근하고, 뒤쪽, 수직으로 곡선을 그려 귀 뒤 주름 몇 mm 위의 귀 앞 연골로 간다(피부 표식은 그림 3.10).

외이도 위쪽에 도달하면 절개는 5 cm 수평으로 하고 그 후 1 cm 사선으로 내려간다. 절개가 6 cm 보다

관자놀이 부위

1. 모발 소실을 최소화 하고, 관자놀이 부위가 수평으로 당겨지면서, 관자놀이 tuft가 돌아가는 것을 막기 위해서 트리키온 안쪽의 절개 사용(눈주위 선의 비틀림과 위쪽을 당겨지는 것 또한 방지)

이주 부위

1. 이주 윗부위에서 후방으로 절개
2. 이주 앞 피판의 지방 제거
3. 이주의 위와 아래에 5.0 PDS로 연골을 지지봉합함
4. 남자에서 이주 피판부의 턱수염을 레이져 또는 전기분해로 제거하기 원치 않을 경우, 우, 이주 앞 절개를 선호함

귓바퀴 뒤 부위

1. concha 뒤쪽 면에 수직으로 절개함
2. 아래 concha 또는 고랑부에 에 절개 부위가 놓이도록 하기 위해 5.0 PDS로 지지 봉합
   a. 외이도 위쪽 level에서 수평 절개 시작; 정확히 4~5cm 수평으로 계속 절개. 조직의 지나치게 원뿔형이 되지 않도록 1cm가량만 사선으로 절개
   b. 모발이 절개부위에 끼이지 않도록 모발을 다듬음
   c. 5.0 PDS 피부 봉합을 이용하여 절개부의 장력을 줄임
   d. 귀주변 피부를 약간 다듬고, 5.0 PDS로 진피를 근막에 지지 봉합함으로서 '요정 귀' 변형을 막음기

턱밑끝 부위

1. 지방흡인술을 위한 절개 길이는 2mm로 함
2. 턱끝밑성형술 절개는 2.5cm에서 5cm까지 피부가 쳐진 정도에 따라 다름
   c. 진피부 봉합을 위해서는 PDS 5.0 사용
   d. 표피부 봉합을 위해 6.0 plain gut 또는 6.0 Prolene 사용
   e. 주름이 생기는 것과 원뿔형태로 변하는 것을 막기 위해, 피부 절개의 바깥쪽 부위의 지방을 흡인함.
   f. 바깥쪽으로 원뿔형으로 변형되는 것을 막기 위해 바깥쪽 피부를 약간만 절제해낸다. 남는 피부가 많은 경우에는, T-모양 절개가 필요함.

Box 3.2 부위에 따른 절개를 위해 저자가 선호하는 방법

빠지기 쉬운 함정들

- 앞쪽 피판을 지나치게 머리위쪽으로 당기게 되면, 바깥쪽 concha가 둥글게 되고, 눈꼬리 주름살이 위쪽으로 들리게 됨.
- 트리키온 앞쪽 절개 앞부분을 얼굴 앞쪽으로 지나치게 멀리까지 시행함
- 관자놀이 부위의 피부를 너무 많이 당기게 되면, 관자놀이 부분의 피부가 당기는 듯한 모양을 보이게 되고, 트리키온 앞쪽 절개 부위가 보이게 됨
- 관자놀이 뒷부분 절개로 인하여, 구렛나루가 소실됨 이는 부자연스러운 데다가 흉터가 보이게 되므로 환자가 불편해 함.
- 이개를 앞쪽으로 당기면, 이개부에 장력이 걸리게 되고, 이개가 편평해지며, 외이도가 열려 보이게 됨.
- 아래쪽 모발선에 시행하는 후이개 사선 절개는 넓게 퍼져서, 눈에 잘 띠는 흰색 흉터선을 남기게 됨

추천 방법

- 피부 고정 봉합술로 이개 뒤 수직 절개선의 장력 줄이기
- 초기에 Kenalog 10~20mg/cc을 병변내 주입하여 반흔의 비대 치료하기
- 표피 봉합의 흔적을 피하기 위해서, Layer 별로 다중으로 봉합함

Box 3.3 빠지기 쉬운 함정들

크게 뒤로 시행되면 소 이개 신경이 손상될 수 있다(이개 뒤 피부 표시를 위해서 그림 3.17 참조)

절개 시에 각 편당 1:100,000 에피네프린이 포함된 1% 리도카인 15 cc로 마취한다. 항상 오른쪽에서 시작해서 오른쪽 수술이 끝난 후에 왼쪽을 마취한다. 턱끝 아래 절개는 길이 2~3 cm 으로 턱끝 아래 주름에 시행한다. 피부를 통해 지방층까지 절개한다.

피부를 박리하고 활경근 띠를 접은 후에 2.0 Vicryl를 이용하여 가운데로 모아 준다. 과도한 피부는 가위나 15 게이지 칼로 다듬는다. 머리카락이 있는 관자놀이 부위나 이개 뒤 부위는 모낭에 비스듬히 절개를 한다. 과도한 피부는 제거한 후 5.0 PDS로 진피 봉합을 한다. 머리카락 부위는 5.0 Prolene 단속 봉합을 하고, 이개 앞 부위와 이주, 턱끝 아래 부위는 5.0 plain gut로 단순 단속 봉합을 한다.

관자놀이 부위에서 잉여 피부양이 적으면 수직 절개 없이 작은 수평 곡선형 관자놀이 절개를 한다. 앞쪽으로 귀를 향해 측면으로 견인하고 뒤쪽으로 수직으로 이개를 향해 견인한다. 이 방법으로 관자놀이 피부 주름과 이개 뒤 절개 길이를 줄인다. 이주와 이주 앞 피부는 미세 가위로 지방을 제거한다.

관자놀이 부위의 귀 위에서 봉합을 시작한다. 단순 단속 5.0 PDS 진피 봉합으로 피부를 근막에 고정시켜서 표피 봉합의 장력을 감소시킨다. 5.0 PDS 고정 봉합은 이주 위, 아래에 한다. 5.0 plain gut와 5.0 Prolene 단순 단속 봉합으로 표피를 봉합한다. 귓

불 하방을 아래로 당기지 말고 위로 당기도록 귓불 아래 근막에 5.0 PDS로 고정함으로써 '꼬마요정 귀' 기형을 피할 수 있다(그림 3.14). 귀 뒤 수직 피부 봉합의 장력을 줄이기 위해 5.0 PDS 연속 또는 단순 단속 봉합을 이주 연골에 한다. 저자는 귀 뒤 절개 부위의 수평 봉합도 PDS를 사용한다.

귀 뒤 절개 측면에 Jack Pratt 배출관을 넣는다. Steri-strips은 턱끝 아래 절개선에 사용된다. Polysporin이 절개선에 사용된다. 가벼운 압박을 위해 턱부터 머리까지 Telfa(Kendall Co., Munsfield,

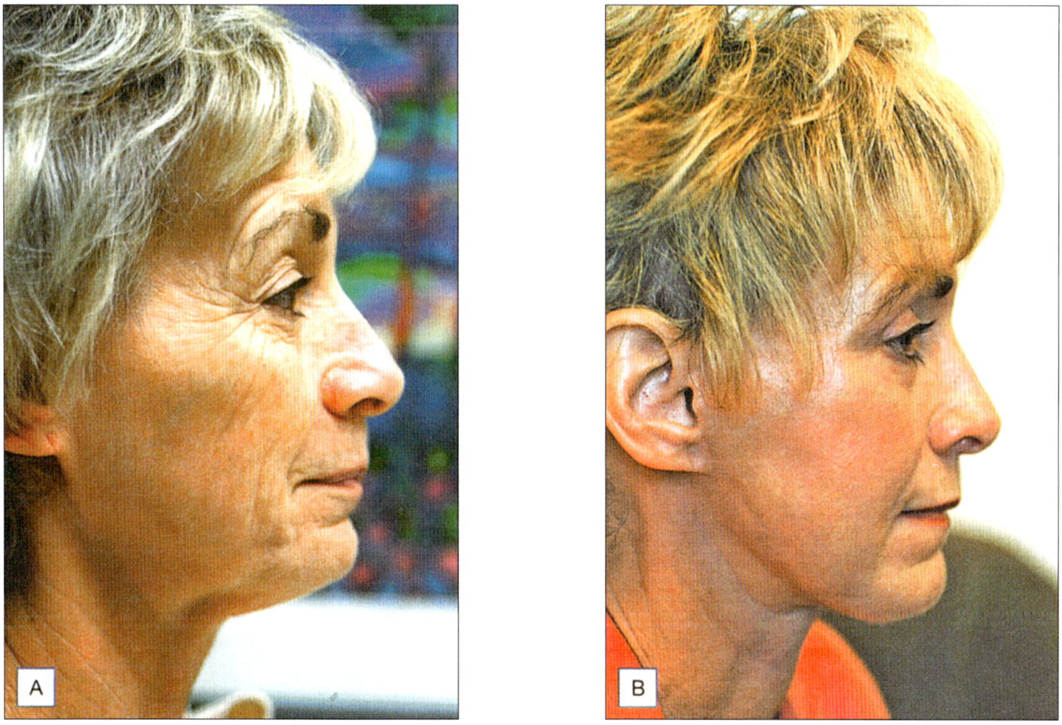

그림 3.22 (A, B) 저자의 절개 위치를 이용한 안면거상술의 수술 전, 수술 4주 후 사진.

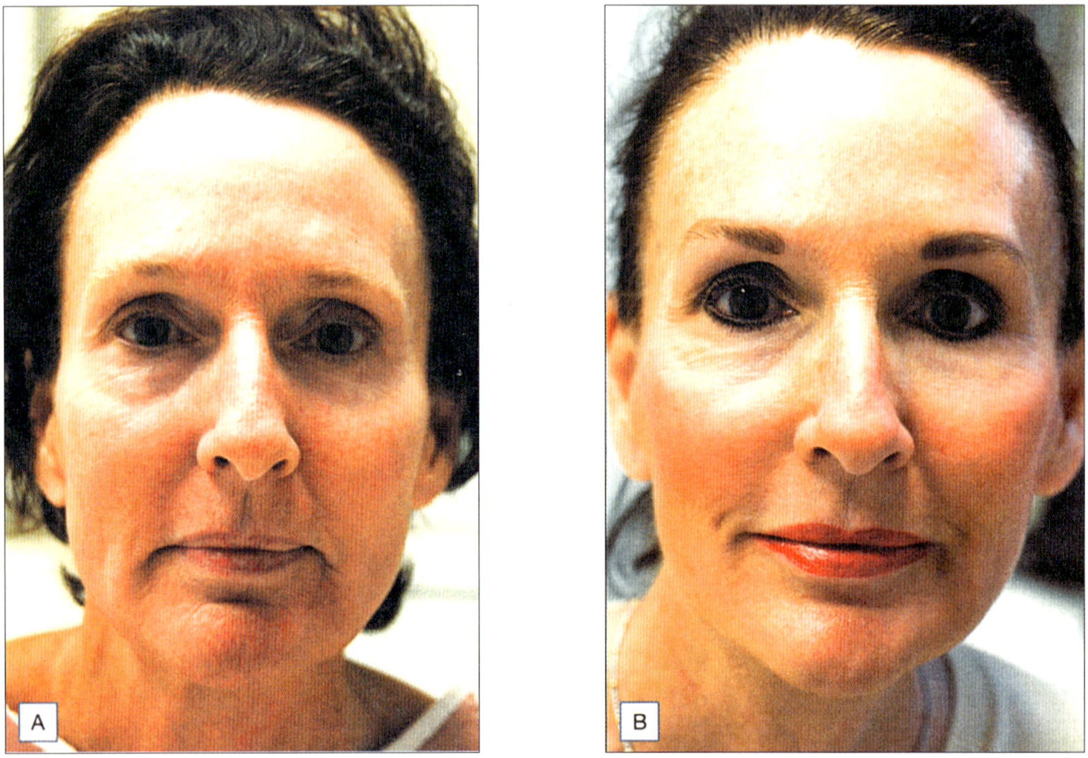

그림 3.23 (A, B) 최근 저자의 절개 기술을 이용한 안면거상술 전, 후의 정면 사진

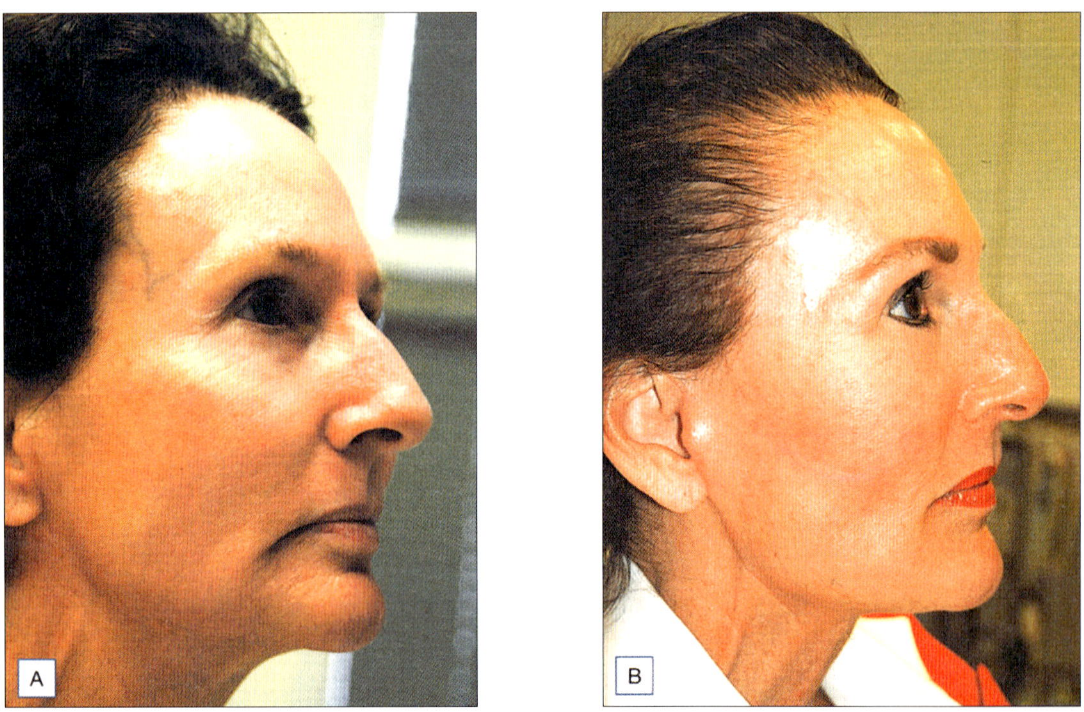

그림 3.24 (A, B) 최근 저자의 절개 기술을 이용한 안면거상술 전, 후의 측면 사진

MA)와 Kling(Johnson & Jonhson, New Brunswick, NJ)으로 감싼다. 이것이 불편하거나 간호원이 얼음을 대는 것이 낫다고 하면 제거해도 된다.

흉측한 반흔을 피하는 열쇠는 다층 봉합으로 절개선에 대한 장력을 줄이는 것이다. 절개선을 감추기 위해 앞으로 가지 말고 귀 가까이에 고정하고(그림 3.13), 바람직한 결과가 나올 자리에 절개선을 두는 것이 중요하다. 또한, 수술 동안 피판을 당기는 방향이 조정될 수 있고, 그래서 마지막 절개선이 결정될 수 있다(박스 3.3 피해야 할 흔한 유의 사항, 박스 3.4 저자가 선호하는 수술 준비, 그림 3.22-24 전형적인 수술 후 결과).

합병증과 기타 접근 방법들

피부 딱지는 무서운 합병증이며 반흔을 일으킨다. 이것은 피부에 대한 과도한 장력 때문이며 흡연자, 콜라겐 혈관 질환 같이 혈액 순환이 안 좋은 환자, 이전에 CO_2 레이저 박피술을 받은 환자, 이전에 안면거상술 받은 경우, 혈종, 감염, 결손이 있는 환자에서 흔하다.

수술 후에 피판은 모세혈관 재충전을 검사하며 3~5초 이상인 경우 문제가 된다. 고압 산소, 더 깊은 박리로 절개선의 장력 완화, Nitropaste로 치료가 가능하다. 비후성 반흔은 병변 안에 Vbeam 또는 스테로이드를 주입해서 치료한다. 감염은 보기 흉한 반흔을 만들 수 있으므로 적극적으로 치료하는 것이 중요하다. 감염

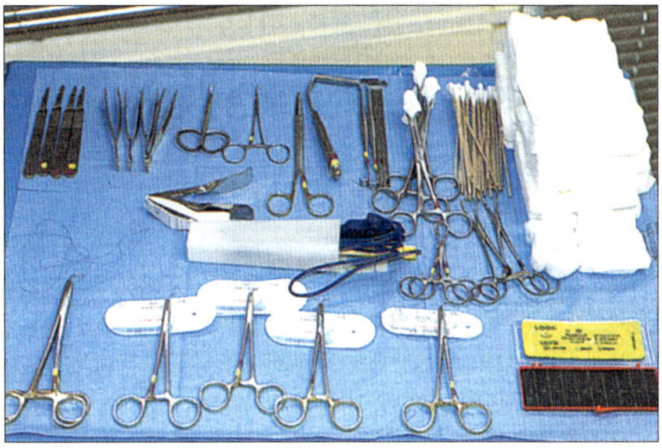

그림 3.26 안면거상술 기구 세트

이 의심되면 배양을 하고 광범위 항균제를 준다. 현재는 예방적으로 하루에 두 번 Kelfex(Eli Lilly, Indianapolis, IN) 500 mg을 경구 복용한다. 가피나 삼출물이 증가되면 ciprofloxacin 500 mg를 1일 2회 경구투여, Bactrim을 1일 2회 혹은 Dicloxicillin 500 mg 를 1일 4회 경구 투여로 바꾸고 배양 검사를 한다.

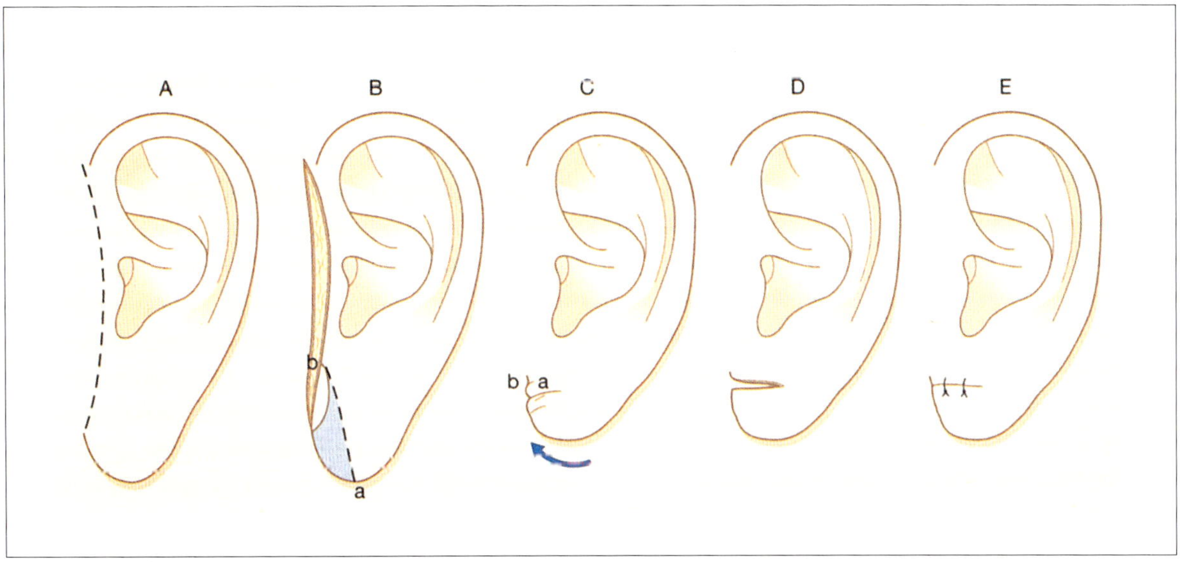

그림 3.25 귓불을 줄이는 방법

수술자 : Lenore Sikorski *술기 : 안면 거상술*
Position of patient : 앙아위
Skin preparation : Technicare Soap *장갑 사이즈 : 6 1/2*

무균 팩

- Aufricht 코 견인기 1개
- Freeman 박리용 가위 1개
- Senn 견인기 2개
- Bland handle 5개
- Addison forcep 2개 (한 개는 teeth, 한개는 stronger teeth)
- iris scissor 2개
- Towel clamp 3개
- 큰 Towel clamp 2개
- Mosquito clamp 1개
- Halsey Needle holder 1개
- 자 1개
- Needle holder 2개(가장 큰 것으로, 금장손잡이)
- 귀마개 또는 멸균코튼볼

무균 트레이(Mayo상 위에)

- 무균 Drape 1개
- Sharp needle counter 1개
- Prolene 4.0 4개
- 무균 4×4 거즈 팩 여러개
- Prolene 5.0 5개
- 무균 2×2 거즈 팩 여러 개
- Plain Gut 5.0 1개
- Gauze forcep 4개
- Bovie hand piece 1개, sharp한 coating tip
- 500ml 무균 beaker 2개
- 환자용 grounder 1개
- No.2 Luer Lok cannulas 1개
- 10cc syringe 3개
- Surgilube 1개
- 5cc syringe 10개
- Drain과 bulb 2개씩
- 18G 1.5 needle 1개
- 30G 1 needle 1개
- 25G 1.5 needle 13개
- PDS 5.0 II 2개
- No.15 blade 2개
- Stapler
- Ti.CRON 2-0 3개
- Stapler remover

Counter on sterile drape

- 멸균 소변컵1개 (Technicare 희석 식염수에 담아놓을 것)
- S/M 멸균 가운 2개
- 멸균된 light cover 2개
- 무균 4×4거즈
- Split sheet 1개
- 6.5 glove
- Irrigation용 pouch 1개
- 무균 gown 큰 것 1개

Counter

- 신발덮개 4개
- 4 Kling 2개
- 모자 2개
- 환자 소지품용 가방 1개
- 마스크 2개
- 무균 코반 4 1개
- 심전도 전극
- 무균 cotton roll (2조각으로)

정맥주사 준비

- 22G 카테터
- 18G Needle 1개
- Jelco intermittent injection cap 1개
- Tegaderm
- 3cc 주사기 1개

약

- 3cc 주사기 1개
- 60mg Depomedrol
- 18G 1.5 needle 한 개
- 1g Ancef
- 25G 11/2" Needle 한 개

마취제

- 피판의 종창 마취: 500ml 식염수에 섞어야 함 2%리도카인 50cc+3cc 1:1000epinephrine+12cc 중탄산염
- 절개 마취-20cc 1% 리도카인 +1:1000 에피네프린

Box 3.4 의사의 수술 준비표

수술자 : Lenore Sikorski	술기 : 안면 거상술	
Position of patient : 앙아위		
Skin preparation : Technicare Soap	장갑 사이즈 : 6 1/2	
항염증제		
■ 60mg Depomedrol(대퇴근육에 주사)		
수술 후 공급제		
■ 다음날 사용할 턱 고리띠	■ 4×4 거즈	■ Polysporin

Box 3.4 (계속) 의사의 수술 준비표

꼬마요정 귀 방지법

귓불 끝에 많은 장력이 가해지면 귓불이 아래로 처지면서 늘어지는 경향이 있다. 이것을 막기 위해 5.0 PDS로 귓불을 근막에 고정시킨다. 피부가 줄어들면 귓불이 수축되어서 아래로 당겨지는 것을 막기 위해 약간의 피부 주름을 남기는 것이 좋다.

피부를 조금씩 정돈하고 각각을 맞춘 후에 장력을 검사한다. 귓불을 작게 하려면 그림 3.25처럼 쐐기 모양으로 절제한 후에 붙인다. 모르는 사이에 자연스런 "꼬마요정" 귀가 생길 수 있으므로 수술 전에 귀 사진을 찍어두는 것이 좋다.

기구

그림 3.26과 박스 3.4의 목록 참조

그림 3.26 안면거상술 기구 세트

참고문헌

Ellenbogen R 1992 Avoiding visual tipoffs to face lift surgery. A troubleshooting guide. Clinics in Plastic Surgery 19:447-454

Knize DM 1999 Periauricular face lift incisions and the auricular anchor. Plastic and Reconstructure Surgery 104(5):1508-1520

Kridel RW, Liu ES 2003 Techniques for creating inconspicuous face lift scars. Avoiding visible incisions and loss of temporal hair. Archives of Fascial Plastic Surgery 5:325-333

Little JW 1999 Hiding the posterior scar in rhytidectomy: The omega incision. Plastic and Reconstructive Surgery 104:259-272

Marchac D, Brady JA, Chiou P 2002 Face lifts with hidden scars: The vertical U incision. Plastic and Reconstructive Surgery 109:2539-2551

Massiha H 2003 Short-scar face lift with extended SMAS playsma dissection and lifting. Archives of Fascial Plastic Surgery 112(2):663-669

4 외래 환자의 미용 수술 마취

Anesthesia in Outpatient Cosmetic Surgery

Brent R. Moody, Roberta D. Sengelmann

서론

최근 들어 과거에 병원에 입원하여 시행 받던 수술들이 외래 및 통원 수술로 대치되는 경향을 보이고 있다. 1999년 medicare physician payment data의 분석에 따르면 피부과 의사들은 모든 피부 이식과 피부 피판술의 대략 40~50%를 외래 및 통원 수술로 시행하고 있다. 피부과 의사들은 부분 마취로 환자들에게 외래 또는 통원 가능한 곳에서 수술을 시행하는 것을 선호하고 있다. 피부과 의사들은 전신 마취나 심지어 정맥 마취 없이도 안전하고 안락하게 시행될 수 있는 수술 수기들의 저변 확장의 선두에 있다.

안면 성형 수술을 시행 받는 대부분의 환자들은 경구 혹은 근육 주사를 이용한 진정과 함께 국소 마취로 처치될 수 있다. 약물 제재의 선택은 주로 술자의 선호도에 따라 선택된다.

국소 마취를 이용한 피부과적 수술의 발전

피부 종양 수술에 있어 마취과 의사나 마취과 간호사는 필요하지 않다. 전신 마취는 악성 종양 적출술이나 심지어 대부분의 복잡한 재건 수술에 있어서도 거의 이용되지 않거나 필요하지 않다. 고령의 악성 종양 환자들을 안전하게 수술했던 수년간의 경험을 통하여, 피부과 의사들은 이러한 방식으로 미용 수술을 시행하는데 있어 잠재적인 이점을 확인하였다. 외래나 통원 가능 시설에서 수술하는 의사들은 미리 계획된 수기의 성공적인 시행은 물론 환자의 안락과 안전에 대한 책임이 있음을 명심해야 한다.

좀 더 진보된 미용 수술을 시행하는 피부과 의사들은 적당한 모니터링과 함께 좋은 장비가 구비된 수술실과 안전한 지침서를 갖추어야 한다.

수술에 필요한 마취 장비

1. 자동화된 지속적인 생체 징후 모니터의 사용. 혈압, 심박수, 산소 농도를 측정하는 기구들이 통상적으로 이용될 수 있으며 사용하기 간편하다.
2. 투여된 모든 국소 마취제, 근육 투여 약물과 경구 투여 약물들이 표지되어야 한다. 또한, 투여된 시간과 양이 기록되어야 한다.
3. 수술 의사는 물론 다른 의료인들도 Advanced cardiac life support(ACLS)와 Basic Life support (BLS)의 자격이 필요하다.
4. 소생술 장비는 즉시 이용될 수 있어야 한다. 수술 의사는 산소, 환기를 위한 앰부주머니, 제세동기 또는 자동화된 외부 제세동기를 구비해야 한다. 에피네프린과 diphenhydramine은 알레르기 반응을 조절하기 위해서 필요하다. 정맥을 통한 수액 공급은 물론 정맥을 통한 접근이 바로 이루어질 수 있어야 한다. 긴급 조치용 카트의 구성의 정도는 수술 의사의 선호도에 따라 좌우되나, 앞쪽에 구성된 품목들이 대부분의 응급 상황들을 해결할 수 있다. 또 다른 유용한 약물 제재는 증상이 있는 서맥을 조절하기 위한 아트로핀이다.
5. 응급 상황에 대한 대응과 병원 이송을 위한 지침서

국소 마취제인 리도카인의 부작용				
건강상태	**맥박**	**혈압**	**징후와 증상**	**처치**
혈관미주신경 반응	↓	↓	발한, 과호흡, 오심	Trendelenburg, 차가운 압박, 안심
에피네프린 작용	↑	↑	심계항진	안심, Phentolamine, β-blocker
아나필락시스	↑	↓	빈맥, 기관지 연축, 두드러기	Epinephrine(1:1000) 0.3ml 피하조직, antihistamine, 수액, 산소, 기도유지
Lidocaine 독성				
1-6 μg/ml	↔	↔	입주위 감각이상, 안절부절, 졸음, 이상행복감, 어질어질함	관찰
6-9 μg/ml	↔	↔	오심, 구토, 근육수축, 떨림, 흐린 시력, 이명, 흥분, 초조, 정신병	Diazepam, 기도유지
9-12μg/ml	↓	↓	발작, 심폐억제	호흡 보조
>12μg/ml	0	0	혼수, 심폐정지	심폐소생술/이차 심폐소생술
CPR:심폐소생술, ACLS:이차 심폐소생술				

Box 4.1 국소 마취제인 리도카인의 부작용

가 구비되어야 한다. 수술 의사는 대표자로서 책임이 있음을 명심해야 하며, 응급 상황에서 각각의 인원들의 역할에 대한 계획을 세워두어야 한다. 무엇보다 중요한 것은 접촉할 수 있는 응급 의료 인력을 항상 확인하는 것이다.

6. 수기에 의한 수술 중에 발생할 수 있는 합병증들은 물론 국소 마취에 의해 유발되는 반응에 대한 명심해야 한다. 리도카인에 대한 부작용들은 Box 4.1에 요약되어 있다.

이러한 지침을 세우고 이행하는 것은 물론 수술 전에 잠재적인 의학적인 문제들에 대해 환자들을 선별함으로써, 응급 상황의 발생률을 매우 낮출 수 있다. 외래 수술의 안전성에 좀 더 무게를 두는 것이 좋다.

수술 의사들은 어떤 환자들이 고위험군이며, 어떤 수기들이 위험도가 높은 것인지 인지해야 한다. 적당한 환자와 수기의 선택은 부작용을 최소화할 수 있다.

국소 마취

저자들은 대부분의 안면거상술의 수기 중에 희석된 리도카인을 이용한다. 많은 국소 마취제들이 통상적으로 이용될 수 있는 반면, 리도카인은 특히 국소 마취가 필요할 때 가장 폭넓게 이용되고 연구되고 있다.

리도카인은 희석된 국소 마취를 위해 선호되는 제재이다. 때때로 bupivacaine과 같은 다른 마취 약제들이 이용된다. 우리는 때때로 안검성형술에 이용한다.

bupivacaine과 리도카인의 중요한 특징들은 Box 4.2에 명시되어 있다.

리도카인의 약리학

많은 수술 의사들은 그들의 종창성(tumescent) 마취 수액을 만들기 위해서 다양한 처방전들을 참조한다.

bupivacaine과 lidocaine의 중요 특징				
이름	**작용시간**	**지속시간**	**최대용량(70kg기준)**	**Epinephrine 포함한 최대용량(70kg기준)**
Bupivacaine	2-10분	2~4시간	175mg	225mg
Lidocaine	신속	30분~2시간 (희석 방식을 이용할 때 더 오래 유지)	300mg (4.5mg/kg)	500mg (7mg/kg) 35mg/kg희석 -상세설명위해 본문 참조

Box 4.2 bupivacaine 과 lidocaine의 중요 특징

흔히 이용되는 마취제의 농도						
적응증	**Lidocaine**	**Epinephrine**	**구성**	**용액안의 총 Lidocaine**	**사용되는 용량**	**사용된 Lidocaine 양**
목 지방흡인술 /목 거상술	0.1%(1mg/ml)	1:1,000,000	생리식염수:1000ml, Lidocaine2%:500ml, epinephrine1:1000 : 1ml, NaHCO3:10ml	1000mg	250~350mg	250~350mg
얼굴 거상술	0.3%(3mg/ml) 70kg이하 환자에게 0.2%사용(2mg/ml)	1:250,000 ~1:500,000	생리식염수:500mg, Lidocaine2%:75ml (50ml in 0.2%), Epinephrine 1:1000:1ml (1:500,000)또는 2ml(1:250,000) NaHCO3 8.4%:6.25ml	1500mg in 0.3% 1000mg in 0.2%	80~140ml 80~140ml	240~420mg 160~280mg

Box 4.3 흔히 사용되는 국소 마취제의 농도

현재 저자들이 흔히 사용하는 양식은 Box 4.3에 명시되어 있다. 수술 의사는 수술 동안 사용하는 리도카인과 에피네프린의 양을 기억해야 한다.

안면부와 경부의 거상술을 위해 사용되는 리도카인의 최대 안전 용량은 경험적인 통계 자료가 부족하므로 신체이 윤곽을 위한 종창성 지방 흡인술과 비교하여 이용되어야 한다. 리도카인 대사와 최대 리도카인 수치에 영향을 주는 많은 요소들이 고려되어야 한다.

안면부와 경부는 종창성 마취가 흔히 사용되는 다른 신체 부위보다 더 많은 혈관 분포를 보이는 반면 적은 지방 분포를 보인다. 수술 의사들은 공식에 따라 각각의 수기에 사용해야 하며 수술 동안 사용되는 총 양을 기억해야 한다.

통상적으로 이용되는 리도카인은 에피네프린을 포함하거나 포함하지 않을 수 있으며, 다양한 농도로 사용될 수 있다. 통상 1%와 2%가 많이 사용된다. 리도카인의 농도는 g%로 표현된다. 100ml 용액에 1g의 리도카인은 1%=1g/100ml=1000mg/100ml=10mg/ml

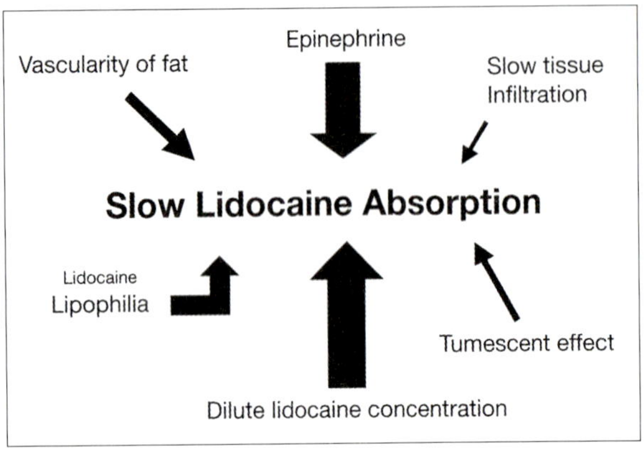

그림 4.1 리도카인 흡수에 영향을 주는 요인

0.1%=0.1g/100ml=100mg/100ml=1mg/ml(or 1000mg in 1L)이다.

안면거상술에 사용되는 리도카인의 안전 용량은 정확히 언급될 수 없다. 에피네프린과 함께 1% 또는 2%의 리도카인에 대한 표준화된 최대 용량은 7mg/kg이다. 제조자는 지속적인 척추 마취를 위해 최대 용량을 90분 이하의 간격으로 투여되어서는 안 된다고 언급하고 있다. 종창성 지방 흡인술에 희석된 리도카인의 안전 용량은 적어도 35mg/kg이며, 더 높을 수도 있다.

종창성 지방 흡인술에 대해 연구된 이러한 높은 용량은 두경부보다 혈관 분포가 적은 복부, 대퇴부 등과 같은 체지방 조직에 투여된다. 따라서 안면거상술에 필요한 리도카인의 약물 생리학은 지방 흡인을 위한 약물 생리학에 맞추어 자동적으로 적용할 수 없다.

저자들은 이 글에서 언급한 바와 같은 용량의 부작용에 대해 증명하지 못했을 뿐 아니라 알지 못한다. 우리가 일반적으로 지방 흡인술의 시행 여부와 관계없이 안면부 및 경부의 거상술에 이용하는 총 리도카인 용량은 750-1000mg이다. 70kg 체중의 사람에게는 대략 kg당 10-14mg으로 계산된다. 예를 들어 경부 지방 흡인술과 안면거상술, 안검 성형술과 같은 다양한 수기들이 종종 동시에 시행된다. 이러한 경우에는 경부와 안면부 거상술 마취 사이에 시간 차이가 있을 수 있다.

Klein은 8명의 여자 환자들에게서 안면거상술 후에 최대 리도카인 수준을 측정하였다. 리도카인 500mg, 에피네프린 1mg, 생리식염수 250ml에 중탄산염 나트륨 5mEq를 포함한 용액이 사용되었다. 환자들은 이러한 국소 마취제의 350-550ml를 투여 받았고, 0.3-1.1mcg의 최대 리도카인 수준을 보였다. 최대치는 투여 후 대략 6시간 후에 발생하였다.

용액의 투여는 30-45분 이상이었다. LaTrenta는 30명의 환자에게서 혈관 진정제로 종창성 안면거상술 시행 후 결과에 대해 보고하였다. 그는 에피네프린 1:250000과 리도카인 0.3% 용액을 사용하였다. 환자들은 평균 kg당 29.4mg의 리도카인을 투여 받았고, 투여 1시간 후에 평균 최대치는 2.7mcg/ml의 리도카인 수준을 보였으며 최대 수준은 3.3mcg/ml였다. 리도카인 수준은 투여 후 30, 60, 90, 120분에 각각 측정되었다. 최대치는 60-90분 사이에 발생하였다.

LaTrenta는 어떤 환자도 주관적인 혹은 객관적인 리도카인의 독성의 징후를 보이지 않았다. 리도카인의 부작용들은 보고된 수준에서는 측정되지 않았을 수 있다고 생각된다. 그러나 연구된 환자들이 진정되었듯이, 그들은 주관적인 증상들을 표현할 수 없었을 것이다. 평균적으로 환자들은 총 1500mg 용량의 리도카인을 투여 받는다. 이 연구는 종창성 안면거상술의 안전 계수를 고려한 몇 가지 통계 자료를 제공한다.

그러나 이 통계 자료는 소수의 환자들에 대한 보고라는 것에 관점을 두어야 한다. 게다가, 종창성 지방 흡인술로부터의 통계 자료는 최대 혈청 리도카인 수준이 투여 후 8-14시간까지 발생하지 않는다는 것을 제시하고 있기 때문에 빠른 최대치 도달은 흥미롭다. 두경부 영역의 더 많은 혈관 분포는 더 빠른 최대 리도카인 수준 발생을 보이는 것을 가능하게 한다. 그러나 현재까지 의학 문헌들은 이러한 의문을 증명하지 못한다.

LaTrenta는 또한 그의 연구에서 종창성 안면거상술로부터 다른 이점들을 발견하였다. 비종창성 안면거상 환자들과 비교했을 때, 종창성 집단이 더 적은 출혈과 자반, 종창 그리고 더 짧은 수술 시간을 보였다. 평균 수술 시간은 비종창성 집단의 2시간 30분에서 종창성 집단의 1시간 48분으로 감소하였다. 수술 시 출혈은 40-50ml에서 10ml이하로 감소하였다.

그들은 또한 대다수의 환자들에게 3주 이상 지속되는 종창이 급격히 감소한다는 것을 보고하였다. Jones

와 Grover는 449명의 비종창성 안면거상술 집단과 229명의 종창성 안면거상술 진단을 비교 분석하고 그들의 결과를 보고하였다.

그들은 에피네프린 1:200000과 bupivacaine 0.25%의 25ml, 에피네프린 1:200000과 리도카인 1%의 25ml, 에피네프린 1:1000의 0.5ml, 트리암시놀론 40mg/ml의 1.25ml 그리고 lactated Ringer 용액의 500ml에 hyaluronidase의 1ml를 가진 용액을 이용하였다. 각각은 용액의 200ml를 투여 받았다.

비종창성 집단에서는 0.5% 리도카인, 0.25% bupivacaine, 에피네프린 1:500000을 포함한 용액의 40ml (저용량)가 투여되었다. 종창성 안면거상술 집단에서는 반흔이 미용적으로 더 좋은 결과를 보였을 뿐만 아니라 더 적은 합병증들을 보였다. 종창성 안면거상술에 이러한 결과들의 적용에는 제한이 있다.

저자들은 그들이 종창성 접근법이 수술적인 박리에 효과적임을 느꼈다고 보고하였다. Jones는 그의 종창성의 수액에 트리암시놀론을 포함하였다. 더구나 모든 환자들은 전신 마취를 시행 받았고, 이 경우 종창성 마취는 전신 마취와 함께 시행되었다.

안검 성형술을 위한 마취

안검 성형술은 종종 안면거상술과 동시에 시행된다. 안검 성형술의 마취에는 여러 가지 방법들이 있다. 현재 저자들의 경험에 의하면 안검 성형술 수술 의사는 리도카인만을 사용하는 경우, bupivacaine과 리도카인을 각각 사용하는 경우 혹은 bupivacaine과 리도카인을 혼합해서 사용하는 경우 등의 세 가지 기본적인 접근법 중에 하나를 선택할 수 있다.

몇몇 수술 의사들은 안검 성형술에 더 긴 반감기를 가진 bupivacaine의 이용을 선호한다. 수술 의사들은 아미드 국소 마취제의 독성들은 부가적이므로 두 가지 약물들의 최대 용량을 사용해서는 안 된다는 것을 명심해야 한다. Moody와 Holds는 최근 외래에서 시행하는 안 성형술을 위한 마취에 대한 계획적인 접근법에 대해 보고하였다. 안검성형술 마취를 위한 간단한 접근법은 1% 리도카인과 1:10 8.4% 중탄산염 나트륨과 완충한 에피네프린 1:100000의 사용이다.

1. proparacaine 0.5% drop으로 결막을 마취한다. 작용의 시작은 대략 10-15초이다. 수기 동안에 수술 부위에 필요한 만큼 proparacaine의 점적 주입을 유지한다. 국소적으로 적용된 proparacaine의 작용 시간은 대략 15분이다.
2. proparacaine은 면봉 끝에 흡수시킨 후, 면봉을 각 아래 눈꺼풀의 아래 결막 구석에 삽입한다. 이 방법은 아래 눈꺼풀에 proparacaine을 오랫동안 접촉시켜야 효과가 있다. 3-5분 동안 유지시킨 후 면봉을 제거한다.
3. 지속적인 proparacaine 노출을 했던 결막을 통하여 아래 눈꺼풀에 선호하는 마취 약물을 투여한다. 만약 결막을 통한 수술을 시행한다면, 이것은 아래 눈꺼풀만으로도 충분하다. 만약 피부를 통한 수술을 시행한다면 피부에도 또한 마취제 투여가 필요할 것이다.
4. 필요하다면 눈 보호를 시행한다.
5. 피부를 통하여 위 눈꺼풀에 국소 마취제를 투여한다. 총 필요량은 눈꺼풀마다 약 3cc를 초과해서는 안 된다. 특히, 위 눈꺼풀에 너무 많은 국소 마취는 과도한 종창을 유발하고 창상 봉합 시 과도한 장력으로 수술의 어려움이 증가한다.
6. 에피네프린의 최대 혈관 수축 작용을 위해 10-15분 정도 기다린다.

주의: 위 눈꺼풀과 아래 눈꺼풀 수술 사이에 90분 이상의 차이가 있다면 저자들은 환자의 안락을 위해서 내부적으로 마취하는 것을 고려한다.

약물 상호작용

리도카인은 cytochrome P450 계통을 통하여 간으로 대사된다. 수술 의사는 리도카인 대사를 느리게 할

CYP 1A 억제제	CYP3A 억제제	모두 억제	
Caffeine	Alprazolam	Miconazole	Anastrozole
Ciprofloxacin	Amiodarone	Midazolam	Cimetidine
Enoxacin	Cannabidiol	Nefazodone	Clarithromycine
Mexiletine	Cyclosporine	Nelfinavir	Diltiazem
Nalidixic acid	Danazol	Nevirapine	Erythromycin
Norfloxicin	Diazepam	Nifedipine	Fluoxetine
Tacrine	Ethinyl estradiol	Norfluoxetine	Fluvoxamine
Felodipine	Progesterone	Grapefruit juice	
Fluconazole	Propoxyphene	Isoniazid	
Flurazepam	Quinidine	Ketoconazole	
Gestodene	Saquinavir	Norfloxacin	
Indinavir	Terfenadine	Omeprazole	
Interferon gamma	Triazolam	Paroxetine	
Itraconazole	Troleandomycin	Ritonavir	
Lovastatin	Verapamil	Zileuton	

Box 4.4 Cytochrome P450(CYP) 3A와 1A 억제제

수 있는 잠재적인 약물 상호작용에 대해 명심해야 한다. 리도카인 대사의 주요 효소는 cytochrome P450 1A2와 3A4(CYP1A2, CYP3A4)이다.

수술 의사는 안면거상술 전과 같이 용량이 최대가 되는 것이 예상되는 경우에 cytochrome P450 효소 억제제를 평가하기 위해서 환자의 약물 복용 목록을 자세히 조사해야 한다. 부분적인 목록은 Box 4.4에 소개되어 있다. 안전성을 위해서 수술 의사들은 환자의 외래 방문 시기부터 수술 예정 날짜까지 환자들의 약물 복용을 바꾸도록 교육해야 한다. 저자들은 통상적으로 안면거상술 전에 CYP450 대사 약물들을 제한하거나 끊도록 한다. 약물을 중단하기 전에는 일차 치료 제공자로부터의 동의가 필요하다.

보조 안정제

대부분의 경우에 안정제와 진통제의 보조적인 사용이 바람직하다. 다른 수술 의사들과 비교하여 피부과 수술 의사들의 접근에 근본적인 차이 중에 하나는 국소 마취가 일차적이고 중심적인 마취 역할을 한다는 점이다. 마취와 안정의 보조는 환자에게 안락과 불안 해소를 주지만 국소 마취의 정밀한 이용을 위한 대용이 되어서는 안 된다. 몇 가지 안정제와 진통제들이 이용될 수 있다. 경험을 통한 수술 의사들의 선호도가 선택의 지침이 된다. 많은 benzodiazepine계 약물들이 CYP450 계통을 억제한다.

이러한 경로를 통해 대사되지 않는 lorazepam과 같은 약물들이 좋은 선택이다. lorazepam은 일반적으로 1mg 용량으로 사용된다(0.5-2mg). 경험적인 통계들에 의하면 다른 약물들도 사용될 수 있다. 국소 마취수기를 위한 보조 약물로서 clonidine으로 좋은 결과를 얻었다는 보고도 있다. clonidine은 항고혈압 작용과는 독립적으로 항 불안과 안정 작용들이 있다.

clonidine은 서맥과 저혈압을 유발함으로서 팽창액의 에피네프린에 의해 유발되는 빈맥과 불안을 예방하는데 유용하다. 저자들은 환자들의 혈압이 수축기 110, 이완기 70, 심박수 70 이상인 경우 단일 용량 0.1mg을

혀 아래로 투여하였다.

우리는 일반적으로 만약 수술 전에 더 많은 진통제가 필요하다면, hydroxyzine 25-50mg과 함께 meperidine 25-50mg을 모두 근육 주사로 투여한다. 후자는 마약의 사용으로 흔하게 발생하는 오심과 구토의 위험을 완화시키는 데 도움이 된다.

요약

전통적으로 전신 마취 하에 이루어지는 많은 수술 수기들은 국소 마취제와 적당한 안정제, 항 불안제, 진통제의 사용으로 안전하고 안락하게 시행될 수 있다.

수술 의사들은 적용되는 수기에 맞게 각각의 환자들의 내성을 판단하고 각 개인에 맞는 적당한 마취를 선택해야 한다. 다양한 마취의 선택이 가능하며, 의사들은 주어진 시나리오에 대한 이러한 선택들에 대해 더 많은 연구가 필요하다.

참고문헌

Hancox JG, Wittenberg GF, Yosipovitch G 2004 The safety of office-based surgery: Review of recent literature from several disciplines. Archives of Dermatology 140:1379-1382

Henghold WB, Moody BR 2005 Tumescent anesthesia. In: Harahap M, Abadir AR (eds) Anesthesia and Analgesia in Dermatologic Surgery. Marcel Dekker, New York,

Jones BM, Grover R 2004 Reducing complications in cervicofacial rhytidectomy by tumescent infiltration: A comparative trial evaluating 678 consecutive face lifts. Plastic and Reconstructive Surgery 113:398-403

Klein JA 2000 Tumescent technique. Tumescent anesthesia & microcannular liposuction. Mosby, St Louis (An excellent comprehensive review of local anesthesia and adjuvants)

LaTrenta GS 1998 Tumescent cervicofacial rhytidectomy. Aesthetic Surgery Journal 18:423-430

Moody BR, Holds JB 2005 Anesthesia for office-based oculoplastic surgery. Dermatologic Surgery. July 766-769

Moody BR, Hruza GJ 2005 Local and regional anesthesia. In: Snow SN, Mikhail GR (eds) Mohs Micrographic Surgery. University of Wisconsin Press

5 표층근건막체계의 처치: 주름 형성, 주름 겹침, 깊은 면 안면거상술

Management of SMAS: Plication, Imbrication, Deep-plane Face Lift

Sorin Eremia, Mark A. Willoughby

서론

1950년과 1960년대에 안면거상술은 일반적으로 피부만의 박리, 장력 하의 긴 피부 피판 그리고 상대적으로 부자연스러운 결과로 표현되었다. 1970년대에는 표층근건막체계와 활경근 계통에 대한 보다 진보된 이해로 두 면 안면거상술의 새로운 시대가 열렸다.

이러한 기술은 표피, 진피, 지방 성분과 표층근건막체계, 활경근 성분을 나누어 수술을 하게 되면서 보다 젊은 외관의 복구가 가능하게 됐다. 이러한 접근은 광범위 표층근건막체계 피판과 병합된 길고 짧은 피부 피판 혹은 활경근 성형 기술 혹은 단순 주름 형성 방법과 관계없이 현재까지 폭넓게 사용되고 있다.

1980년대에는 표층근건막체계/활경근 수기의 진보가 이루어졌다. 그러나 피판 대 주름 형성, 광범위한 피부 및 표층근건막체계/활경근 피판 융기 대 Webster에 의해 제기된 단 피판 기술의 장단점에 대한 논쟁은 오늘날까지 계속되고 있다. 1980년은 또한 경부와 턱 지방흡인술이 소개되었고, 초기에는 남용과 오용이 많았다. 많은 환자들에게 표층근건막체계와 활경근 기술이 경부와 안면부의 아래 부위, 특히 턱 부위에 유용함이 입증된 반면에, 몇몇 환자들은 외측으로 당겨지는 형태를 보였다. 게다가, 모든 환자들이 안면 중앙부에 장기간의 향상을 보이는 것에는 실패하였다.

보다 젊은 안면을 이루기 위해 중요한 것은 높은 뺨과 함께 보다 부드러운 코입술주름이다. 코입술주름의 해부학적 구조에 대해 많은 이론과 보고가 있지만 한 가지 중요한 핵심이 있다. 그것은 벨트 위로 늘어진 셔츠처럼 덮여있는 처진 뺨의 연부 조직, 특히 광대의 지방 패드 위로 피부와 연부 조직을 고정하는 장벽, 정점의 역할을 한다. 코입술주름이 없다면 안면 중앙부의 처진 조직들은 위 입술과 입의 모서리를 덮을 수 있다.

표층근건막체계는 내측 상방으로 얇아지고 안면 신경의 가지들은 내측으로 더 표재부에 위치하면서 약하기 때문에 피부 피판을 올리는 것은 어렵고, 표층근건막체계 기술은 협부의 지방 패드를 올리고 재위치하는 데에 있어 위험하며 효과가 적다.

1990년은 몇 가지 진보와 안면 중앙부에 변화가 있는 접근을 가져왔다. 주로 Hamra에 의해 소개된 깊은 면과 복합 안면거상술, Psillakis에 의해 소개되고 Ramirez에 의해 재정립된 골막하 거상술이 이에 해당된다. Mendelson과 Stuzin은 뺨에서 확장된 표층근건막체계 박리를 소개하였다. 아직은 chllenge(도전)지만 코입술주름과 광대의 지방패드의 교정을 위해 zyomaticus major를 없이시는 뺨에서 확장된 표층근건막체계 박피를 소개하였다.

Owsley는 피부하/표층근건막체계 면의 접근을 통해 광대의 지방을 올리고 유지하는 것에 대해 재정립하였다. 저자들은 표층근건막체계/활경근 면과 분리하여 피하 지방의 대부분을 피부 피판에 붙은 채로 남겨두는 두껍고 긴 피부 피판들을 사용하여 수년 동안 Owsley의 접근법을 실행하여 왔다. 프랑스의 Trepsat와 미국의 Hoefflin은 이러한 개념에 주된 공헌자들이다. Sasaki에 의한 현수 봉합 기술을 이용한 작업은 또한 광대 지방 패드에 대한 관심을 일으켰다.

1990년 대 후반은 특히 내시경에 의한 안면 중앙부에 대한 골막하 접근 기술의 성장을 보였고, 상대적으로 오늘날까지 대중적으로 남아있다. 1990년 대 후반은 또한 Gianpapa의 의해 소개된 활경근 걸이 현수로부터 Saylan에 의해 대중화된 S자 거상술, Baker에 의해 소개된 짧은 반흔 기술과 같은 단순한 방법들의 재출현하였다. 최근의 혁신은 몇 가지 흡수성의 2.0 봉합사들을 이용하여 광대 지방 패드와 턱을 통한 깊은 피하 재배치와 관련되는 고정 걸기 봉합술이다.

각각의 긴 봉합은 여러 번(5-6회) 정도로 하고 가로로는 두껍고(1.0), 짧은(8~9 mm) 교차 봉합을 하며, 긴 봉합을 당겨서 측두 근막에 단단히 봉합하여 다양한 고정의 효과를 볼 수 있다.

기본적인 안면부 및 경부 해부학 (그림 5.1)

진피의 교원 섬유와 탄성 섬유의 성분들의 변화는 피부와 그것의 성분들의 늘어짐을 유발한다. 피부는 진피와 깊은 근막이나 골막 사이에 수직으로 주행하는 섬유성 성분인 피부 보정 인대에 의해 깊은 구조에 부착되어 있다(그림 5.10). 광대 인대나 McGregor patch, 이하선부와 교근의 인대는 수술적으로 가장 중요하다.

더 광범위한 수기들로 원위부의 협골, 턱 아래, 심지어 하악 인대들이 중요한 역할을 하며, 그것들을 느슨하게 하는 것이 안면 거상을 유지시키는데 필수적이다.

지방 조직은 젊은 외모에 필수적이다. 지방은 안면부와 경부를 통해 다양한 두께의 진피 하 층으로 나타날 수 있다. 게다가, 지방이나 섬유 지방 조직이 축적된 특별한 얕은 구획과 심부의 구획들이 있다(표 5.2).

얕은 지방 구획인 광대 지방 패드와 코입술주름을 따라 넓게 위치하는 삼각 모양의 섬유 지방 구조들이 대개의 뺨의 융기를 나타낸다(9장 완전 안면거상술 보기, 그림 9.5). 그것은 위쪽에 위치하는 진피에 단단히 부착되어 있고, 큰 광대근 중에 수술적으로 가장 중요한 입술 거상 근육으로부터 분리되어 매우 얇은 표층근건막체계 층이 존재한다.

위로 광대 지방 패드는 또한 윤상 근육의 하부와 아래 외측 면과 융합되어 있다. Gamboa, deLaTorre 그리고 Vasconez는 협부 인대, 윤상 근육을 보정하는 인대가 주된 위쪽 보정 인대에 부착되어서 외측 안와가 융기된다고 하였다. 이러한 인대들의 이완은 광대 지방 패드의 처짐을 유발하고, 코입술주름을 형성하는 피부 보정 인대의 함몰을 유발하여 대개 주름의 깊이를 증진시킨다. 광대 지방 패드를 좀 더 외측으로 확장시키는 피하 지방도 또한 하강하면서, 교근부 그리고 이하선부, 턱 아래, 턱을 형성하는 하악 인대들에 의해 보정된다. 경부에서 활경근 위쪽 지방의 다양한 축적은 얕은 턱 아래 지방 구획(ROOF and SOOF)을 형성한다.

경부 지방은 지방흡인술이나 직접적인 지방절개술에 의한 침습적인 피부 피판의 지방 제거는 활경근의 근섬유와 근육띠를 보이게 하고, 때때로 진피와 활경근의 유착을 교정하기 매우 어렵게 하기 때문에 보존적으로 처치되어야 한다. 안면부의 깊은 지방 구획들과 후윤상근육, 윤상근육 아래 층의 지방 구획은 안와 주위를 고려할 때 중요하다. Bichat의 광대 지방 패드는 다양한 정도의 뺨의 충만을 보이고, 경우에 따라 제거할 수 있다고 하였다.

경부에서 얕은 구획으로부터 구별되는 턱 아래 활경근 뒤 지방 구획은 때때로 침습적인 수술 의사들에게 유도하기에 충분할 정도로 돌출되어 있다. 탈출된 비대된 악하선들은 또한 활경근 뒤 부위에 위치하고 더 침습적인 수술 의사들은 부분 절제를 시행한다.

활경근(그림 5.1A)은 쇄골 위 경계로부터 하악까지 확대되어 있는 상대적으로 얇고, 넓으며 대칭적인 근육이다. 앞쪽 경계가 경부의 중앙부를 따라 융합되어 있고 갑상연골을 따라 깊은 면에서 부착되어 있는 반면에, 그것의 뒤쪽 경계는 흉쇄유돌근의 내측 경계를 따라 확장되어 있어 악하부의 각을 이루고 있다.

활경근의 앞쪽 경계들에 대한 이해가 경부에 좋은 결과를 위해 중요하다는 것이 현재 저자들의 주장이다. Cardoso de Castro는 활경근의 내측 섬유들의 세 가지 변화를 보고하였다(9장, 그림 9.2 참조): (1) 위쪽 설골 부위와 분리되어 있고 턱과 1~2 cm 간격을 두고 있다. (2) 갑상 연골의 수준에서 혼합되어 있다. (3) 내측 경계 섬유들은 턱의 부착점에서 분리되어 있다.

이러한 세 가지 시나리오들은 각각 다른 수술 방법이 필요하다. 표층근건막체계(그림 5.1A)는 아래로 활경근과 위로는 측두 근막의 얕은 면과 연속되어 있다

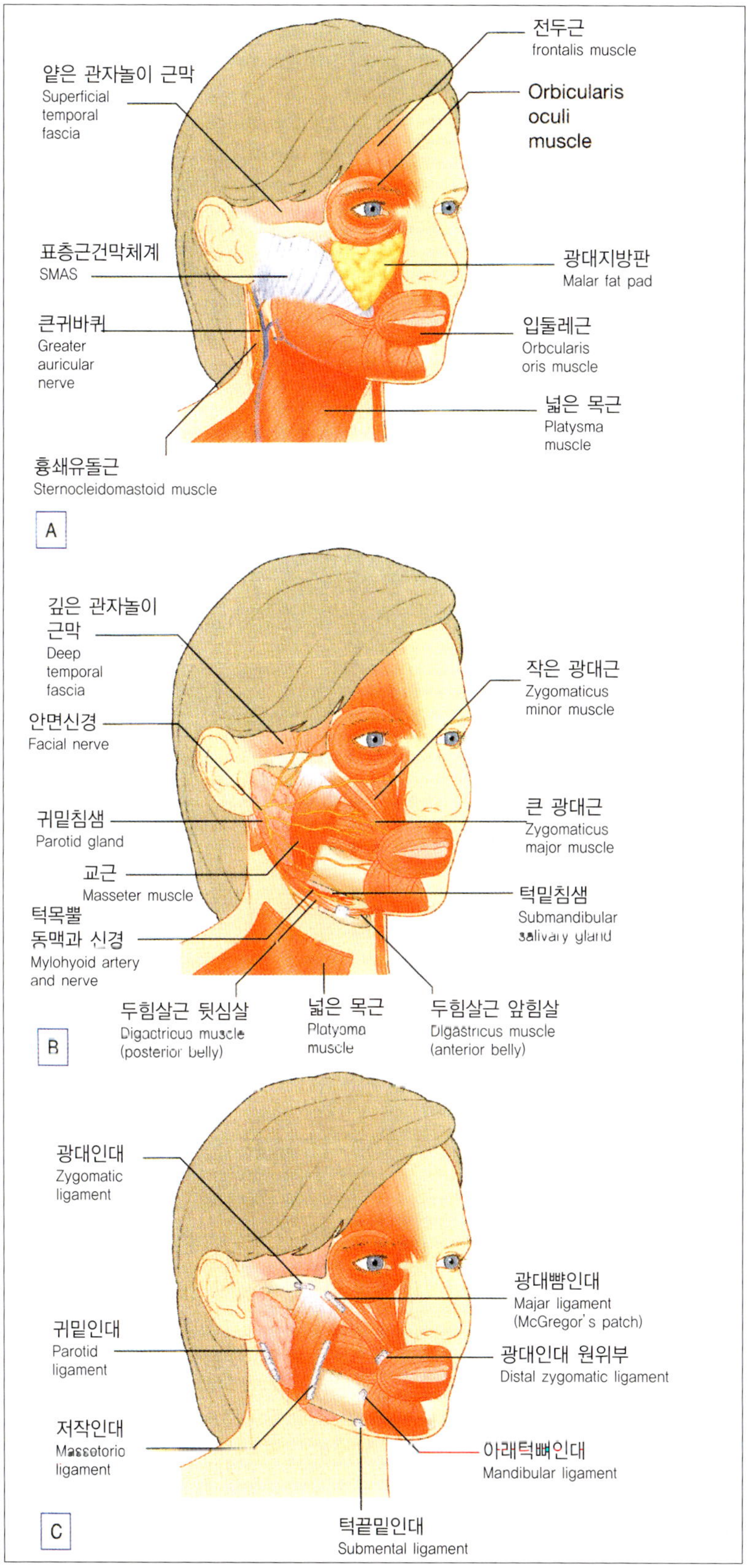

그림 5.1 해부학. (A) 얕은 면, 피하면. (B) 깊은 면, 표층근건막체계-활경근 아래면. (C) 피하 보정 인대들

안면거상술의 수술 해부학: 기본 구성

- 피하지방 또는 표층 지방 구획
- 표층근근막체계(넓은 목근-표층근건막체계=표층 측두근막의 복합체)

머리덮개널힘줄도 표층근근막체계의 일부로 여겨지며, 안구윤상근은 별도로 다루어짐

Box 5.1 안면거상술의 수술 해부학: 기본 성분

(사실상 표층근건막체계는 활경근의 넓은 인대로 여겨진다). 그것은 깊은 측두 근막의 얕은 면으로 협골궁에 부착 융합되어 있다. 외측으로 그것은 교근-이하선부의 근막의 표면에 부착되어 있고 피판을 만들기 위해 융기될 수 있다. 내측으로는 얇아지면서 코입술주름에 부착된다. 이하선은 얇은 이하선막에 의해 표층근건막체계로부터 분리된다. 이 막은 앞쪽 경계에서 이하선의 깊은 엽과 얕은 엽 사이에서 존재한 후에 점차적으로 얕게 위치하는 안면 신경의 변연 하악 분지와 협부 분지들 아래의 얇은 막인 교근막으로서 내측으로 연속된다. 흉쇄유돌근의 경부 부분은 유돌 근막에 부착하여 활경근의 내측을 따라 경부로 올라간다. 대 이개 신경이 보다 얕게 그것을 가로지르기 때문에 이 부위에서 쉽게 손상 받을 수 있다. 외경정맥은 신경의 약간 아래 내측에 있다. 내측으로는 입 주변부에 입둘레근의 외측 아래 섬유들이 위쪽 진피에 단단하게 부착하는 경향이 있어 확장 피부 피판 시 유의해야 한다. 큰 광대근은 윤상 근육과 표층근건막체계의 깊은 면에 위치하고 광대뼈로부터 윗 입술의 외측 면까지 확장되어 있다. 소 광대근은 내측에 놓여 있다. 둘 다 그것의 아래 표면에 신경이 신경이 근육으로 들어오므로, 그 부위의 표층근건막체계 피판을 박리하는데 비교적 안전하다.

일반적인 환자 검사

나이에 따라 피부 성분의 탄력성은 감퇴된다. 피부 위로 지방 위축, 소위 보정 인대라 불리는 섬유 보정 구조의 손실, 근막의 신전, 연장, 때때로 근육의 비후는 바람직하지 않은 고령의 외형을 나타낸다.

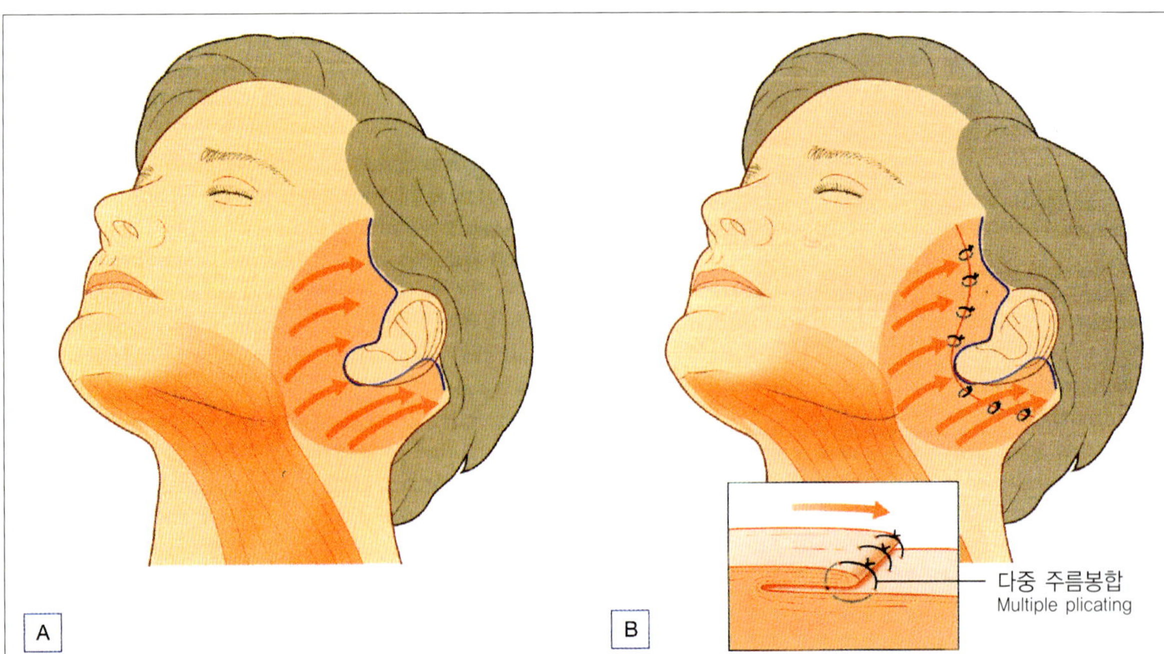

그림 5.2 (A, B) Webster 유형의 짧은 피부 피판 안면거상술. 앞과 뒤 모발선 절개들이 고전적인 안면거상술 시의 절개보다 더(약 절반) 짧다. 피부 피판은 더 짧고 표층근건막체계와 활경근은 전형적으로 주름이 형성된다 (절개를 하거나 거상시켜 절제하는 것이 아님). 이 수술은 출혈과 혈종의 위험이 낮고, 특히 경험이 적은 외과 의사들도 이하선이나 안면 신경의 손상 가능성이 적다.

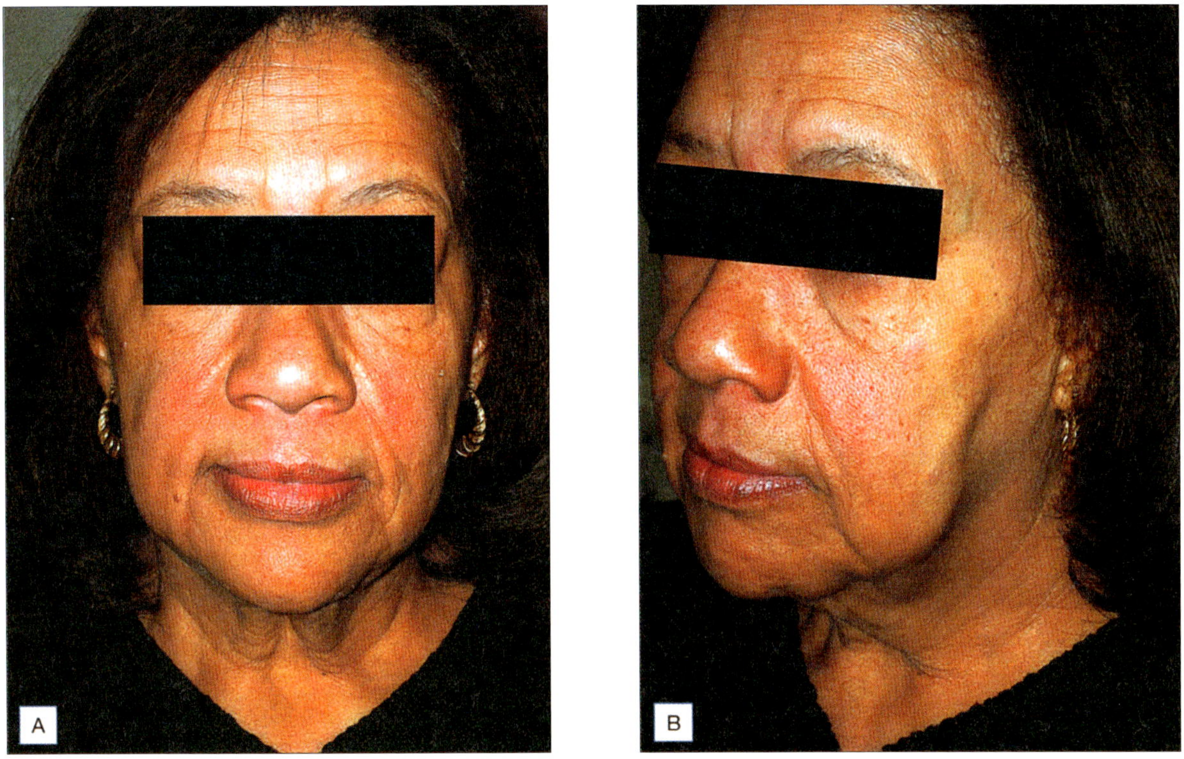

그림 5.3 (A, B) 60세 여성의 안면부와 경부에 뚜렷한 처진 변화들. 안면 중앙부 지방 구획의 하강 벡터로 인해 깊은 코입술주름과 돌출된 턱이 관찰된다. 또한, 활경근의 뚜렷한 앞쪽에서의 분리로 띠를 형성하고 있다.

안면부에서 연령에 따른 변화는 대개 중력에 의해 아래쪽 방향으로 처지는 것이다. 피부 덮개의 구성물들은 하부로 처지고 턱과 깊은 코입술주름에서는 다소 내측으로 처지게 되어 뺨의 충만감이 손실된다.

안와 주변부는 독립된 해부학적 단위로 여겨지므로 이 단원에는 제외하였다. 경부에서 피부와 활경근의 탄력은 아래쪽으로는 물론 내측으로의 처짐을 유발한다. 활경근 근육 섬유들의 비후와 중앙부에서의 분리는 활경근 띠로서 나타난다(그림 5.3).

젊은 외모를 만들기 위해서 혹은 더 미용적으로 바람직한 외모로 바꾸기 위해서, 연령의 변화들은 더 조기에 반대로 회복시키거나 적어도 위장되어야 한다. 피부는 피부 박피술 등의 수기들을 통해서 재생될 수 있고, 여분을 절제함으로써 성형되고 재위치 될 수 있다.

처진 지방은 이상적으로 재위치 되어야 하며, 여분의 지방이 연령의 변화의 일부로 축적된 경우에는 제거될 수 있다. 경부에서는 중앙부를 따라 활경근의 보존해야 한다. 여분의 비후된 조직들은 제거되어야 한다.

턱 아래 부위에서 활경근은 정확한 목턱끝각을 유지하기 위해서 앞뒤 방향으로 긴장도를 유지해야 한다. 위와 외측으로 당기는 것은 또한 턱 아래와 하악의 정확한 모양을 만들기 위해서 단단한 활경근 걸이 효과가 필요하다. 또한, 턱의 외형은 깊은 코입술주름처럼 교정되어야 한다. 광대 지방 패드와 우리가 안면 중앙부라 부르는 부위는 젊은 사람처럼 뺨의 충만감을 제공하기 위해서 융기가 필요하다(그림 5.4).

이마뿐만 아니라 안검과 안와 주위 복합체에 대해서도 언급되어야 하지만, 이 장의 관점에서는 벗어나서 제외한다. 이러한 교정들을 위한 수술적인 접근술은 안면 신경의 분지들의 해부에 의해 대부분 제한을 받게 된다. 물론 절개나 반흔의 위장, 모발선의 왜곡, 수술의 정도, 회복 시간, 혈종의 위험도, 염증, 수술의 시간 및 필요한 마취의 유형과 관련된 위험 등도 폐색전이나 다양한 심혈관계 혹은 호흡기계 합병증을 야기할 수 있으므로 고려되어야 한다.

경부에서 수술 접근 방법들은 대개 중요한 신경들의 노출이 적기 때문에 단순하다. 대 이개 신경은 그것이 흉쇄유돌근을 가로지를 때 노출되지만, 일반적으로 주의 깊은 박리로 피할 수 있고 그것의 손상은 운동 신경의 손상만큼 심각하지 않다. 안면 신경의 변연 하악 분지는 턱선을 따라 앞쪽으로 확장되는 표층근건막체계 아래로의 접근 시에 주의를 기울여야 한다.

설신경은 처지거나 혹은 비대된 악하선의 절제 동안 손상될 수 있다. 이러한 제한점들과 경부에서 연령에 따른 해부학적인 변화의 정도를 고려하여 수술적인 치료에 가장 적합한 접근법을 선택해야 한다.

이러한 접근법들이 얼마나 단순화될 수 있고 여전히 합리적이고 과연 오랜 기간 지속적인 결과들을 얻을 수 있는가가 오래전부터의 가장 중요한 논쟁거리이다. 경부에서 한 가지 화제는 피부와 활경근이 함께 처치될 수 있는가 혹은 피부를 어느 정도 활경근에서 분리하여 각각 따로 처치하여야 하는가에 있다.

두 번째 화제는 앞쪽 턱 아래 접근법이 중앙부의 활경근을 다루는 데 필요한가 혹은 모든 작업들이 외측 이개 주위 절개를 통해 이루어 질 수 있는가에 있다. 세 번째는 경부에서 특히 턱 아래 과도한 지방 조직들은 어떻게 다루는 가에 있다. 또한, 특별한 상황들에서는 악하선과 이복근과 같은 활경근하 요소들을 어떻게 다루어야 하는가를 고려해야만 한다.

안면부에서 안면 신경의 해부학적인 구조로 인한 제한점들로 몇 가지 개념적인 접근법들이 필요하다. 과거의 단순 피부 피판과 최근에 언급된 확장 활경근 위/표층근건막체계 피부 피판들은 보다 깊은 처진 구조들에 대해서는 적절한 접근이 어렵다.

얼마나 내측으로 박리가 확장되었는가에 따라서 깊은 구조들의 융기가 가능한 데, 이는 피부 피판에 장력을 유발하고, 그로 인해 피판 괴사, 피부의 당김, 귀의 이차적인 왜곡, 넓거나 비후된 반흔, 피판의 지속적인 생존과 같은 치유 시의 문제들을 야기할 수 있다.

이러한 이유로 피부 피판의 융기와 관련된 모든 현대의 안면거상술은 원하는 벡터를 따라 표층근건막체계-활경근의 복합 구조를 얼마나 팽팽하게 고정시킬 수 있는 가에 달려 있다.

표층근건막체계-활경근 복합구조를 팽팽하게 고정하는 데에는 두 가지 방법이 있다.

1. 바라는 벡터를 따라 근육 막 조직을 당김으로써 그것을 접거나 주름에 봉합한다. 이러한 개념을 주름형성(plication)이라 한다. 접힌 조직들은 원하는 위치에서 섬유성 조직과 반흔 조직에 바뀐다고 생각된다. 이러한 융기술이 얼마나 잘 혹은 어느 정도 이루어졌는가는 오랜 기간 동안 논쟁 거리였으며, 뒤에서 더 자세히 다루어질 것이다.
2. 외측에서 시작하여 표층근건막체계의 일부나 표층근건막체계와 활경근 모두를 절개하고 아래 조직들로부터 피판의 형태로 융기하여(그림 5.5), 융기된 조직들에 대한 주름겹침(imbrication)이라는 개념에서 원하는 벡터 방향으로 당기어 표층근건막체계/활경근 절개에 근접하여 조직들을 봉합한다.

표층근건막체계 피판은 코입술주름 정도까지 내측으로 융기될 수 있다(그림 5.6). 때때로 상대적으로 짧은 표층근건막체계 피판으로 융기된 표층근건막체계는 절단되고 피판의 기존의 절개선을 따라 간단하게 다시 봉합된다. 이 접근법은 또한 표층근건막체계 절제술이라 불린다(그림 5.7).

주름 겹침이나 표층근건막체계 절제술 둘 중 어느 것을 사용하던지, 개념적으로 현재의 저자들은 그것들이 주름 형성과는 반대되는 것으로 생각한다. 몇 가지 경우에서 활경근과 표층근건막체계는 독립적으로 처치된다(경부의 외측 활경근은 주름 형성이 될 수 있고, 표층근건막체계 피판은 여전히 안면부에서 만들어 질 수 있다). 만약 피판이 만들어 지면 그것은 짧고 표준이 되는 확장된 표층근건막체계 피판들로 정의될 수 있다.

적응증, 수술 기술, 이러한 방법의 장단점들은 이 장에서의 핵심이다. 안면의 처진 조직들은 또 다른 방법으로 매우 두꺼운 피판으로 부착되어 있는 피부와 표층근건막체계와 함께 한 덩어리로 융기될 수 있다. 박리는 상대적으로 안면 신경의 분지들에 대한 위험이 적은 부위인 표층근건막체계 아래에서 이루어진다. 이것은

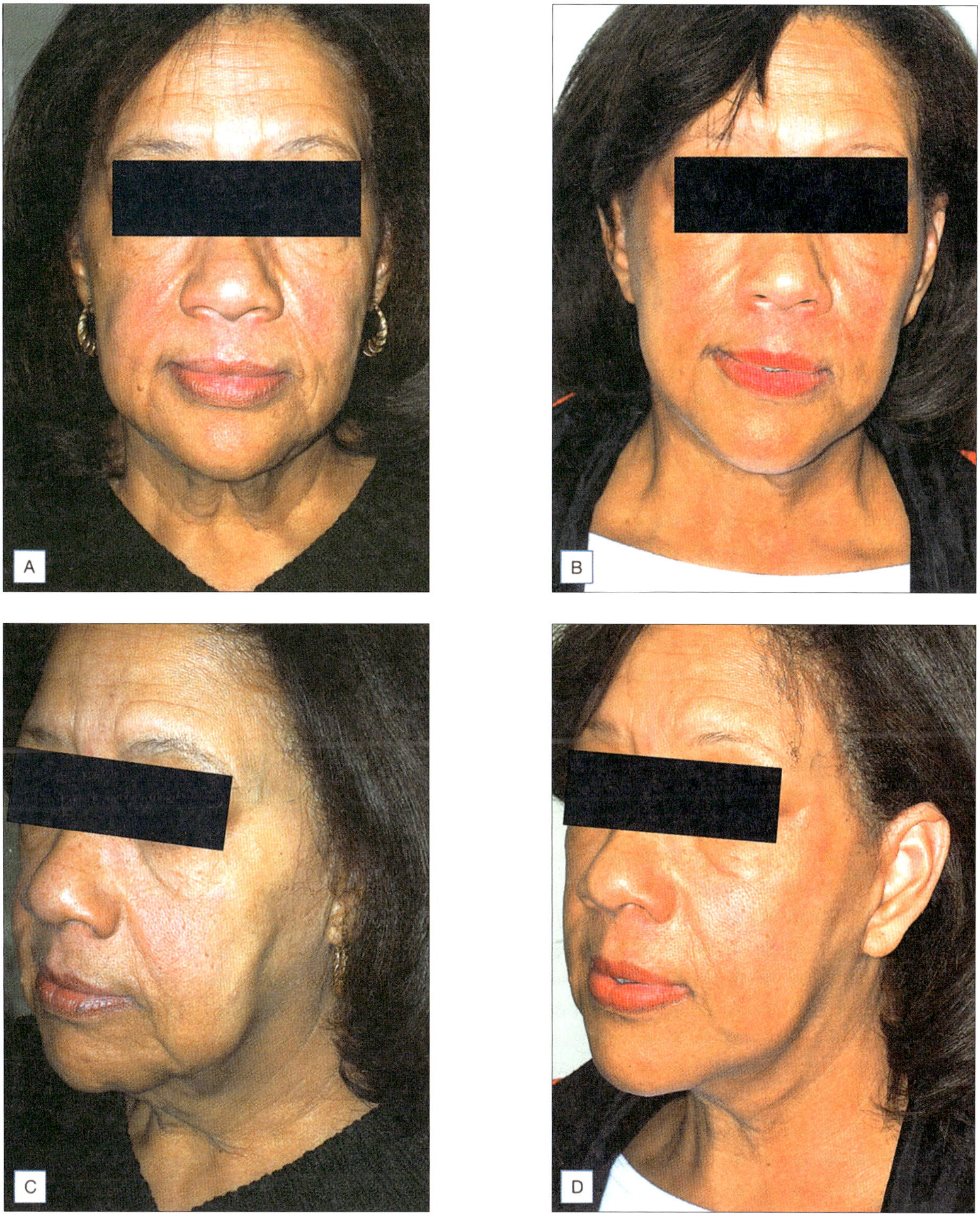

그림 5.1 (A–D) 부피(지방) 보존과 재배치: 지지 봉합을 이용한 안면부와 경부 거상술의 결과는. 앞쪽의 두꺼운 피부 피판을 올려 활경근 띠가 절제되었고 그것의 앞쪽 경계는 턱 아래 부위의 중앙에 봉합하였다. 외측 경부와 안면부를 위해 짧은 표층근건막체계-활경근 피판을 올려 상부 벡터가 뚜렷하게 팽팽해졌다; 네 종류의 지지 봉합들이 위축된 안면 중앙의 지방을 올리고 재배치하면서 장력을 줄이고 표층근건막체계 피판의 신장력을 회복시키기 위해 사용되었다.

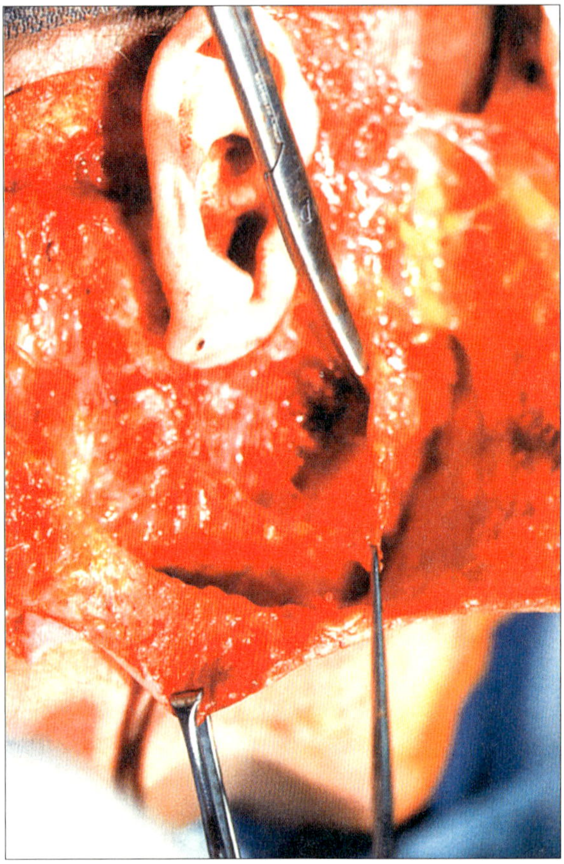

그림 5.5 분리된 표층근건막체계 피판의 생성: 피부 피판은 표층근건막체계 위로 올려진다; 그 다음으로 표층근건막체계를 아래의 이하선과 교근막으로부터 비절개 박리로 올린다.

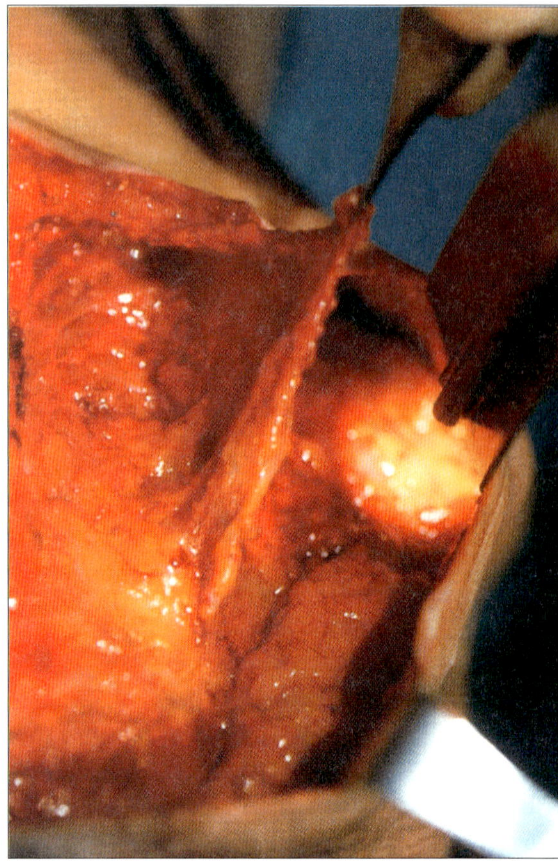

그림 5.6 표층근건막체계 피판은 내측으로 코입술주름까지 확장될 수 있다. 광섬유광이 부착된 당김기가 확장된 피부 혹은 표층근건막체계 피판들에 존재하는 신경과 혈관들을 관찰하는데 필수적이다.

Hamra에 의해 제시된 복합 혹은 깊은 면 성형술의 일부이다. 이 또한 이 장에서 다루어질 것이다.

마지막으로 대개 안면 중앙부에 제한된 해부학적인 이유로 완전히 광대 위로 골막을 분리하거나 골막하 피판을 융기하는 것이 가능하다. 그것은 더 바람직한 외모를 위해서 완전히 광대를 위 외측으로 재배치하여 들어 올리는 것이다.

골막하 성형술은 교정하기가 어려울 수 있는 안면 중앙부와 같은 매우 특별한 부위에 초점을 두고 있으며 다른 성형술들의 하나로서 일반적으로 함께 시행된다.

그것은 현대 안면거상술에서 더 논쟁이 되는 화제들 중의 하나이다. 이 장에서는 관점을 넘어선 많은 다양한 것들이 소개된다.

표층근건막체계에 기초한 안면거상술의 유형들

표층근건막체계 복합 구조에 대한 최초의 해부학적인 소개는 Mitz와 Peyrone의 보고에 의해 이루어졌다. Skoog은 최초로 표층근건막체계 복합 구조에 기초를 둔 수술적인 접근법을 소개하였다. 이후로 다양한 표층근건막체계에 기초한 접근 방법들이 소개되었다.

고전적인 표층근건막체계 피판 거상술(그림 5.8)

이것은 또한 두 가지 성분의 안면거상술로 알려져 있다. 그것은 안면부와 경부 모두에서 긴 피부 피판의 분리된 융기와 관련된다. 턱 아래 부위와 앞쪽 경부는 피

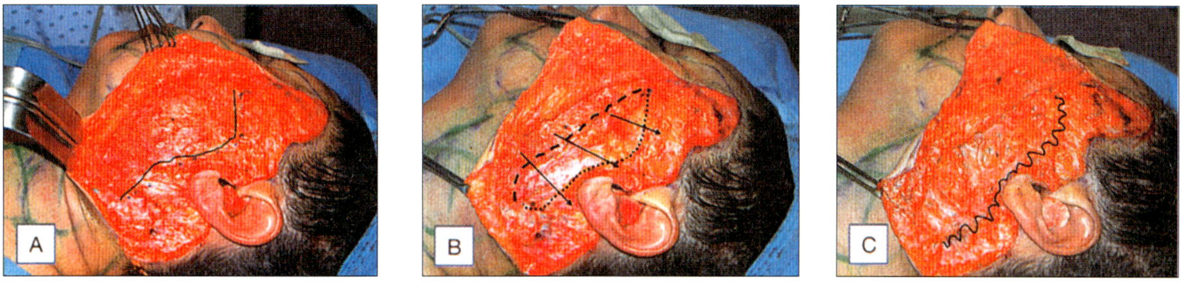

그림 5.7 표층근건막체계 절제술. (A) 역 L자 형의 표층근건막체계 피판 절개의 도안. (B) 적당한 양의 표층근건막체계 (와 활경근)가 올려지고 절제된다. (C) 내측 가장자리를 뒤쪽 상방의 벡터로 당기고 3.0 PDS로 외측 가장자리에 봉합하여 아래에 위치한 근막에 더 강하게 부착하게 한다.

부의 이완 정도와 지방 조직, 띠와 같은 활경근의 문제들에 기초를 두고 치료하는 것이 필요하다. 가능한 많은 지방들이 피부 피판의 진피 부위에 남겨져야 한다. 지방이 표층근건막체계와 활경근에 남아있는 것과 관계없이 수술자의 판단에 기초하여 평평한 끝은 가진 삽입관을 사용한 개방 지방흡인술로 제거될 수 있다(현재 저자들은 Newman 4mm 삽입관, Wells Johnson을 사용한다). 양극 응고는 작은 출혈 소인을 막는 데 사용된다(Ellman Dual Frequency radio frequency power unit, Silverglide non-stick bipolar forceps).

표층근건막체계 피판은 전형적으로 협골궁과 평형하거나 다소 비스듬하게 협골궁의 위치에서 아래로 절개선을 넣고 시작된다. 다음으로는 이하선의 앞쪽 경계에서 시작하거나 약간 뒤로 절개선이 이하선의 앞쪽 경계를 따라 아레, 뒤쪽으로 이루어져야 한다.

절개선의 끝점은 하악의 몇 센티미터 뒤이다. 저자들은 계획된 표층근건막체계 피판 절개를 따라 자르고 지혈하는데 양극 겸자를 이용한다. 그리고 표층근건막체계/활경근 피판은 아래 조직들로부터 주의깊게 둔한 가위로 박리하여 융기한다. 외측으로(뒤로) 이하선막과 이하선을 관통하지 않도록 유의해야 한다.

내측으로는(앞으로는) 피판이 이하선의 앞쪽 경계를 지나 확장될수록 안면 신경의 분지들에 더 가깝게 근접한다는 점에 유의해야 한다. 아래쪽으로 하악을 따라 표층근건막체계는 보통 더 두꺼운 구조이다. 그것은 내측으로 더 많이 융기될 수 있지만 이때에는 변연 하악 신경의 손상의 위험도가 높아진다.

안면부의 아래 부위/턱에 대한 매우 긴 표층근건막체계 피판의 장점은 명확치 않다. 만약 활경근의 앞쪽 경계가 적당하게 처치되고 턱 아래로 단단하게 되어 있다면, 짧은 뒤 활경근 피판이 일반적으로 경부의 선을 나타나는데 충분하다. 턱에는 또한 짧거나 중간 정도 길이의 표층근건막체계 피판이 잘 적용된다. 표층근건막체계 피판의 아래를 내측으로 확장시키는 목적은 입의 모서리를 융기시키기 위함이다. 그러나 만약 외측으로 당기는 벡터가 표층근건막체계 피판에 적용된다면 입은 외측으로 연장되고 부자연스러운 외관을 보이게 된다.

표층근건막체계에서 약한 부위는 종종 Bichat의 광대 지방 패드 위이며, 만약 이 부위가 찢어지면 지방 패드는 외부로 돌출되어 팽륜을 보일 수 있다.

이것이 발생하면 이 부위의 봉합을 통한 복구가 보통 필요하다. 협부 지방의 부분적인 절제가 때때로 이루어지지만 논쟁이 있다.

표층근건막체계-활경근 피판은 종종 하악 위치에서 구분된다. 활경근 부분은 전형적으로 더 뒤쪽의 벡터로 뒤로 당겨지는 것이고, 표층근건막체계 부분은 융기의 더 위쪽 벡터를 제공하기 위해 약간 회전된다. 표층근건막체계의 더 위쪽 면은 내측으로 더 얇아지기 시작하고 그것의 견인은 더 어려워져서 코입술주름과 입 모서리 위쪽의 깊은 조직에서 훨씬 어렵다.

확장 표층근건막체계 피판(그림 5.8B)이 소개되고 코입술주름과 일반적으로 안면 중앙부의 처치를 위해 소개된 반면에 전형적인 표층근건막체계 피판로 이 부위를 향상시키는 것이 어렵다. 요약을 하면, 상대적으로 보존적인 표층근건막체계-활경근 피판은 경부와 안면 하부 특히 턱 부위의 좋은 결과를 가져온다.

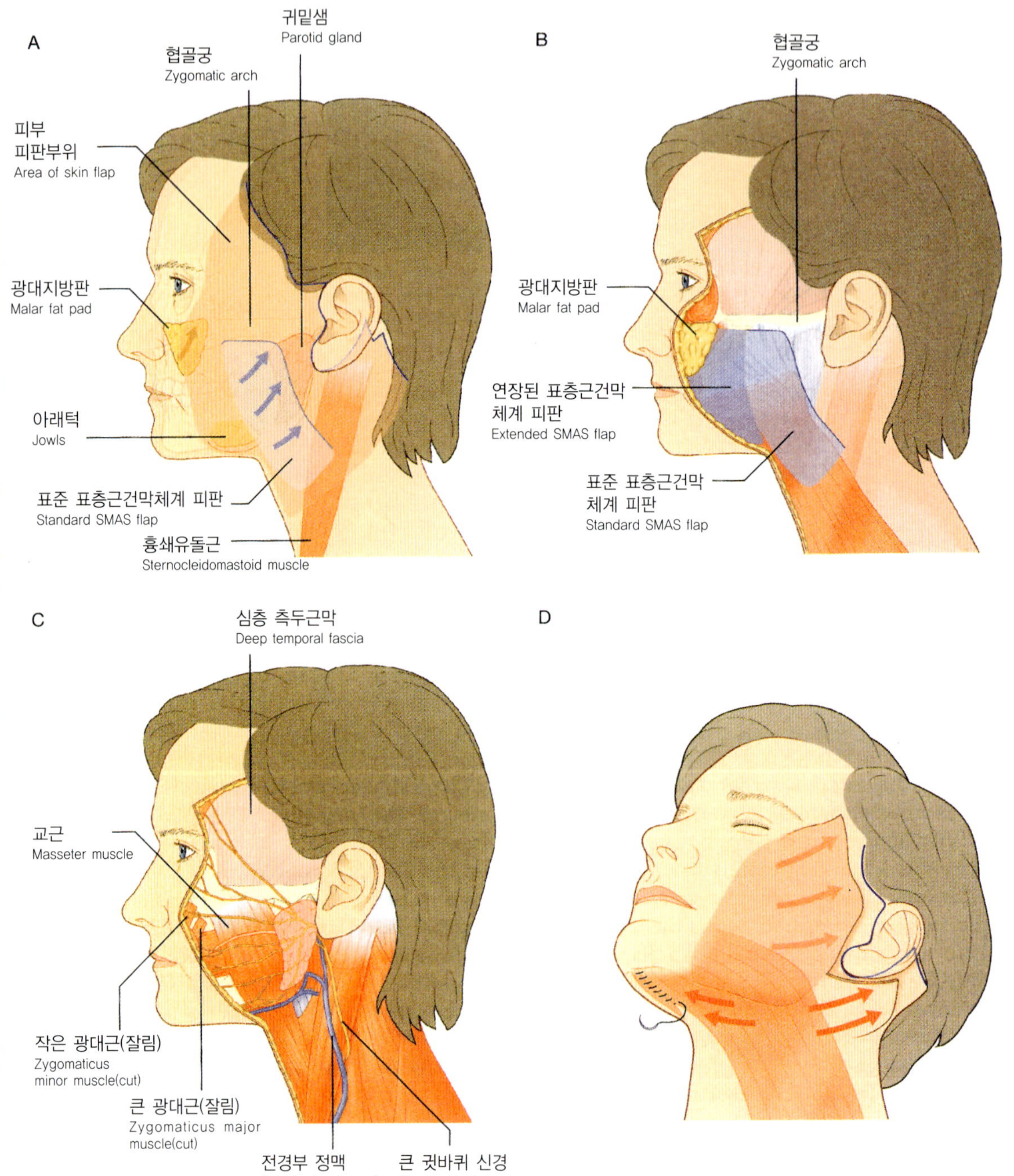

그림 5.8 앞 활경근 성형술과 동반된 전형적인 표층근건막체계 피판 안면거상술. (A) 긴 앞쪽 측두 전부의 모발선 절개(혹은 측두 두피), 긴 귀 뒤와 모발선 뒤 절개. 넓게 박리된 안면부와 경부 피판 피판들. 짧은 길이에서 중간 길이 정도의 표층근건막체계/활경근 피판 융기. 광대 지방 패드에 대해 독립된 처치가 필요하다. (B) Mendelson과 Stuzin은 코입술주름과 입의 모서리까지 모든 방향으로의 확장 표층근건막체계 피판을 옹호함. 큰 광대근과 작은 광대근의 관계에 유의. 위에 있는 광대 지방 패드는 표준의 표층근건막체계 피판에 넓게 부착되어 있다. (C) 표층근건막체계, 활경근과 광대근이 제거되고 표층근건막체계-활경근 면 아래에 있는 해부학적 구조와 안면 신경의 관계를 보여준다. (D) 피판은 귓불 수준에서 분리된다. 분리된 피판의 활경근 부위는 뒤쪽 벡터로 유돌 근막에 고정된다. 표층근건막체계 부위는 뒤쪽 상방 벡터로 거상되어 귀를 따라 이하선 앞쪽 근막과 협골궁 위에서 얇은 측두 근막에 고정된다. 안면 중앙의 개선을 위해 광대 지방 패드는 또한 거상되고 고정된다.

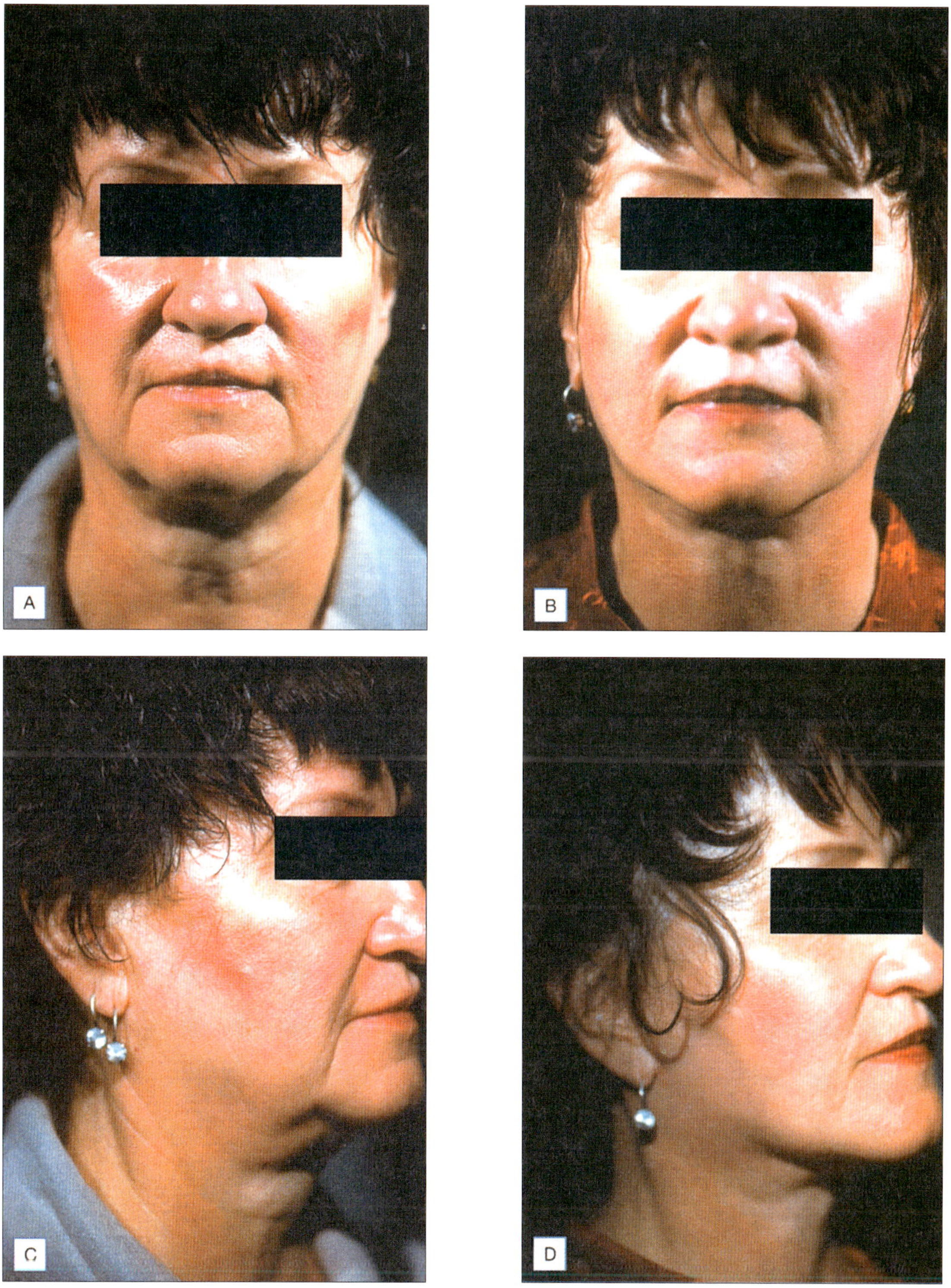

그림 5.9 (A–D) 양방향의 활경근 위 피부 피판, 보존적 경부와 턱의 개방 지방흡인술, 앞쪽 활경근 성형술, 보존적 표층근건막체계-활경근 피판을 이용한 안면부-경부 거상술의 결과. 피판들은 귓불 수준에서 분리된다: 활경근 부위 벡터는 뒤로, 표층근건막체계 부위 벡터는 더 위로 향하게 된다.

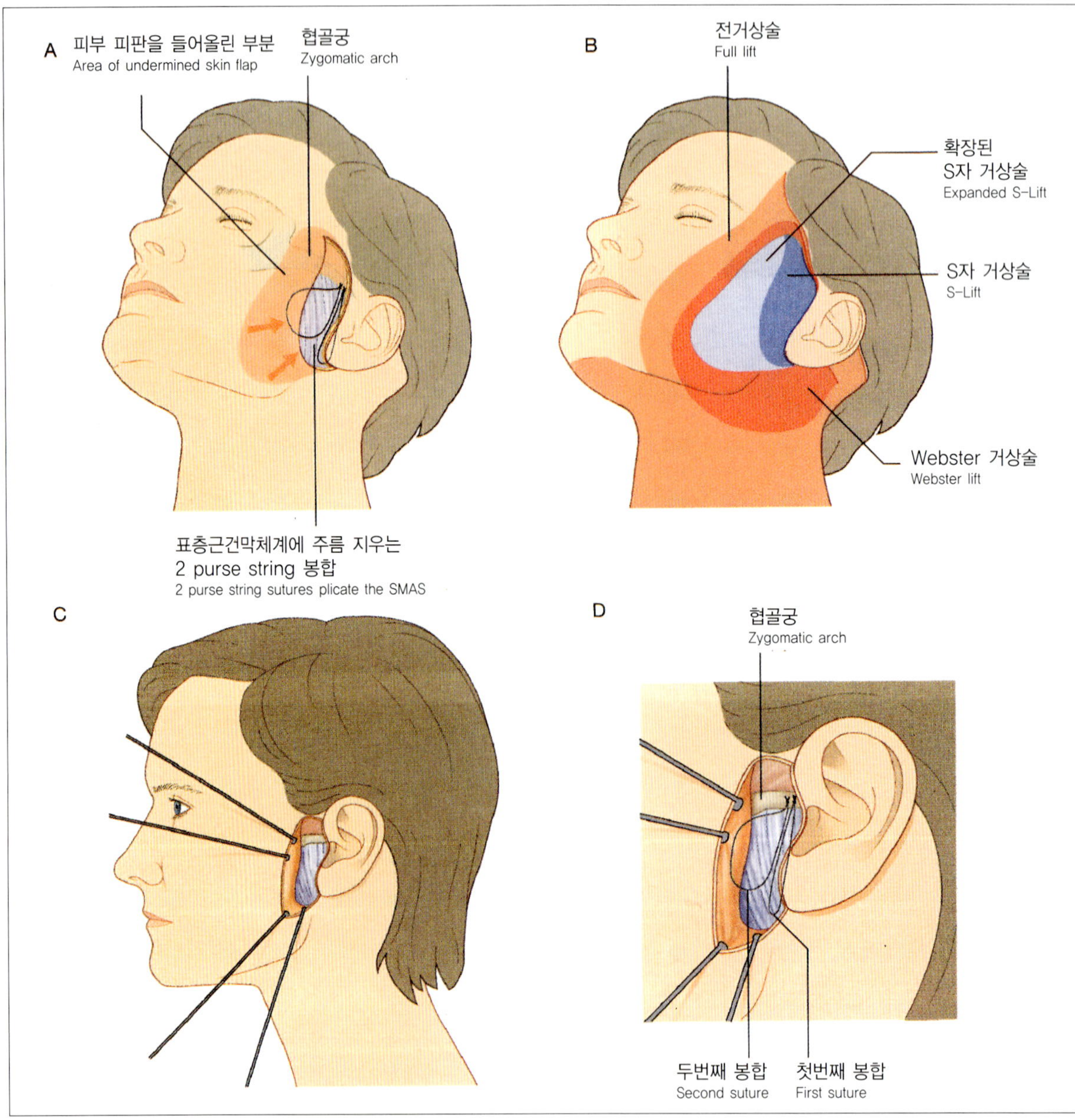

그림 5.10 (A–D) S자 거상술. S자 형의 작은 양의 귀 앞쪽 피부는 절제되고 상대적으로 작은 피부 피판이 박리된다. 표층근건막체계-활경근 복합체에 주머니 끈 모양으로 두 군데 봉합함으로써 뒤쪽 상방 벡터로 주름이 형성된다. 앞쪽 활경근에 작업은 시행하지 않는다.

다양한 변화로 이러한 전형적인 방법은 여전히 오늘날까지 폭넓게 사용되고 있다. 실제적인 피판 융기보다 주로 주름 형성을 통한 표층근건막체계와 활경근의 단단함이 Webster 혹은 S자 거상술과 같은 보존적인 안면거상술로 사용된다(그림 5.10). 이러한 성형술의 방법들은 또한 다른 장들에서 더 자세히 언급된다.

표층근건막체계와 활경근의 수직적인 처치

활경근의 전형적인 처치는 보통 그것의 앞쪽 턱 아래의 팽팽함과 함께 뒤쪽 벡터를 적용하는 것이다. 그물 효과는 턱 아래 부위를 교차하여 단단한 활경근 결이와 정교한 턱 아래 부위의 선을 만드는 것이다.

전형적인 수술에서 표층근건막체계-활경근 피판은 보통 귓불의 수준에서 분리된다. 이것은 약간 위쪽으로의 회전과 표층근건막체계 부분의 보다 수직으로의 융기를 유발하고 결과적으로 안면 하부에 대한 보다 자연스러운 외형을 가져온다. 따라서 구강의 모서리가 보다 뒤쪽 벡터로 적용될 수 있다. 일반적으로 활경근의 뒤쪽의 단단함으로 인해 충분한 피부의 절제와 함께 상대적으로 긴 귀 뒤 절개를 필요로 한다.

경부의 피부 피판을 위로 회전시키고 보다 짧은 반흔을 만들기 위해서 소개된 다양한 시도들이 있다. 적어도 현재 저자들의 의견으로는 이것은 또한 귀 주위에서 쉽게 교정될 수 없는 피부 변형들을 보이면서 종종 영구적이고 왜곡된 부자연스러운 외관을 보일 수 있다.

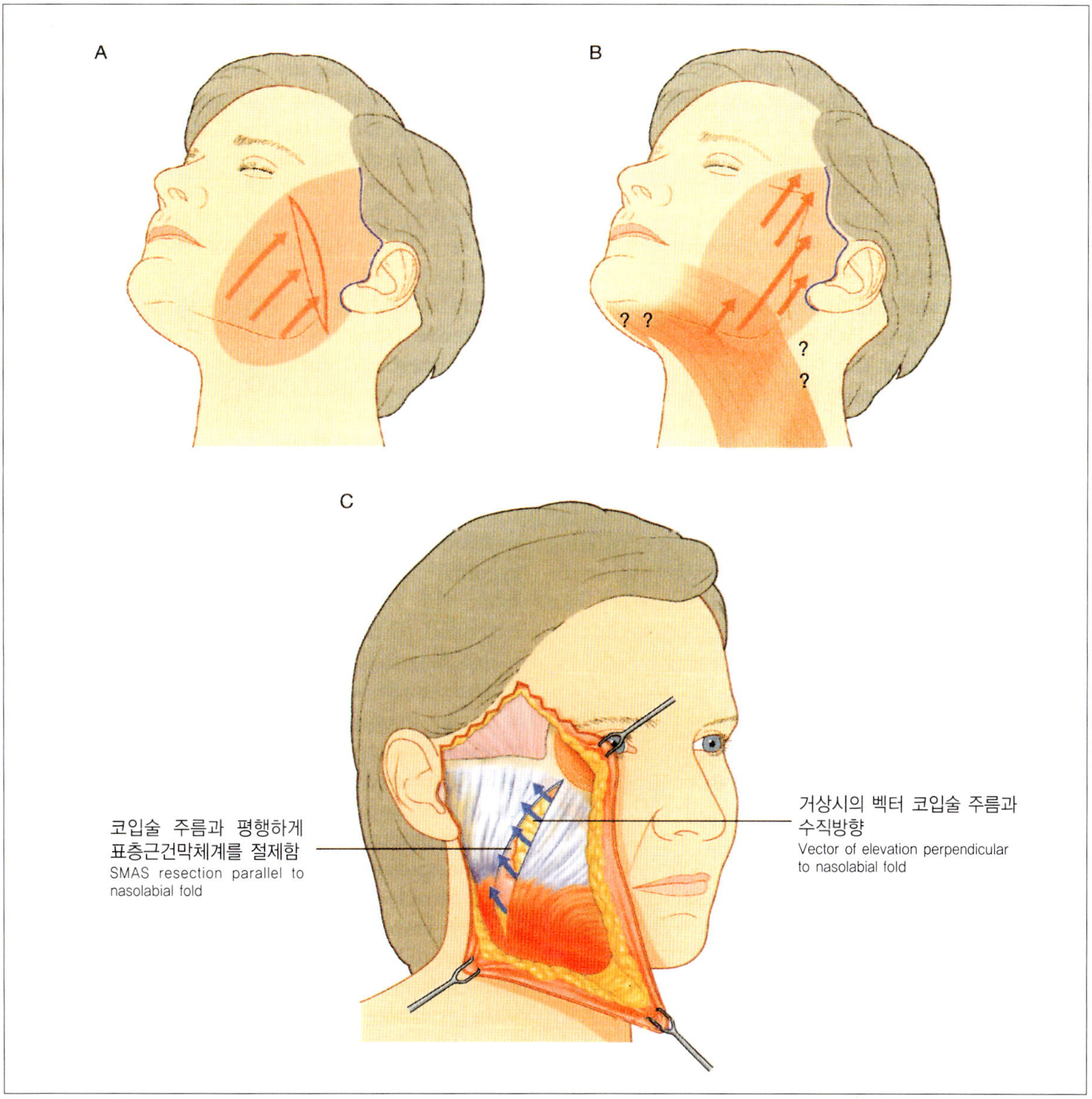

그림 5.11 (A–C) Baker의 짧은 반흔 안면 거상술. 표층근건막체계와 활경근 위쪽 부위(하악 아래)는 위쪽 벡터로 융기된다. 표층근건막체계 절제술은 전형적인 Baker 거상술로 이루어진다. 앞뒤 활경근의 팽팽함(물음표 부위 참조)은 대부분 심한 경우에는 보존한다.

그러나 만약 완전한 피부 활경근-표층근건막체계 복합 구조가 분리되어 회전되거나 뒤쪽 절개에 대한 필요성이 줄어들어 위로의 벡터로 융기된다면 몇몇 경우에서는 감소될 수 있다. 이것은 Baker(그림 5.11)에 의해 소개된 짧은 반흔 성형술과 S자 거상술의 현대적인 다양함을 기초로 하는 이론이다(그림 5.10).

Baker는 1992년 이후 일반적으로 40대 초기의 젊은 연령의 환자들을 길고 광범위한 앞쪽 피부 피판과 상대적으로 긴 측두 전부 모발선 절개를 혼합하여, 단지 앞쪽 절개만으로 치료하기 시작했다고 보고하였다.

융기의 위쪽 벡터와 혼합된 Baker의 광범위한 박리는 풍부한 피부를 측두 앞쪽 부위로 옮기게 한다. 그러므로 측두 전부 절개는 그것이 앞쪽에서 풍부한 피부를 절개하게 하고 이로 인해 귀 뒤 절개를 최소화할 수 있으므로 필수적이다. 모발선 앞 절개 없이 과도한 피부는 현재 더 앞에서 절제되기 때문에(보다 전통적인 벡터를 이용한 귀 뒤와 모발선 뒤 절개 보다) 중요한 융기와 측두 모발선과 구레나룻의 왜곡이 일어날 수 있다.

Baker는 이하선의 앞쪽 경계 수준에서 표층근건막체계 절제술을 시행하였고 위의 벡터로 표층근건막체계와 활경근을 융기하였다. 표층근건막체계는 Baker가 주로 사용하는 단순한 방법으로 이 접근을 통해 표층근건막체계 피판이나 심지어 주름 형성이 함께 이용될 수 없었던 것에 대한 적합한 이유는 없다.

이 기술은 보다 전형적인 뒤쪽 벡터 없이 어느 정도의 악하 부위의 경부 팽팽함을 유지할 수 있다. Baker는 일반적으로 그의 기술과 턱의 삽입물의 자유로운 사용과 함께 상대적으로 침습적인 경부와 턱에 대한 지방 흡인술을 제안하였다.

1990년대 후반과 2000년대 초기에 걸쳐 Baker는 이러한 기술을 활경근과 피부의 풍부함 때문에 보다 뚜렷한 경부의 이완을 보이는 고령의 환자들에게 점차적으로 적용하기 시작하였다. 이러한 환자들에게서 그는 활경근의 앞쪽 부위의 처치를 필수적으로 제안하였으나 절개선의 귀 뒤 성분은 최소화하고 줄이려 하였다.

그는 때때로 귀와 귀 뒤 부위에서 피부의 수직적인 띠를 허용하였다. 그러나 Baker는 1980년대에 Webster가 했던 것보다 훨씬 더 빨리 단지 몇 개월 만에 피부를 안정화시키고 환자들을 만족시켰다고 주장한다. 귀 뒤 반흔을 없애는 것에 대한 주된 이론적인 이점은 환자들이 눈에 보이는 반흔 없이 그들의 머리를 위로 올릴 수 있다는 것이다.

실제적으로 그것은 귀 뒤에 최소한의 반흔을 남길 수 있고 더 작은 수술로 가능하다는 좋은 홍보가 된다. 이러한 기술은 Baker 1형의 환자들에게서 선택이 될 수 있는 반면에, 저자들은 비록 2형의 환자라고 하더라도 고령의 환자들과 특히 Baker가 3형과 4형이라고 분류한 환자들에게는 이러한 기술을 사용하지 않는다(그림 5.12). 저자들은 젊은 환자들에게서 경부와 턱의 지방 흡인술의 침습적인 사용과 장기간의 체적 감소와 피부 성분이 얇게 변화하는 것이 귀 뒤 반흔을 줄여 보상할 수 있는지의 여부에 대한 고민한 적이 있었다.

이러한 조건은 어떤 방법으로든 활경근-표층근건막체계 조직 면 이내에서 보다 위쪽의 수직 벡터의 새로운 개념으로부터 떠나지 않는다(그림 5.13).

S자 거상술과 짧은 반흔 거상술 사이의 근본적인 차이들은 피부 피판의 박리의 정도와 절개선의 길이이다(그림 5.10, 5.11). Saylan(9장 참조)에 의해 대중화된 전형적인 S자 거상술로 절개선은 귀의 가장 위에서 끝나고 피부 피판의 박리의 정도는 매우 작다. 한 쌍의 주머니 끈 주름 형성 봉합이 수직의 혹은 위쪽의 벡터로 구별되어 표층근건막체계에 위치한다.

S자 거상술은 Baker 1형의 집단에서 실패한 사람들을 적응증으로 하는 1시간 소요의 최소한으로 침습적인 외래 수기로 소개되었다. 물론 성형술을 찾는 환자들의 대다수는 그러한 유형이므로 실패한다.

Baker 1형으로 실패한 환자들은 보통 비수술적인 대체를 찾는다. 그런 이유로 S자 거상술은 대개 짧은 반흔 거상술 보다 보존적인 변이로 여겨지며 몇몇의 경우에는 그것은 Webster 유형의 거상술과 보다 유사하다. Webster 유형의 거상술과의 주된 차이는 표층근건막체계에 대한 보다 현대적인 수직적인 처치라는 것이다.

확장 표층근건막체계 피판

확장 표층근건막체계 피판이라는 용어는 일반적으

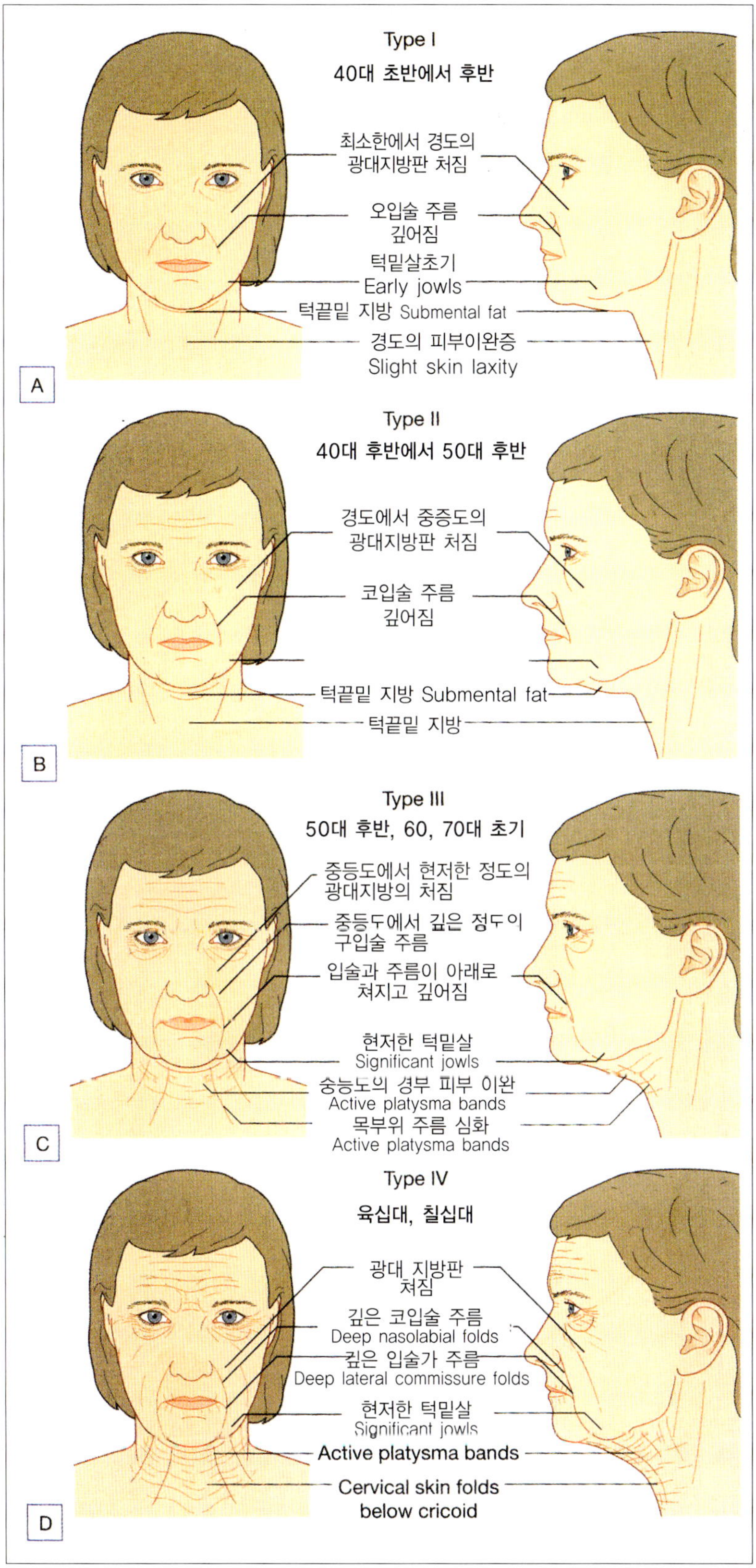

그림 5.12 Baker의 환자 분류 유형 1–4형 (안면 중앙의 모습을 포함하여 변형)

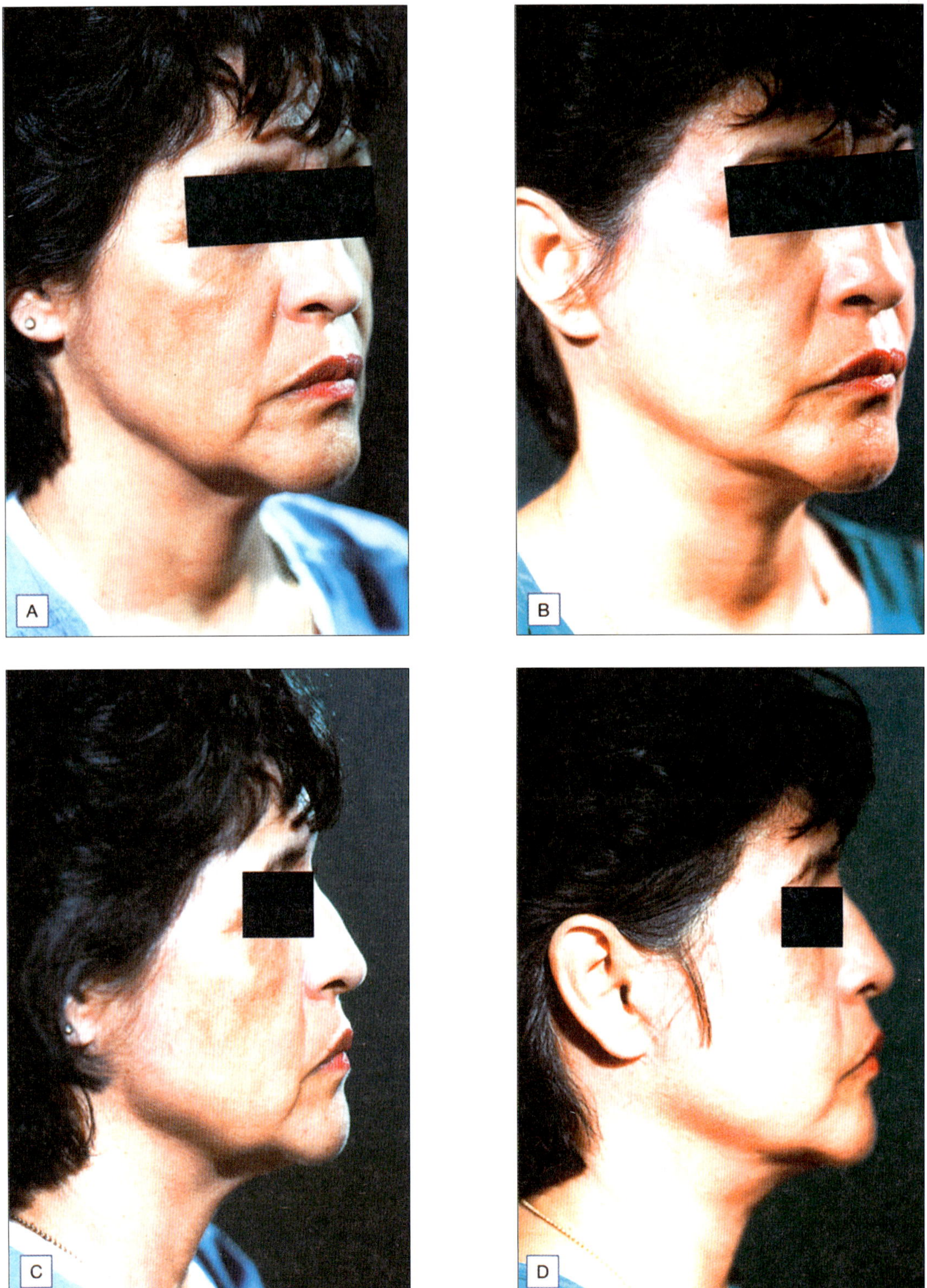

그림 5.13 (A–D) 짧은 표층근건막체계 피판으로 수직 방향의 벡터를 이용한 안면거상술과 매우 보존적인 경부의 지방흡인술의 결과들

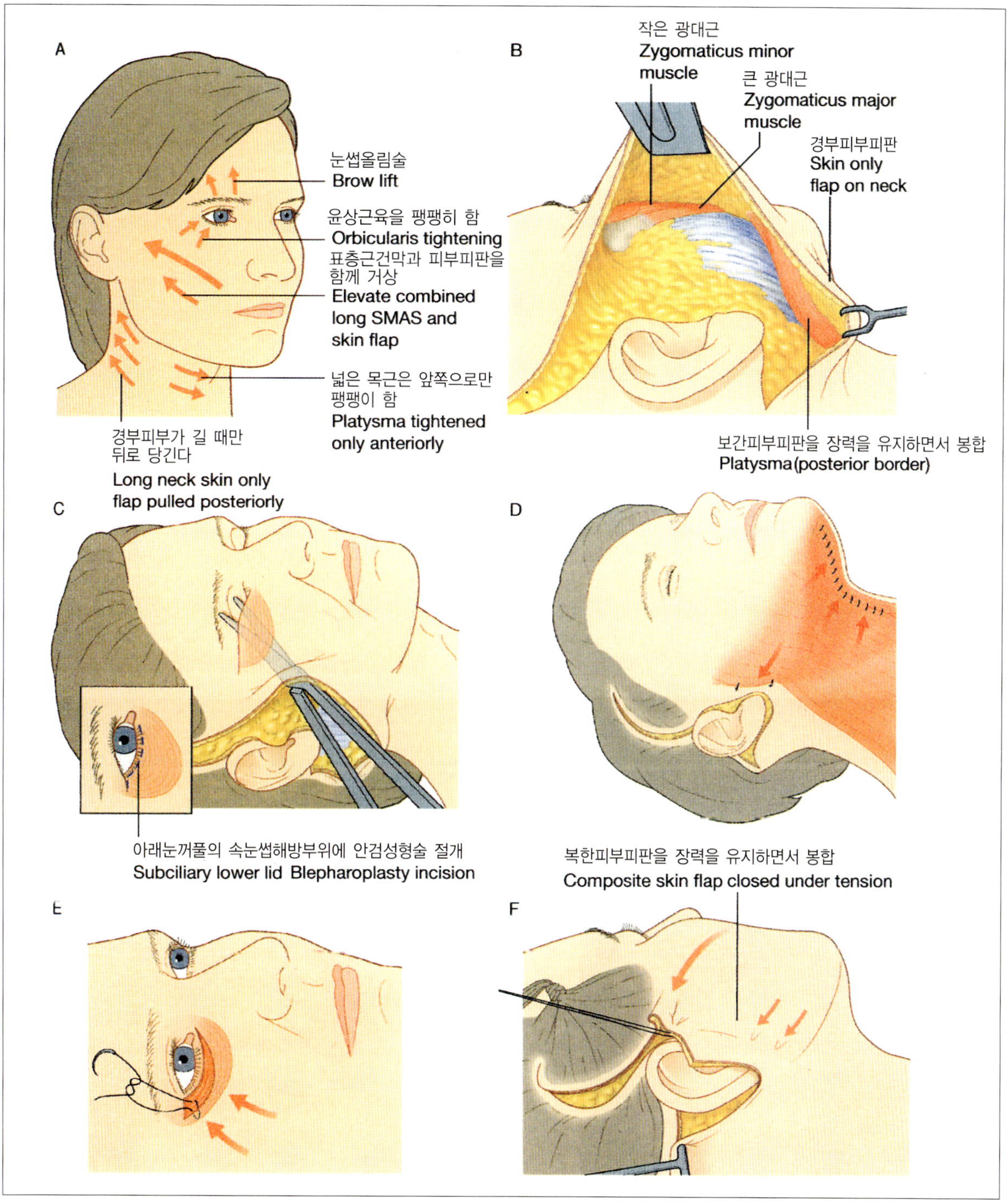

그림 5.14 복합/깊은 면 안면거상술(Hamra). (A) 수술 계획: 이마의 거상, 윤상 근육을 팽팽하게 함, 안면 중앙과 턱 부위를 한 덩어리로 거상, 앞쪽 활경근과 뒤쪽 경부 피판을 팽팽하게 함 (활경근의 피부를 거상하고 활경근을 절제하고 경부 중앙을 따라 함께 앞쪽에서 봉합하는 반면에 피부는 뒤로 당긴다). (B) 피판의 생성: 안면부 광대근 위의 표층근건막체계 아래(깊은 면) (피부는 표층근건막체계에서 거상되지 않는다; 두꺼운 복합 피판의 결과물); 활경근 위, 경부에서 보다 얇은 피판(단지 피부). 활경근은 박리되지 않는다. (C) 피부 근육 피판 아래 눈꺼풀 안검성형술 절개는 표층근건막체계 아래 피판에 연결된다. (D) 활경근은 표층근건막체계가 턱 선에서 반대로 당겨지는 반면에 경부 중앙을 따라 함께 봉합된다. (E) 윤상 근육은 팽팽하게 된다. (F) 복합 피판은 융기되고, 과도한 조직은 제거되며, 귀 앞쪽 부위와 측두 두피에 이상적인 장력으로 봉합된다. 경부 부위에서 피부만으로 이루어진 피판도 또한 긴 모발선 뒤 절개로 적당한 당김과 장력을 유지하면서 봉합된다.

로 광대근으로부터 표층근건막체계를 분리하고 광대근을 지나 내측으로 표층근건막체계 피판의 위쪽의 연속적으로 박리하는 것을 말한다. 그리고 박리는 코입술주름으로 확장되고 광대 지방 패드와 위에 덮여 있는 피부를 Hamra가 소개한 깊은 면 거상술과 같은 방법으로 표층근건막체계를 따라 융기시킨다 (그림 5.14).

이러한 접근의 상대적인 안전성은 Mendelson과 Stuzin이 그들의 1992 종류의 문헌들에서 소개한 바와 같이 입술 거상근 아래에 신경이 위치하므로 표층근건막체계와 이러한 근육들(주로 큰 광대근과 작은 광대근) 사이에 안전한 면을 남겨두어야 한다는 개념에 기초를 두고 있다. 실제적으로 표층근건막체계는 여기에서 매우 얇고 표층근건막체계가 광대근에 유착되어 있으므로 광대 지방 패드를 융기시키는 것이 쉬운 일은 아니다. 이 방법은 단지 보다 근접적인 방법이라는 점에서 Hamra의 복합/깊은 면의 방법과 다르며, Hamra의 접근 방법보다 전형적으로 훨씬 내측으로 확장되는 피부 피판을 분리한다는 점에서 다르다. 여기에서 안면부 피부는 대개 표층근건막체계에 붙어서 존재하는 단일 단위로 만든다.

확장 표층근건막체계 피판이라는 용어가 주로 Mendelson/Stuzin 개념에 의해 정의되어 만들어 졌다면 매우 긴 표층근건막체계 피판들은 이미 이전에 다른 사람들에 의해 소개되고 실행되었다. 특히 Bruce Connell은 1980년대 초에 안면 하부에 긴 표층근건막체계 피판들을 사용하기 위해서 교근을 지나 표층근건막체계 피판을 융기한 것으로 알려졌다.

일반적으로 남성에서 안면거상술의 전문가로 인식되고 있는 Connell은 위로 활경근-표층근건막체계 피판의 긴 표층근건막체계 부분의 회전을 소개하였고, 보통 두 부분으로 나누는 대신에 때때로 부분적으로 세 부분으로 나누었다. 남성에게서 표층근건막체계가 보

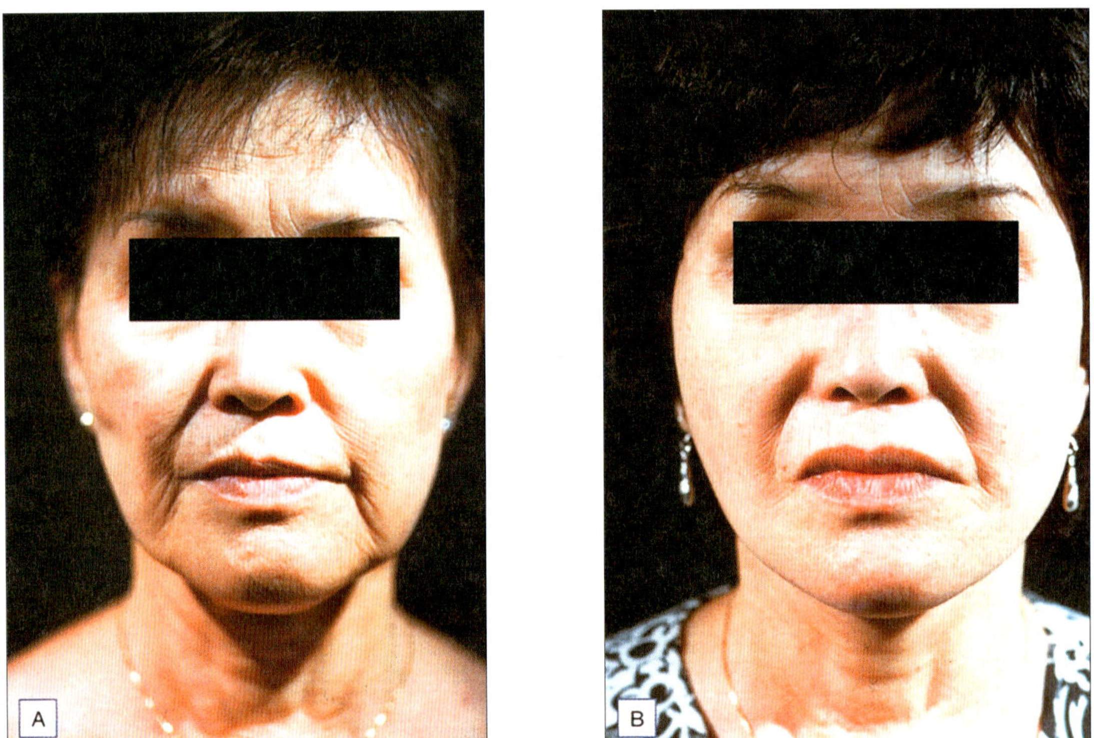

그림 5.15 (A–F) 상대적으로 두꺼운 표층근건막체계를 가진 아시아 여성에서 확장 표층근건막체계 피판을 이용한 이차적인 거상술의 결과들: 일차적으로 받은 수기는 S자 거상술이다. 수술 전인 사진 A와 C에서 안면부의 오른쪽 부위에 이전에 S자 거상술에 의한 좋지 않은 결과들을 잘 볼 수 있다. 일차 수술 의사에 의해 유발된 "꼬마 요정 귀" 변형을 저자들이 어떻게 교정하였는지 주목할 것. 보통 S자 거상술에 의해 발생하는 것이 피부 피판에 과도한 장력이 생기는 것이다.

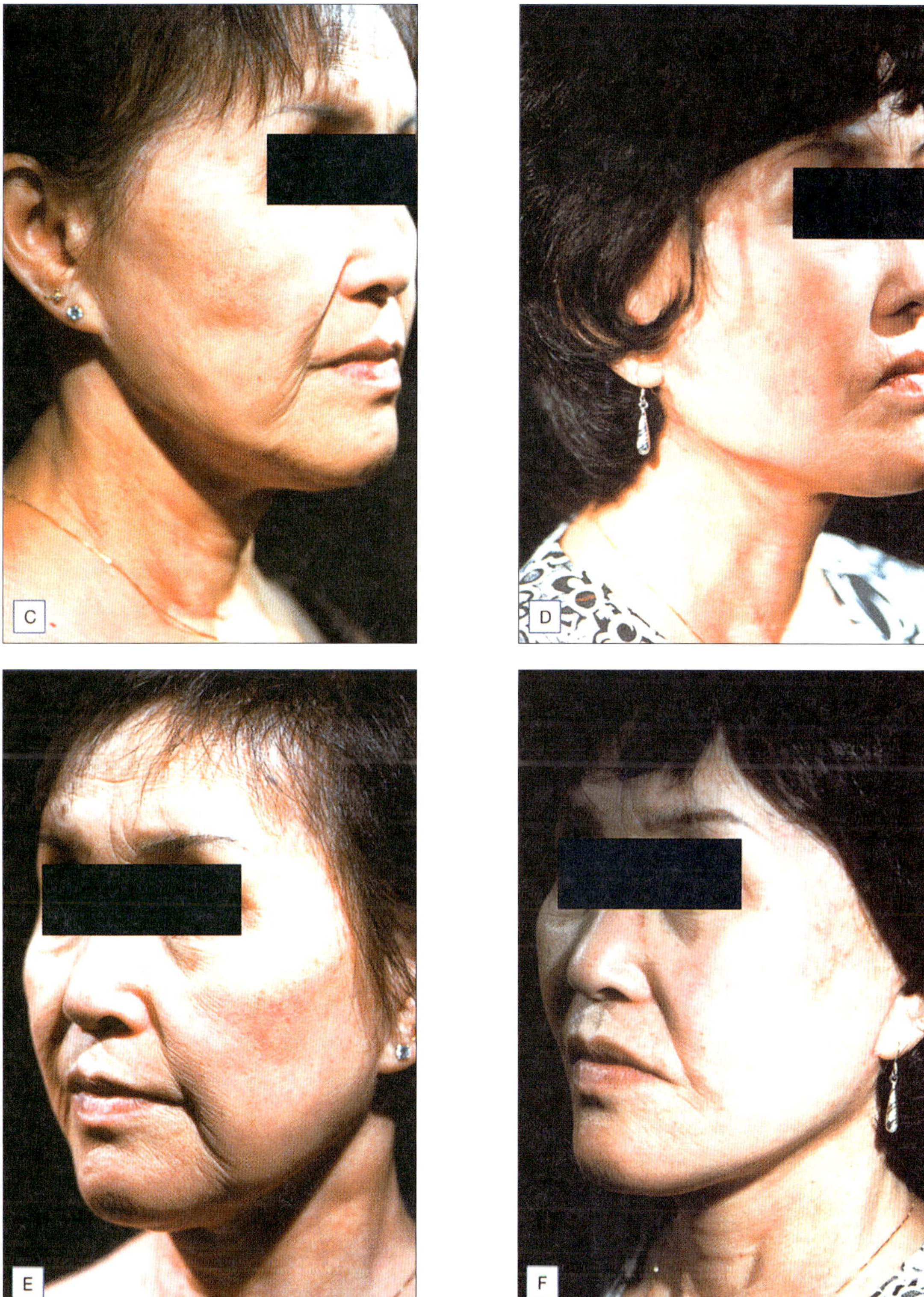

그림 5.15 계속

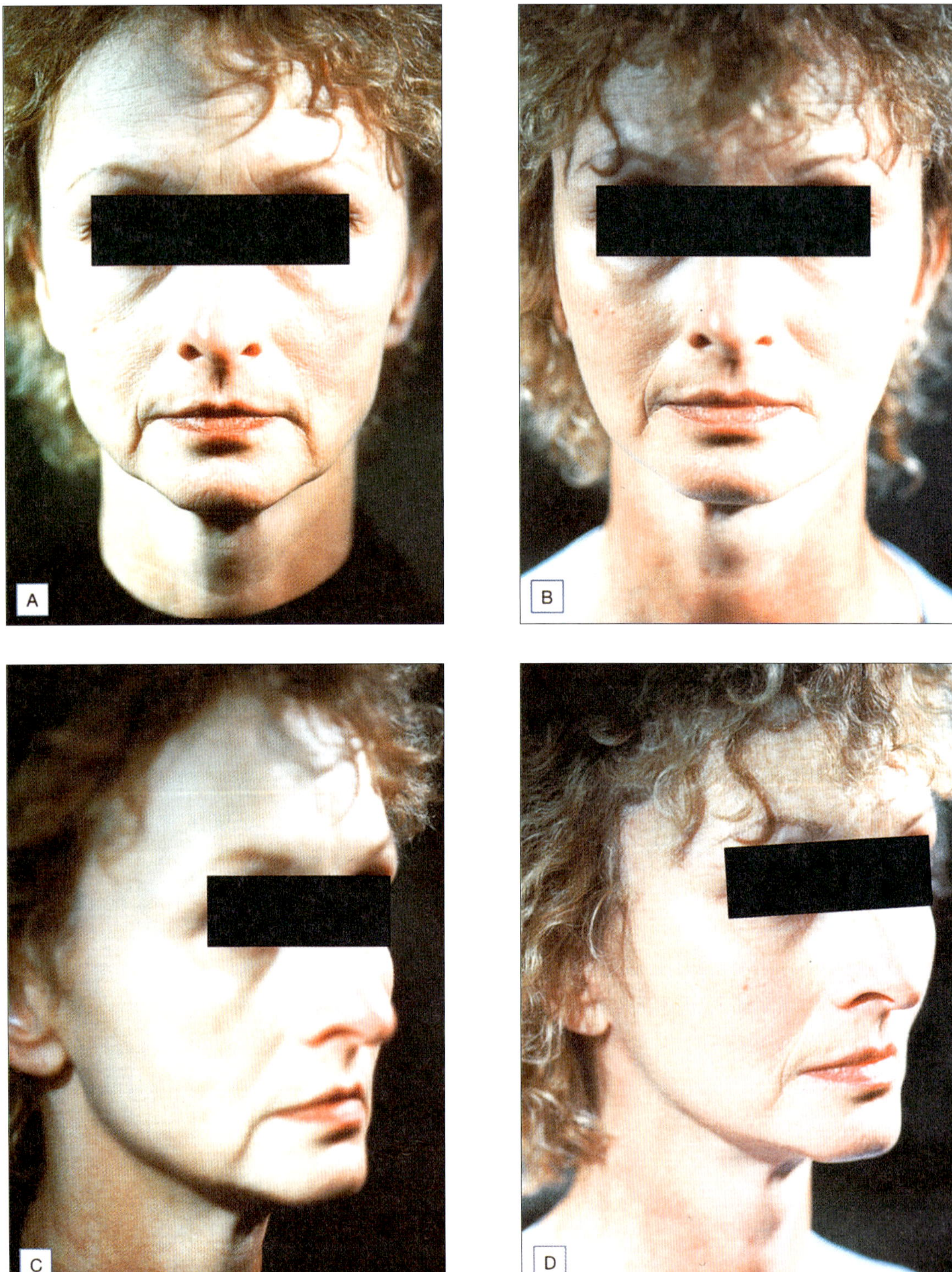

그림 5.16 (A–F) 경부와 턱을 위해 표준 표층근건막체계–활경근 피판과 광대 지방 패드의 융기와 단순 현수 봉합을 이용한 표층근건막체계 위의 긴 피부 피판을 이용하여 세 방향으로 시행한 거상술의 결과들(Owsley 유형). 수술 후에 외측 이마의 추가적인 융기는 물론 보다 젊어진 뺨의 충만감에 주목할 것

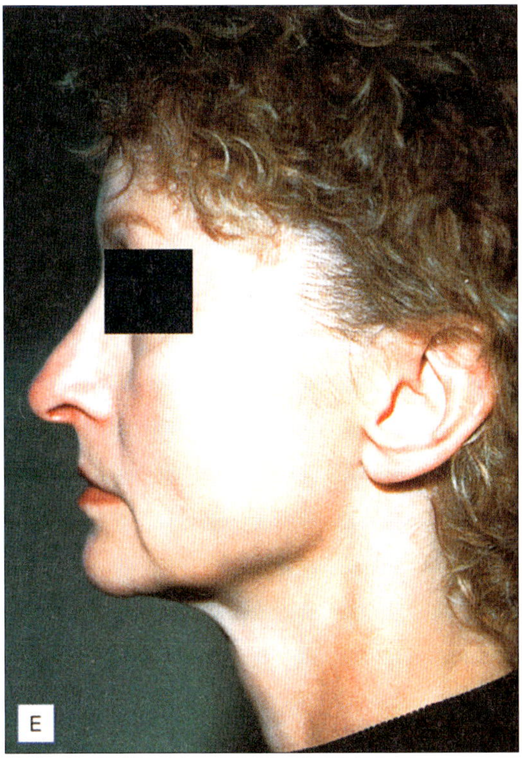

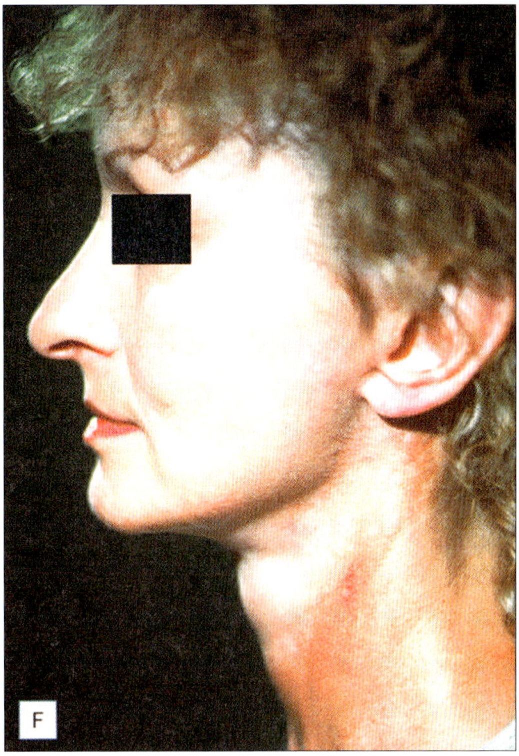

그림 5.16 계속

통 훨씬 더 두꺼운 구조이고 더 많은 장력이 실제적으로 안면 중앙의 융기 원인이 되는 상부에 적용될 수 있다는 것을 기억해야만 한다(그림 5.15).

광대 지방 패드의 표층근건막체계 위쪽으로의 융기

이전에 언급되었듯이 표준의 표층근건막체계 피판은 처진 광대 지방 패드의 융기의 원인이 되지 않으며, 따라서 코입술주름의 향상은 대부분 거의 없다.

Owsley는 아래에 있는 표층근건막체계로부터 광대 지방의 비절개 박리와 한 쌍의 현수 봉합으로 그것을 재위치하는 것에 대해 소개하였다. 상위의 저자들은 또한 수년 동안 이러한 접근을 표준 표층근건막체계 피판과 함께 복합적으로 사용하였다(그림 5.16).

그것의 자연적인 위치로부터 광대 지방 패드를 재위치 시키기 위하여 벡터는 더 위로되어야 한다. 이것은 하안검에서 피부가 풍부해지는 원인이 되고 이것을 예방하기 위해서 유착된 광대 지방 패드와 함께 피부 피판의 박리가 윤상 근육의 위로 측두 이마로부터 이루어져야 하며, 그 다음으로 매우 얇고 불분명한 표층근건막체계 위로 박리가 이루어져야 한다.

표층근건막체계 아래로의 접근보다는 덜 위험하지만 안면 신경의 원위부의 분지들은 특히 윗입술 윤상 근육들의 분지들에서 여전히 취약하다. 안와하 인대성 부착들의 파괴는 또한 지속적인 종창을 유발할 수 있다. 광대 지방의 매우 복잡한 선 현수 방법은 Sasaki에 의해 소개되었다.

일부 더 간단하지만 효과가 덜한 다른 방법들과 상위 저자들에 의해 소개된 가장 최근의 다발성의 지지 현수 봉합은 보다 보존적인 표층근건막체계 피판의 결

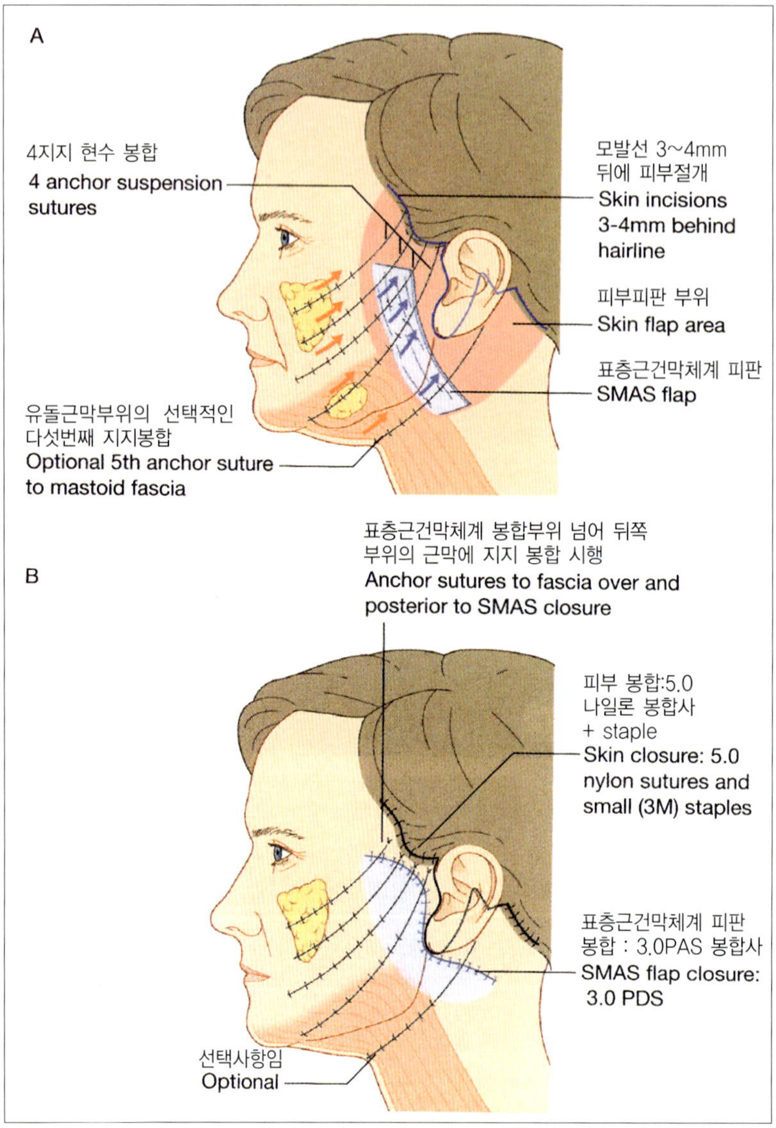

그림 5.17 짧은 피부 피판 안면거상술에 보조적인 지지 봉합(Eremia). (A) 모발선 절개는 모발선 뒤 3~4mm에 위치하고 머리카락이 자라는 방향으로 경사지게 된다. 앞 측두 모발선 절개는 Baker의 짧은 반흔 방법의 길이와 유사하다. 뒤 모발선 절개는 Webster의 방법과 비교된다. 피부는 귀 앞 절개(이주 뒤 절개를 선호) 약 5cm 내측 아래에 부착되어 있는 일부 지방과 함께 박리된다. 작은 표층근건막체계-활경근 피판이 융기됨(2~3cm). 표층근건막체계-활경근 피판이 융기되고 광대 앞쪽, 이하선 그리고 유돌 근막에 3.0 PDS로 봉합된 후에 표층근건막체계 면 위에서 네 군데에 지지 현수 봉합이 위치한다(표층근건막체계의 가장 위). 선택적으로 다섯 번째 지지 봉합이 활경근을 따라 시행될 수 있고 (적어도 하악의 3cm 아래) 턱 밑 활경근을 팽팽하게 하는 데 도움을 준다. (B) 두 군데의 지지 봉합이 안면 중앙부를 융기하기 위해 사용되고, 코입술주름의 아래 부분과 입의 모서리에 세 번째 봉합을, 턱 부위에 네 번째 봉합을 시행한다. 봉합은 표층근건막체계 봉합선의 뒤에 위치하는 얕은 측두 근막에 시행된다. 표층근건막체계 피판에 장력은 현수 봉합이 시행되고 뚜렷하게 감소된다. 할 수 있다면 다섯 번째 봉합은 유돌 근막에 시행한다.

합으로 광대 지방 패드와 코입술주름을 다룬다는 점에서 다른 접근법이다. 이러한 방법들은 광대근의 내측에 위험 부위의 박리에 의한 복원을 피한다.

깊은 면과 복합 거상술

Sam Hamra에 의해 소개된 깊은 면 거상술은 피부에 유착되어 있는 표층근건막체계의 대부분을 포함하여 매우 두꺼운 피부 피판을 융기하는 것과 관련된다(그림 5.14). 짧은 피부 피판은 귀 앞쪽 부위와 측두 부위로부터 융기된다. 표층근건막체계 아래의 면은 매우 빠르게 접근할 수 있고 그것에 유착되어 있는 피부와 함께 긴 표층근건막체계 피판을 융기시킬 수 있다.

큰 광대근과 작은 광대근의 표층근건막체계를 교근을 지나 코입술주름과 입의 모서리 근처까지 융기한다. 안면 중앙에서 표층근건막체계와 피부 사이의 피판에 포함된 광대 지방 패드를 남겨야 한다. 완전한 피판은 위 외측으로 융기되므로 또한 광대 지방을 재위치 시켜야 한다. 봉합 시에 중요한 완전한 장력이 이러한 긴,

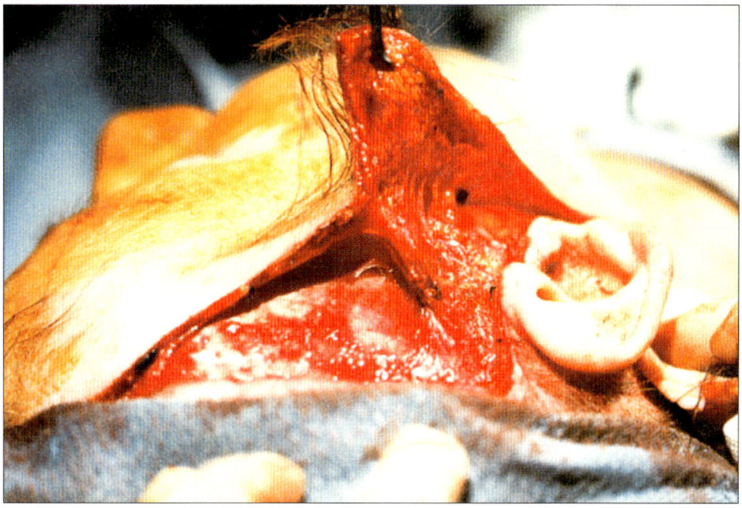

그림 5.18 안면부, 경부 거상술과 이마부위의 관상 거상술을 동반 시행하고 있다. 박리면은 분리되어 있음. 측두부위의 전두부 피판은 측두근막의 심층부와 중간층에서 기인하여 골막과 이어진다. 표층근건막체계는 측두근막의 표층부의 머리덮개 넓힘줄의 연장이다. 따라서 표층근건막 피판의 상하여부와 상관없이 안면부 거상술 부위는 이마부위 거상술과 박리면이 다르게 된다. 두 박리면의 분리부를 자르게 되면 표층근막체계 하방에서 측두근막의 표층과 중간층 사이로 주행하는 안면신경의 측두분지를 자르게 된다. 이러한 주행으로 인하여 측두부 혹은 이마의 관상골막하거상술이 협골궁부위를 지나, 골막하 안면중앙부 거상술로 안전하게 이어질 수 있다.

Baker classification								
타입	**연령대**	**관심대상**	**턱밑살**	**턱끝하부**	**전격부**	**경부**	**피부이완상태**	**탄력성**
I	40~49	안면부	초기	+/−	지방	주름없음	경도	좋음
II	46~59	안면부/경부	Moderate	+	지방	주름없음	중등도	보통
III	56~74	안면부/경부	Significant	++	지방	주름 +	중등도	보통
IV	66~79+	안면부/경부	현저한	+/−	지방	주름++	심함	나쁨

Box 5.2 Baker classification

두꺼운 피부와 표층근건막체계 피판에 의해 만들어 진다. 이러한 표층근건막체계 아래의 면은 깊은 면이다.

피부-표층근건막체계 피판의 융기와 함께 Hamra는 또한 윤상 근육의 이레 외측 부위를 융기하고, 히안검 성형술의 확장 피부-근육 피판의 일부로서 이것을 융기하고 팽팽하게 하였다. 게다가, 그는 보통 복합 거상술의 일부로 이마 거상술을 시행하였다(그림 5.18).

경부에서 활경근은 반대로 처치된다. 긴 활경근 위 피부 피판은 진피에 유착되어 남겨진 지방의 대부분과 함께 경부를 가로질러 만들어진다. 여분의 내측 활경근은 절제되고 앞쪽 경계는 중앙을 가로질러 함께 봉합된다. 활경근에 어떠한 외측으로의 당겨짐도 없다.

안면부 위에서 만들어진 피판과 대개 분리되어 경부 피부 피판도 또한 모발선 후 절개를 따라 중요한 장력을 지니고 봉합된다. 이러한 깊은 면의 개념은 안면 중앙과 광대 지방 패드를 이용한 또 다른 방법을 제공한다. 결과는 매우 좋고 대부분 자연적인 면에서 처진 안면 중앙의 재배치가 오래 지속될 수 있다. 단점은 안면신경의 원위 부 분지들의 손상의 위험이 높기 때문에 작업하기 매우 위험한 면이라는 점이다. 또한 피부 피판에 장력이 큰 봉합을 했을 때 중요한 위험이 초래될 수 있고 더구나 회복이 길고 종종 결과가 좋지 않을 수 있다. 윤상 근육의 침습적인 처치, 경부 작업, 이마 거상술과 함께 이러한 어려움들이 복합되기 때문에 그것이 처음 소개되었을 때 많은 관심을 받았지만 결코 보다 대중적이 되지 못했다는 점은 놀랄 만한 일이 아니다.

표층근건막체계-활경근 복합 구조의 처치를 위한 환자의 선택

오늘날 안면거상술을 시행하는 의사는 대부분의 환

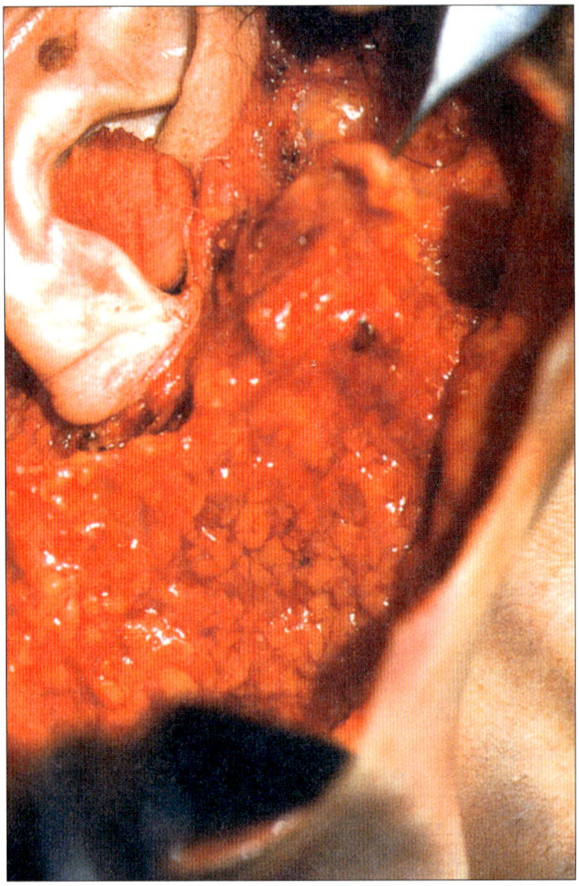

그림 5.19 표층근막체계/활경로 피판을 분리함으로서 벡터를 분리할 수 있다. 활경근부분 뒤쪽으로 표층근건막체계는 위쪽으로

자들이 원하는 것을 수용하는데 있어 보다 적게 보이는 반흔, 짧은 수술 시간과 회복 시간, 낮은 합병증의 위험도를 가진 간단한 수기와 질과 결과의 지속성 사이에서 딜레마에 봉착하게 된다. Baker는 안면거상술을 원하는 환자들에 대한 유용한 분류에 대한 기초를 제공하였다(Box 5.1, 그림 5.12). 이러한 분류에서 빠진 한 가지 요소는 안면 중앙부의 평가이다. 그림 5.12는 Baker의 각각 4가지 유형과 관련하여 저자들이 발견한 일반적인 안면 중앙부의 변화를 보여주고 있다.

1형의 환자들은 간단하고 덜 침습적인 수기들로 이점을 얻을 수 있다. 2형의 환자들은 일반적으로 실제적인 피부의 풍부함보다 턱과 안면 중앙부의 피부 하 구획의 처짐을 보인다. 그들은 일반적으로 보통 특히 턱과 안면 중앙부에 대한 보다 수직적인 당김과 피부 절제를 이용한 표층근건막체계-활경근 복합 구조에 대한 중요한 작업이 필요하다.

안면 중앙부의 봉합 현수는 보다 확장된 표층근건막체계 피판의 융기에 대한 필요를 줄일 수 있다. 3형과 4형의 환자들은 턱과 안면 중앙부를 보다 아래로 직접적인 처지게 하는 동시에 앞뒤로 중요한 경부 피부와 활경근을 이완시킨다. 저자들의 경험으로는 이러한 분리된 벡터들로 환자들은 피판을 활경근과 표층근건막체계 부분으로 나누는 것과 같은 이점을 얻을 수 있다. 측경부 벡터는 뒤로 유지된다(그림 5.19).

앞 활경근 성형술은 (특히 턱 아래 부위에서) 활경근을 부가적으로 뒤로 팽팽하게 하는 동시에 팽팽한 활경근 걸이 효과와 오래 지속되고 균일하며 조각된 경부 외관을 만들 수 있다. 이개 뒤 절개의 범위는 필요한 피부 절제의 양에 의해 결정된다. 안면부에 있어 표층근건막체계 처치의 선택은 처치의 초점이 안면 중앙부에 있는지, 턱에 있는지에 달려 있다. 턱은 표층근건막체계의 보존적인 처치로 잘 다루어질 수 있다(그림 5.20). 안면 중앙부를 교정하는 데 있어 수술 의사들은 한 단계를 더 나가야 한다(그림 5.21).

수술 의사들은 표층근건막체계와 분리하여 순수한 봉합 현수와 광대 지방 패드의 봉합 현수에 의한 피부하 융기 사이에서 광대근을 지나 확장된 표층근건막체계 피판이나 혹은 표층근건막체계를 보존하고 골막하 안면 중앙부 거상술을 이행할 수 있다. 앞에서 언급한 깊은 면/복합 거상술은 그것 자체의 변화로 남아있다.

그러나 선택된 안면 중앙부 거상술에도 불구하고 안면 중앙부 교정의 장기간의 결과와 이점에 대해서는 논란의 여지가 있다. 저자들은 광대 지방 패드, 코입술주름, 턱을 통한 새로운 지지 봉합을 세 군데에서 다섯 군데 위치시킴으로써 증강된 짧은 피부와 표층근건막체계-활경근 피판 성형술로 시험하였다(그림 5.17).

단 기간 (9~15개월) 결과는 의미 있었지만 보다 장기간의 추적 관찰 기간이 그것의 진정한 유용성을 평가하는 데 필요하다(그림 5.22). 저자들은 또한 보다 확장된 완전한 안면거상술로 새로운 지지 봉합을 사용하였다. 이것은 9장에 기술되어 있다.

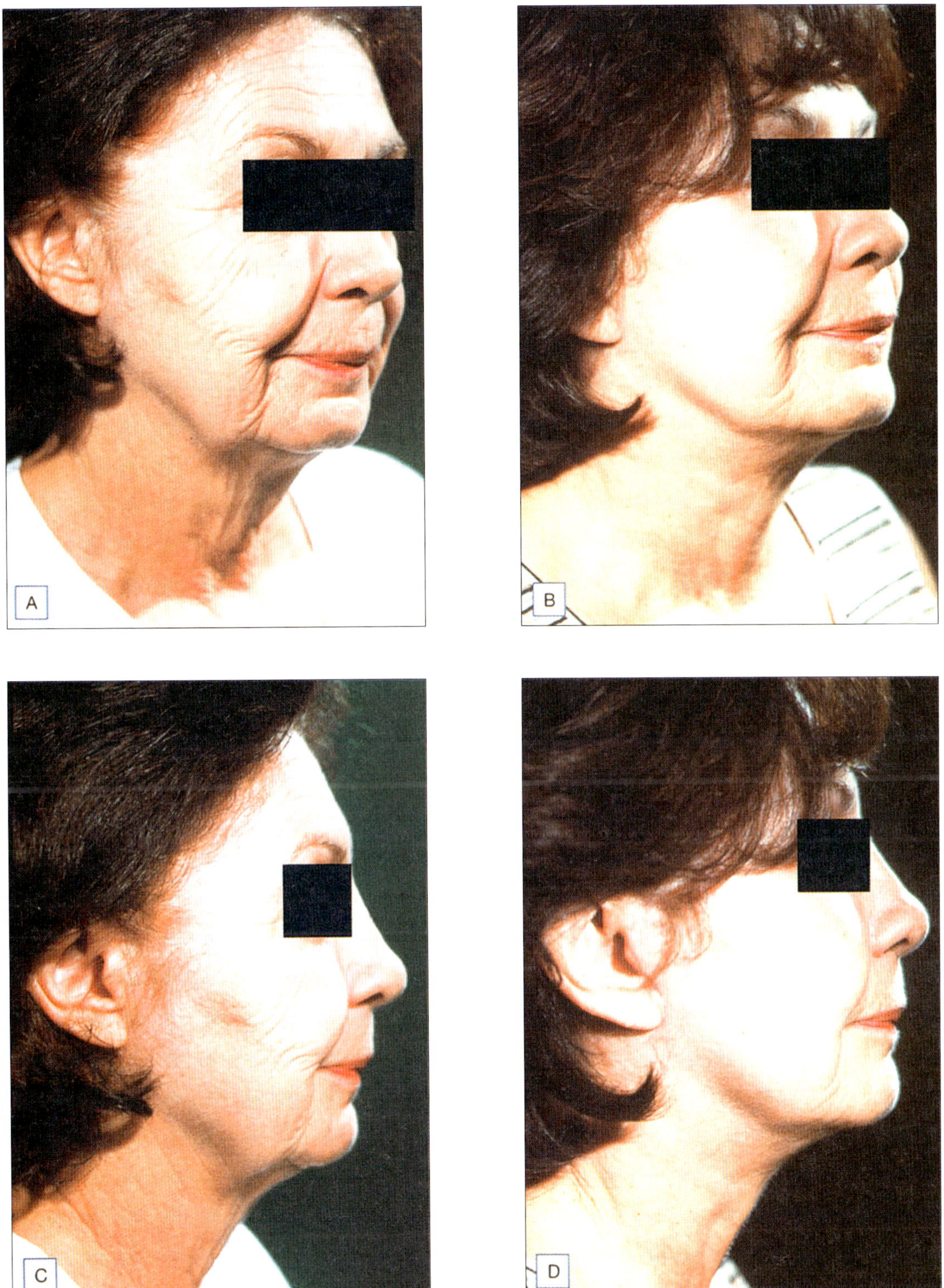

그림 5.20 (A–D) 표층근건막체계와 활경근의 고전적 치료에 따른 결과들. 안면 중앙에서는 덜 하지만 경부와 턱에서는 만족스러운 결과를 얻었다.

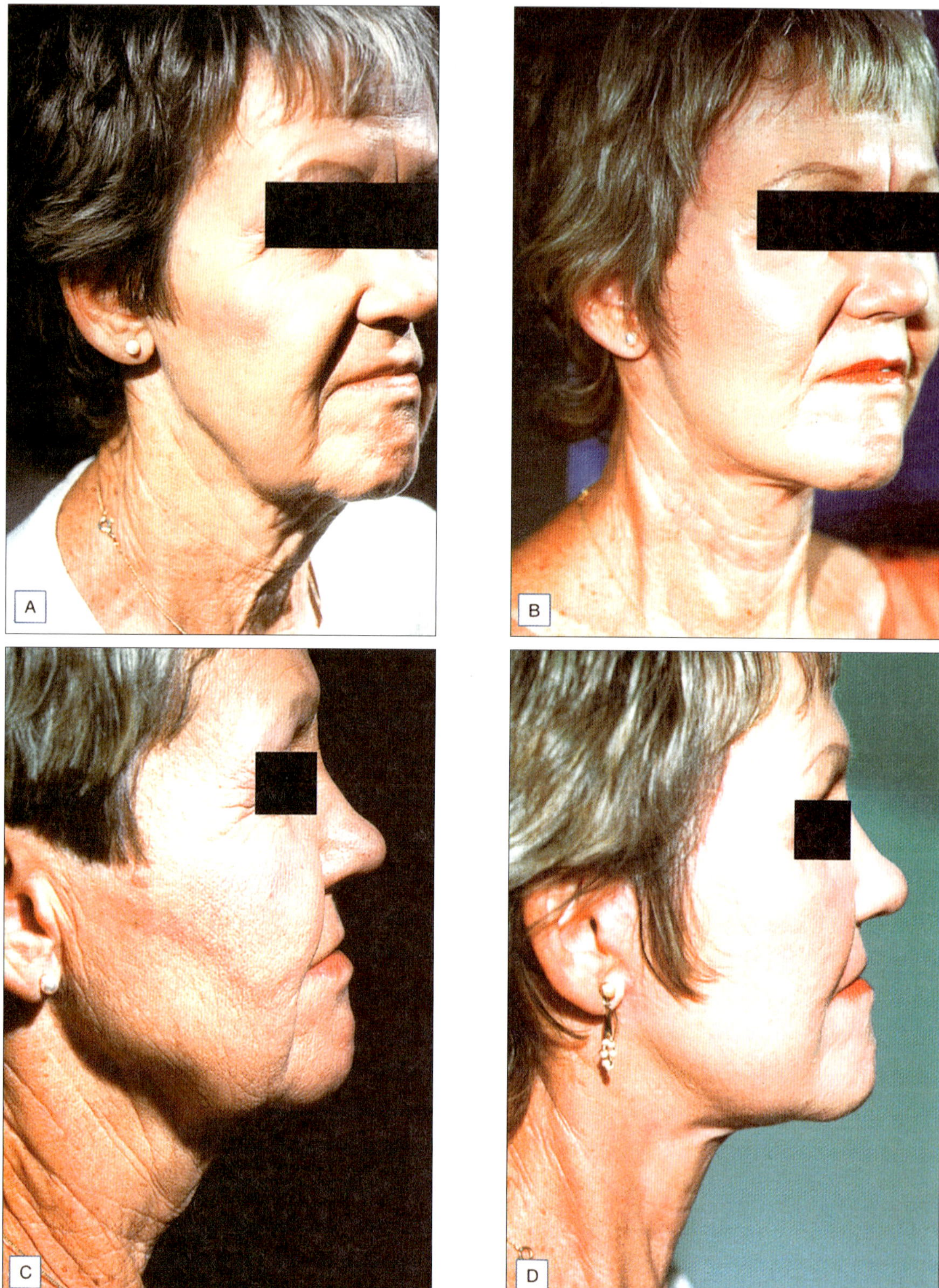

그림 5.21 (A–D) 표준 표층근건막체계–활경근 피판과 함께 긴 표층근건막체계 위 피부 피판과 광대 지방 패드의 융기와 현수 봉합을 이용한 세 방향으로 시행된 안면거상술의 결과들. 코입술주름과 안면 중앙부에 보여 지는 좋은 결과를 그림 5.20에서 보여준 안면 중앙에 융기가 없는 결과와 비교해 보시오.

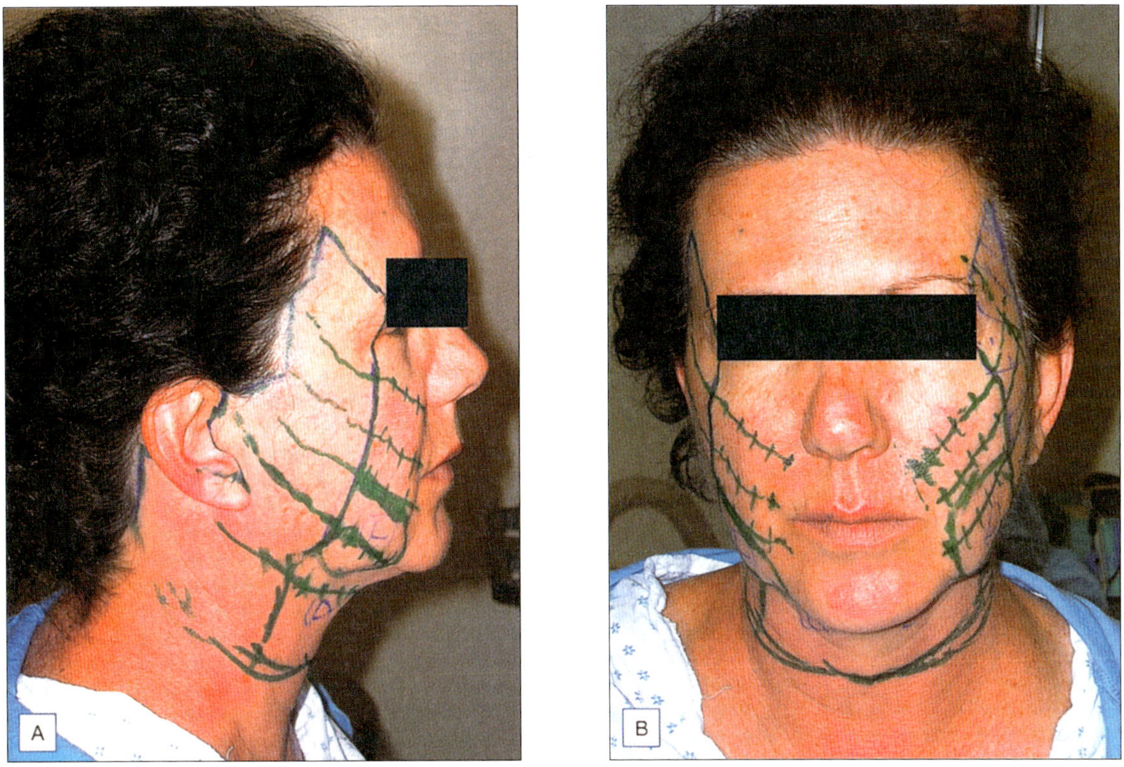

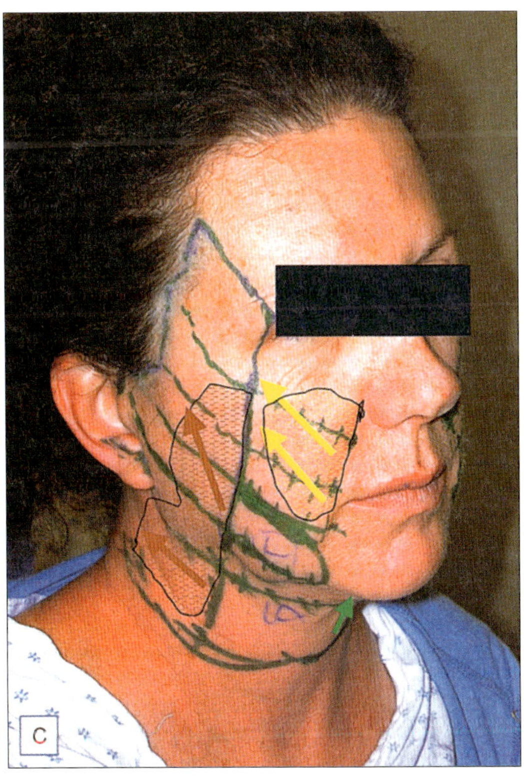

그림 5.22 (A–G) 짧은 피부 피판과 표층근건막체계와 활경근의 보존적인 처치와 함께 보조적으로 지지 봉합을 시행한 안면거상술. (A) 절개, 피부 박리의 수준, 다섯 군데의 지지 봉합의 위치에 대한 계획들. (B) 표층근건막체계–활경근 피판(어두운 갈색)의 도안과 범위, 그리고 세 군데의 가장 위쪽 지지 현수 봉합에 의해 융기된 광대 지방 패드의 처진 위치(어두운 노란색). 그림표는 또한 지지 작용을 하는 매듭이 있는 교차 봉합의 실제적인 위치를 지시하고 있다. 네 번째 현수 봉합은 턱의 지방 패드 부위를 통해 위치한다. 다섯 군데의 지지 봉합들 중 가장 아래 부분이 턱 아래 부위의 중앙을 넘어 교차하고 반대 측 활경근을 팽팽하게 당기는 Giampapa 현수처럼 사용된다. 외측 활경근 피판의 뒤쪽 견인과 함께 이것은 턱 밑 걸이 효과를 유발하고 보다 침습적인 앞 활경근 성형술로 기대되는 것과 같이 뚜렷한 윤곽을 보이는 경부를 만든다. 피부는 어떠한 장력도 없이 봉합된다. 수술 전 (C)과 수술 후 (D) 모습

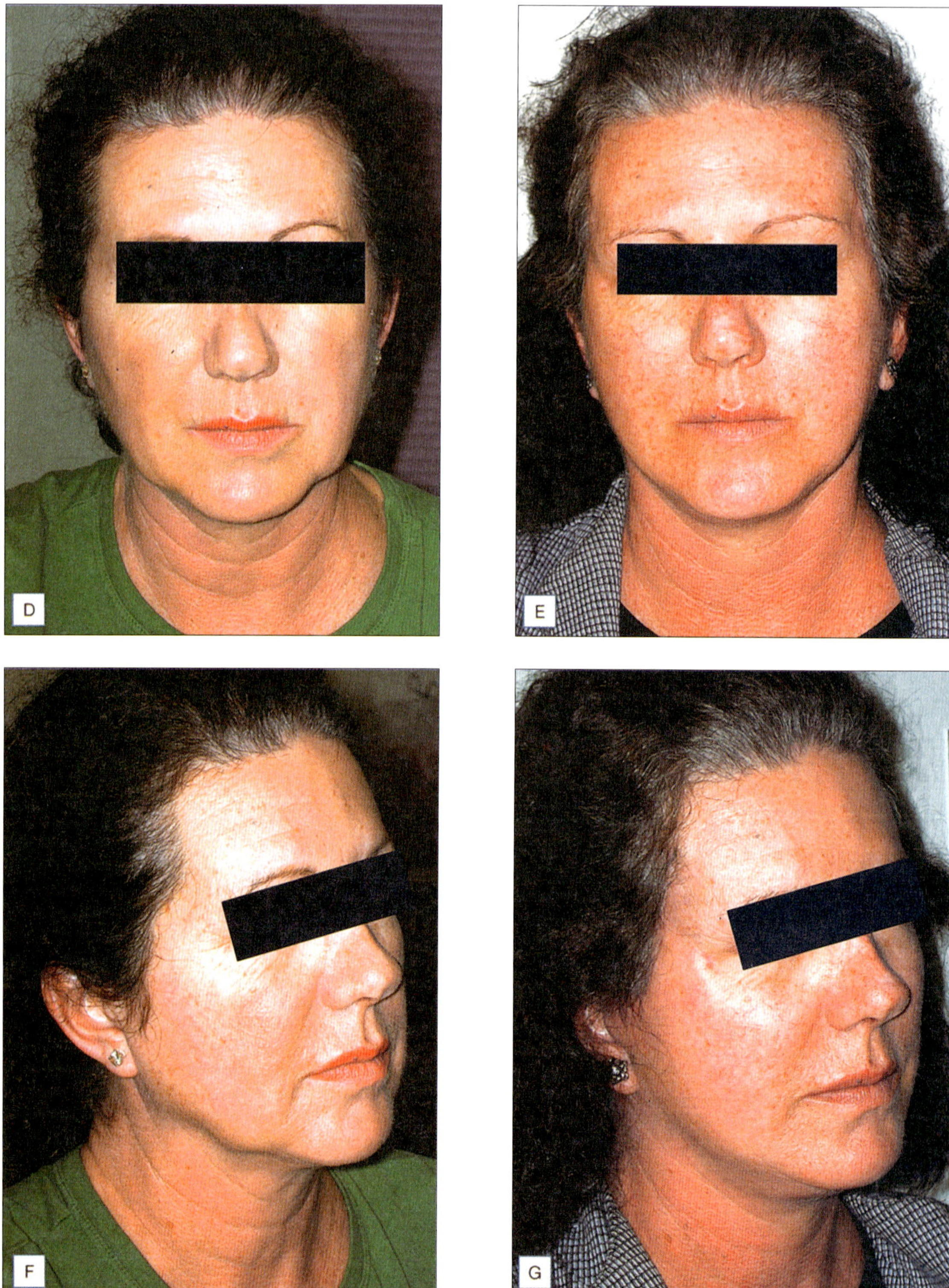

그림 5.22 (D, F) 수술 전 모습, (E, G) 수술 1년 후 모습

표층근건막체계의 주름 형성(plication) 대 주름 겹침(imbrication) (피판)

Richard Webster는 아마도 표층근건막체계나 활경근 피판을 융기하는 것이 이러한 구조들의 간단한 주름 형성에 있어 어떠한 가치가 있는지 여부에 대해 오랫동안 지속되어온 논쟁의 시초자이다. 주름 형성의 이론적인 이점들은 다음과 같다.

(1) 보다 간단하고 빠른 수기, (2) 표층근건막체계/활경근의 분리로 인한 출혈의 위험이 적음 (3) 안면 신경 분지들의 손상 가능성이 적음.

단점은 주름 형성의 두께, 경부와 안면부에 서로 다른 벡터를 이용할 수 없다는 점 그리고, 피판이나 표층근건막체계 절제술보다 주름 형성을 이용한 활경근/표층근건막체계의 경우 보다 빨리 뒤로 신전하는 것이 가능하다는 것이다. 저자들은 주름 형성을 선택하기 위해서 세 가지 좋은 범주를 신뢰한다.

(1) 표층근건막체계는 매우 얇다 (2) 활경근/표층근건막체계의 보다 하부와 상부 면 사이에 당기는 서로 다른 벡터를 감지할 필요가 없다. (3) 안면 신경의 가지들은 표층근건막체계 주름 형성의 아래 면에 섬유화되어 부착되어 있을 수 있다. 이것은 잠재적으로 신경 손상을 줄일 수 있다.

표층근건막체계를 위한 영구적 대 흡수성 봉합들

저자들의 의견으로는 표층근건막체계에 영구적인 봉합을 사용하는 것은 논리적이지 않다.

오래 지속되고 천천히 흡수되며 반응성이 없는 단일사 봉합들의 새로운 생성은 성형술이 반흔이나 섬유화로 충분히 안정화될 수 있는 수개월 동안 충분한 긴장력을 유지할 수 있다. 큰 장력 하에 시행된 봉합은 조직들을 통해 심지어 절단될 수 있다.

선형적으로 이차 거상술 동안 이전에 사용된 영구적인 봉합들은 기능 없이 느슨하게 위치되어 있는 것이 발견된다. 저자들은 전형적으로 3.0 PDS를 사용한다.

결론

이 장은 하나의 최종적인 주의 사항으로 마무리된다. 적당한 환자의 선택이 보다 짧은 반흔 수기들을 위해 필수적이다. 만약 중요한 풍부한 경부 피부가 위로 회전되고 융기되거나, 귀 주위에 작은 영역에서 보다 위쪽으로 뽑게 된다면, 좋지 않은 미용적인 결과가 이러한 환자들의 중요한 부위에 불가피하게 나타날 수 있다. 일단 피부가 섬유화되면 이러한 결과들을 교정하기가 어렵다. 운 좋게도 그것들은 머리로 귀를 덮게 함으로써 위장될 수 있다. 감추어진 좋지 않은 결과들이 나타날 징후를 알기 위해 수술 전후의 사진을 통해 주의 깊은 관찰하는 것이 이러한 다양한 안면거상술을 비평적으로 평가할 때 이루어져야 한다.

참고문헌

Baker DC 1997 Lateral SMASectomy. Plastic and Reconstructive Surgery 100:509-513

Baker DC 2001 Minimal incision rhytidectomy (short scar face lift) with lateral SMASectomy: evolution and application. Aesthetic Surgery Journal 21:14-26

Cardoso de Castro C 1980 The anatomy of the platysma muscle. Plastic and Reconstructive Surgery 66:680-687

Connell BF, Marten TJ 1995 The trifurcated SMAS flap: three-part segmentation of the conventional flap for improved results in the midface, cheek, and neck. Aesthetic Plastic Surgery 19:415-420

Connell BF, Shamoun JM 1997 The significance of digastric muscle contouring for rejuvenation of the submental area of the face. Plastic and Reconstructive Surgery 100:1513-1523

Eremia S 2003 Midface lifts: Suture suspension of the malar fat pad. Presented at the American Academy of Cosmetic Surgery 19th Annual Scientific Meeting, January 2003, Rancho Mirage, CA

Eremia S 2004 The use of a newly designed suspension suture for no-, minimal-, limited-, and standard incision facelifts. AACS 21st Annual Meeting Abstracts. American Journal of Cosmetic Surgery 21:254-255

Eremia S, Willoughby M A novel face-lift suspension suture and inserting instrument: The use of large anchors knotted into a suture with an attached needle and an inserting device allowing for single entry point placement of the suspension suture. Preliminary report of 20 cases with 6-12 month follow-up. Dermatologic Surgery [in press]

Fulton JE, Saylan Z, Helton P, Rahimi AD, Golshari M 2001 The S-lift facelift featuring the U-suture and O-suture combined with skin resurfacing. Dermatologic Surgery 27:18-22

Gamboa, GM deLaTorre JI, Vasconez LO 2004 Surgical anatomy of the midface as applied to facial rejuvenation. Annals of Plastic Surgery 52:240-245

Giampapa VC, DiBermardo BE 2001 Neck recontouring with suture suspension and liposuction: an alternative for the early rhytidectomy candidate. Aesthetic Plastic Surgery 27:18-22

Hamra ST 1984 The tri-plane facelift. Annals of Plastic and Reconstructive Surgery 12:268-274

Hamra ST 1990 The deep plane rhytidectomy: Plastic and Reconstructive Surgery 86:53-61

Hamra ST 1992 Composite rhytidectomy: Plastic and Reconstructive

Surgery 90:1-13
Hoefflin SM 1998 The extended supraplatysmal plane (ESP) face lift. Plastic and Reconstructive Surgery 101:494-503
Keller GS 2002 Elevation of the malar fat pad with a percutaneous technique. Archives of Facial Plastic Surgery 4:20-25
Knize DM 2004 Limited incision submental lipectomy and platymaplasty. Plastic and Reconstructive Surgery 113:1275-1278
Mendelson BC 1992 Correction of the masolabial fold: extended SMAS dissection with periosteal fixation. Plastic and Reconstructive Surgery 89:822-833
Mitz V, Peyronie M 1976 The superficial musculoaponeurotic system (SMAS) in the parotid and cheek area. Plastic and Reconstructive Surgery 58:80-88
Mowlavi A, Wilhelmi BJ 2004 The extended SMAS face lift. Annals of Plastic Surgery 52:353-357
Owsley JQ Jr 1983 SMAS-platysma facelift. Plastic and Reconstructive Surgery 71:573-576
Owsley JQ Jr 1993 Lifting the malar fat pad for correction of prominent nasolabial folds. Plastic and Reconstructive Surgery 91:463-474
Owsley JQ, Fiala TG 1997 Update: lifting the malar fat pad for correction of prominent nasolabial folds. Plastic and Reconstructive Surgery 100:715-722
Psillakis JF, Rumley TO, Camargos A 1988 Subperiosteal approach as an improved concept for correction of the aging face. Plastic and Reconstructive Surgery 82:383-392
Ramirez OM 1992 The subperiosteal rhytidectomy: the third generation face lift. Annals of Plastic Surgery 28:218-232
Sasaki GH, Cohen AT 2002 Meloplication of the malar fat pads by percutaneous cable-suture technique for midface rejuvenation: outcome study (392 cases, 6 years' experience). Plastic and Reconstructive Surgery 110:635-654
Skoog T 1974 Plastic surgery - New methods and refinements. WB Saunders, Philadelphia, 1974
Stuzin JM, Baker TJ, Gordon HL 1992 The relationship of superficial and deep facial fascias: Relevence to rhytidectomy and aging. Plastic and Reconstructive Surgery 89:441
Stuzin JM, Baker TJ, Gordon HL, Baker TM 1995 Extended SMAS dissection as an approach to midface rejuvenation. Clinical Plastic Surgery 22:295-311
Tessier P 1968 Ridectomie frontale - lifting frontale. Gazette Med France 75:5565
Tessier P, Firmin F, Le Pesteur J, et al 1974 Le systeme musculoponeurotique de la face et ses applications chirugicales. Presented at Congres National de la Societe Francaise de Chirurgie Plastique Esthetique, Paris
Trespat F 1994 Face lifts of the malar, jugal and nasolabial area. Annals Chirurgie Plastique Esthetique 39:597
Trespat F 1996 Pathogenesis and treatment of the nasolabial fat pad: Nasolabial dermolipoplexy. Annals Chirurgie Plastique Esthetique 41:613
Webster GV, Davidson TM, White MF, Bush JE, Smith RC 1976 Conservative face lift surgery. Archives of Otolaryngology 102:657-662

6 S자 거상술
The S-Lift

Robert C. Langdon

서론

S자 거상술은 마지막 피부 봉합이 S자 모양이어서 이름이 붙여진 최소 절개의 경부 안면 주름절제술이다.

아래 층에 있는 표층근건막체계를 조이는 방법에 따라 여러 방법이 있으며 실제로 S자 거상술이라는 이름은 표층근건막체계 조작이 피부 제거 보다는 안면거상술 결과에 미치는 영향이 크기 때문에 잘못 붙여진 이름이다. S자 거상술의 공통된 특징은 귀 뒤 부근을 피하고 귀 앞 부분과 관자놀이 부위에 국한된 비교적 짧은 절개이다. 표층근건막체계의 주요한 방향이 수직이면서 머리 쪽 방향이므로 귀 뒤 피부 절제를 피하는 것이 가능하다. S자 모양의 피부 봉합의 장점은 주름절제술 발전 초기부터 소개되었다.

20세기 초에 안면 거상술은 단지 피부 절제였다. 1970년대에 피부 근육과 근막의 해부학에 대한 이해가 높아심에 따라, 수름절제술에서 표층근건막체계 처리의 중요한 역할이 인식되었다. 초기에 술자들은 표층근건막체계의 이동을 위해서 근막 아래의 박리가 필요하다고 생각했었으나 최근에 술자들은 표층근건막체계의 위를 박리함으로써 더 좋은 결과를 얻었다.

다양한 S자 거상술 수기

뺨과 목 피판의 피하 박리 후에, 고정된 머리 쪽 지시 점으로 표층근건막체계를 현수 봉합하여 튼튼한 표층근건막체계를 이동할 수 있다. Saylan에 의해 기술된 초기 S자 거상술에서 협골궁 뒤 근막의 유일한 고정점(측두골의 협골 돌기에 위치한)은 2개의 고리 모양의 돈주머니 끈과 비슷한 표층근건막체계 주름 형성 봉합의 기원으로 작용한다.

첫 번째 주름 봉합은 수직 방향이고 두 번째는 사선 방향이다. 첫 번째 주름 봉합 고정점은 측경부의 표층근건막체계/활경근을 당기기 위한 수직 벡터를 유지하게 한다. 뒤협골궁이 비교적 뒤에 위치하므로 턱 뼈 부근은 수직 고정하기에는 만족스럽지 못하여, 두 번째 사선 방향의 돈주머니 끈과 비슷한 봉합을 통해 표층근건막체계를 측/후면 방향으로 당기게 된다. 뒤관골궁의 고정점은 안면 중앙부의 개선에는 도움이 되지 못한다. 이 부위의 광대 지방 패드를 고정해서 깊은 코입술주름과 하안와의 움푹한 곳을 개선시킨다.

S자 거상술이 한 종류로서 측면 표층근건막체계 세거술이 안면 중앙부의 많은 향상을 위해 시행된다. 코입술주름에 수직 방향으로 남아있는 표층근건막체계의 일부분을 박리하고 절제한 후에 표층근건막체계를 당기면 아래 뺨과 얼굴 중앙의 표층근건막체계를 고정하는 수직 성분을 증가시킨다.

다른 최소 절개술인 최소 접근 두개 현수 거상술(MACS-Lift)에서 좀 더 머리쪽과 앞쪽 지지점이 표층근건막체계 주름 형성을 위해서 사용된다. 이 지점은 협골궁의 머리쪽 측두 근막 깊숙이에 위치한다.

Saylan이 기술한 방법과 유사하게 2개의 돈주머니 끈과 비슷한 주름 봉합으로 표층근건막체계를 고정시킨다. 첫 번째 봉합은 수직 방향이고 하악각 최저점 가까이에 도달한다. 두 번째 봉합은 saylan 기법과 비슷하게 수직 방향 앞쪽에 30도 각도로 사선 방향으로 주행한다. 머리 앞쪽 지지점의 장점은 Saylan 기법보다 표층근건막체계 고정 시 더 수직 방향으로 고정이 가능하다는 점이다.

S자 거상술 종창성 마취

본 장에서 기술된 S자 거상술 기술은 Saylan 방법과 최소 접근 두개 현수 거상술의 혼합물이다. 이전에 기술된 방법에 기본을 두고 있으며 종창성 부분 마취를 해서 피하 부피를 확장하고 강하게 혈관을 수축하여 수술 중 출혈과 수술 후 멍을 최소화한다.

Saylan 방법과 비슷하게 S자 모양의 귀 앞 피부 일부분을 미리 절제하여 창을 내서 측면 뺨/목 피판을 박리하는 동안 쉽게 볼 수 있게 한다. 그 후 2개의 돈주머니 끈과 비슷한 봉합을 사용하여 지지점을 맞춘다.

첫 번째 수직 주름 형성 봉합이 뒤협골궁에 고정된다(Saylan's 기법에서처럼). 두 번째 사선 주름 형성 봉합은 최소 접근 두개 현수 거상술과 비슷하고 귀 앞 2 cm, 협골궁 머리 쪽 1 cm에 있는 깊은 측두 근막에 고정된다(그림 6.1).

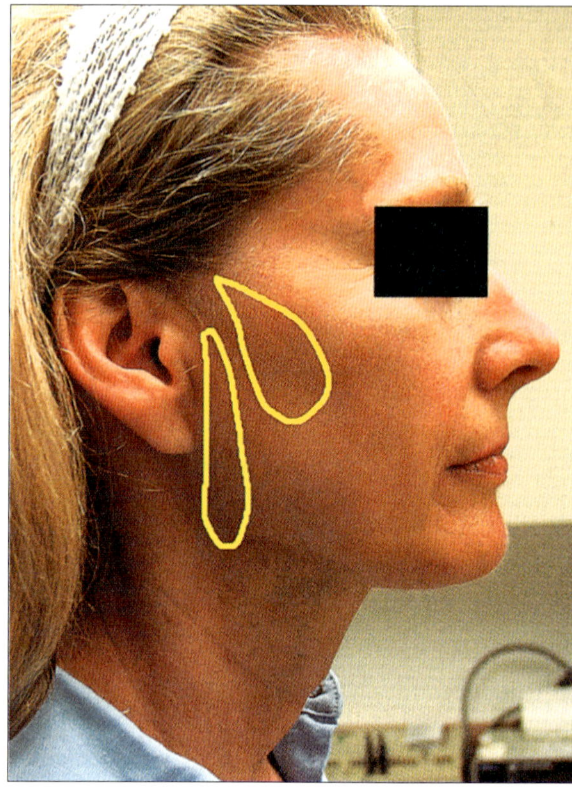

그림 6.1 표층근건막체계 주름 형성 봉합의 위치. 수직 표층근건막체계 주름 형성 봉합의 대략적인 위치 (뒤협골궁에 지지)와 사선 표층근건막체계 주름 형성 봉합 (깊은 측두 근막에 지지)이 표시되어 있다.

한 고정점에 두개의 고정 봉합을 하는 것보다 두개의 고정점에 두개의 고정 봉합을 하는 것이 보다 안정성을 준다. 첫 번째 고정 봉합은 측경부 표층근건막체계/활경근의 강한 수직 주름 형성을 제공한다. 두 번째 사선 봉합은 아래 턱 뼈 주름 형성에 대한 수직 성분을 제공하며 안면중앙부를 개선시킨다.

이런 사선 봉합의 장점은 Saylan 기법과 비교해 볼 때 머리쪽 앞쪽 지지점을 가질 수 있다는 것이다. 안면중앙부의 부가적인 개선은 제 8장에서 기술된 것처럼 광대 지방 패드를 현수 봉합하여 이뤄진다. 이런 최소 절개법으로 거의 모든 구레나룻은 절제 시에 보존된다. 이주 앞쪽 귀 앞 고랑에 절개를 한다. 좁은 피부 조각이 귀 앞 부위에서 미리 절제된다. 귀와 구레나룻 사이에 머리가 없는 작은 부위가 절제 시에 포함된다.

수술 후 결과를 자연스럽게 하기 위해 귀 앞 피부 절개는 이주 앞에 해야 한다. 이주는 측면 뺨으로부터 가파른 각도를 가지고 올라간다. 이주 후 절개를 하면 이러한 자연스러운 모양은 사라진다. 왜냐하면 치유된 후에 이주 앞에 피부가 세워져서 이주 앞의 가파른 각도를 없애기 때문이다. 이런 결과는 안면거상술의 명백한 단점으로서 이개 앞에 절개를 하면 피할 수 있다.

수직 표층근건막체계 주름 형성(plication)은 머리 방향으로 측면 뺨 피부를 이동시키는데, 이때는 관자놀이나 구레나룻 아래 여분의 피부를 제거해야 한다. 구레나룻의 머리카락은 머리 방향으로 기울어져 있다(그림 6.2).

여분의 피부에서 머리카락을 보존하여 절제하는 것은 머리쪽 구레나룻 내에 절개에 있어 기본이다(그림 6.3).

이러한 절개는 아래로 향하는 머리카락에 수직으로 시행되며 진피 모낭을 절단한다(그림 6.2) 물론 머리카락은 마지막 반흔을 통해 다시 자라서 반흔을 숨기게 된다. 표층근건막체계의 주름 형성을 위한 양쪽 지지점

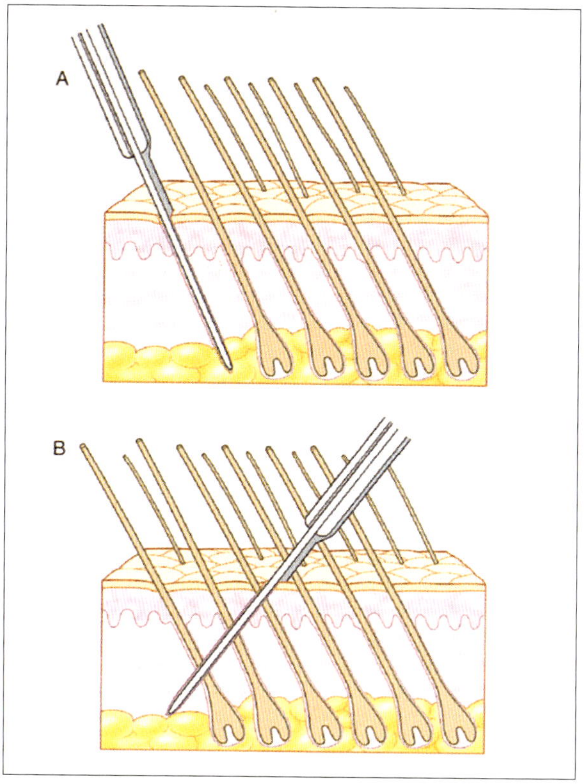

그림 6.2 아래 구레나룻 이내에 절개 시 각도. 구레나룻의 모낭은 아래로 기울어져 있다 (꼬리쪽). 절개는 모발선 이내에서 이루어져야 하고 최저의 모낭들은 절제되어야 한다. 머리카락은 절제된 모낭으로부터 다시 자랄 것이고 반흔이 보이지 않게 할 것이다.

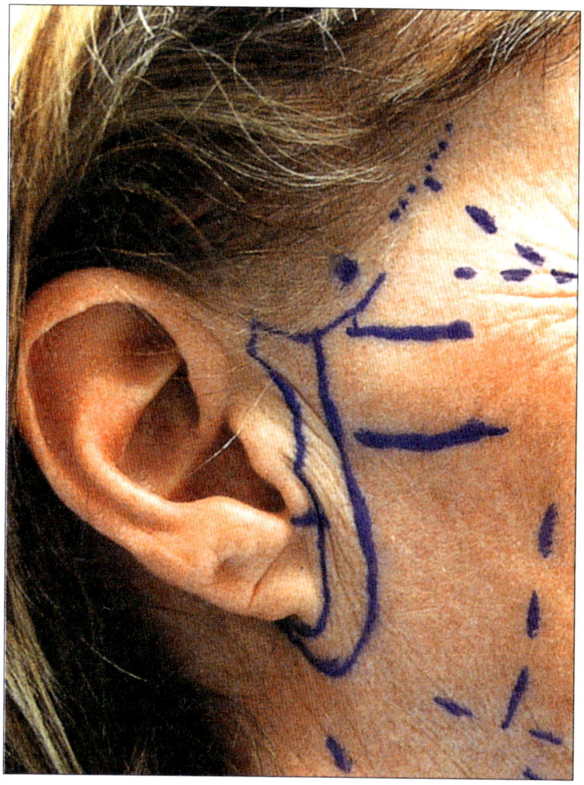

그림 6.3 귀 앞의 표시들. 아래 구레나룻의 머리카락은 표시하기 전에 잘라야 한다. 귀 앞에 절제될 피부의 띠는 실선으로 표시된다. 곡선형의 확장은 가장 꼬리쪽 구레나룻의 머리카락 이내에서 표시된다. 이 절개는 그림. 6.2에 설명된 것처럼 머리카락의 줄기에 수직으로 만들어 진다. 두 개의 평행한 실선이 협골궁의 머리쪽과 꼬리쪽 가장자리에 표시된다. 구레나룻 이내에 파란색 점은 사선형의 표층근건막체계 현수 봉합을 위한 지지점의 위치이다.

은 얕은 측두 혈관과 안면 신경의 측두 분지를 피해서 시행된다(그림 6.4). 주름 형성 봉합은 골막 표면 또는 골막을 포함해서 조밀한 결합 조직을 관통한다.

얕은 측두 혈관은 귀 앞 5 mm 부위에 주행하며 안면 신경의 측두 분지의 뒤 가지는 협골궁을 가로지를 때 보통 귀 앞 1.8 cm에서 상행한다. 첫 번째 수직 주름 형성 봉합은 얕은 측두 혈관과 측두 분지 사이의 뒤 협골궁에 고정된다.

환자의 선택

S자 거상술은 대부분의 주름절제술이 필요한 환자에게 적당하다. 경부가 많이 처진 경우는 귀 뒤의 피부 절제를 포함한 전통적인 주름절제술이 필요한 반면, 안면 하부와 경부 노화 시에는 S자 거상술이 적당하다.

환자의 대부분은 목과 턱의 지방 흡인을 함께 시행하는 것이 필요한데 목주위에서 과도하게 시행될 경우 피부 수축을 자극하고 목을 더 아름답게 한다. 목을 아름답게 하기 위해 동반되는 다른 수술로서 활경근 성형술과 턱의 이식물 삽입이 있다.

수술 전 표시

수술 전 피부 표시가 그림. 6.5에 묘사된다. 미리 절제될 S자 모양의 귀 앞 피부 일부분이 그려진다. 이러한 얇은 피부 조각은 귀 위와 구레나룻 사이의 머리카

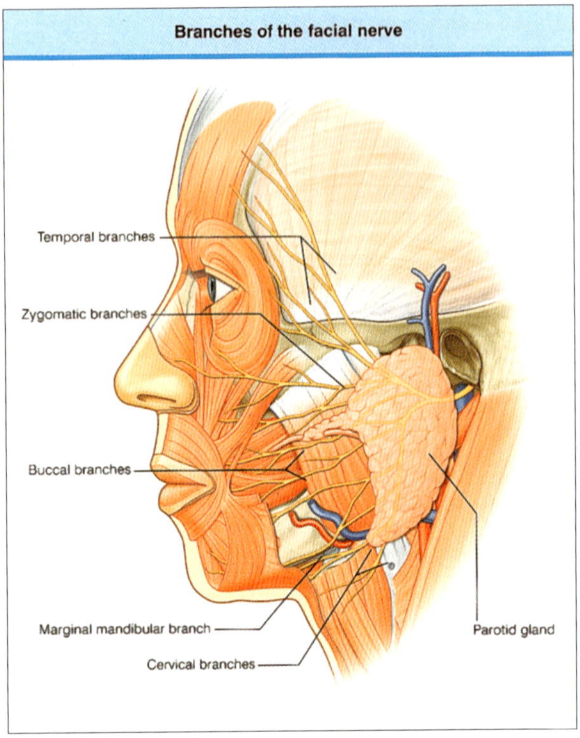

그림 6.4 안면 신경의 분지들. 협골궁의 꼬리쪽에 이하선과 표층근건막체계 아래에 모든 안면 신경의 분지들이 위치하고, 만약 박리가 이러한 구조들보다 얕게 이루어진다면 손상을 막을 수 있다. 협골궁 보다 얕고 관자놀이 부위에 측두 분지들이 얕은 측두 근막 이내에서 주행한다. (Reproduced from Langdon RC, Sattler G, Hanke CW. Minimum incision face lift. In: Robinson JK, Hanke CW, Siegel DM, Sengelmann RD, eds. 2005. Surgery of the skin, with permission from Elsevier)

락이 없는 부분을 포함한다. 뒤쪽은 이주 앞의 귀 앞 고랑 안에 있다. 앞쪽은 최저의 구레나룻 이내의 곡선 표시이다(그림 6.3) 이 표시는 표층근건막체계의 주름 형성에 의해 머리쪽으로 옮겨진 여분의 뺨 피부 제거를 위한 절개를 표시한다. 이주 앞 곡선 7 cm은 뺨과 경부 피하 지방 박리를 표시하는 선이다.

마취

Box 6.1에서 기술된 부분 마취제가 경부와 안면부 피하 지방에 서서히 주입된다. 지방 흡인 시에는 대략 300 cc가 투여된다. 측면 뺨은 27게이지의 10 cc 주사기나 8.9 cm 22게이지, 30 cc 주사기를 사용해서 주입

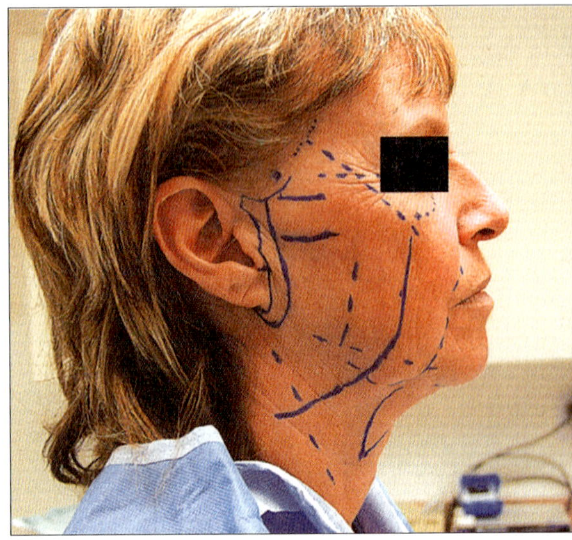

그림 6.5 수술 전의 피부 표시들. 귀 앞 부위에 표시들은 그림. 6.3.에서 설명되었다. 뺨 위에 곡선의 실선이 이주로부터 7cm 반지름으로 표시되고, 피하 박리의 정도가 표시된다. 점선들은 턱, 하악 경계, 흉쇄유돌근의 앞쪽 가장자리를 나타낸다. 또한 경부의 윤곽은 우측 활경근 띠이다 (이 환자는 또한 활경근 성형술을 받았다). 관자놀이에 빗 점선은 광대 지방 패드를 현수할 봉합의 경로를 표시한다 (8장 참조). 점선들은 또한 외안각과 눈물샘의 수준을 나타낸다.

된다. 한쪽 당 대략 60~80 cc가 사용된다. 조심스러운 부채살처럼 펴지게 하는 기술을 사용해서 피하 공간에 마취 용액을 균등하게 분배한다.

종창의 정도가 마취의 철저한 분배를 확인하는데 도움을 주며 피하 공간으로 확장되며 안면부와 경부 피판을 안전하게 박리하는데 도움을 준다. 안면 중앙의 현수가 이루어지려면 0.5% bupivacaine과 1:200,000 에피네프린이 섞어서 하안와 신경을 마취해야 한다.

절개와 박리

15번 칼과 홍채가위로 귀 앞 피부 일부분을 절제한다. 구레나룻 하부를 가로지른 절개는 피부 표면에서 30~45도 꼬리쪽 방향으로 날을 기울여서 시행한다(그림 6.2). 이런 식으로 여자에서 구레나룻 하단 부위는 진피 속에서 절단된다. 모낭을 보존해야 머리카락이 다시 자라고 절개선 꼬리쪽에서 마지막 반흔을 숨길 수 있다. 표층근건막체계 주름 형성(SMHS plication) 후에 여분의 피부를 정리할 때까지 추가적인 피부 절개가

구성성분	저장농도	용량	약물의 양	최종농도
생리식염수(normal saline)	0.9%	500ml	–	–
염산리도카인(lidocaine hci)	2%	50ml	1000mg	0.18%
에피네프린(epineprine)	1mg/ml(1:1000)	2ml	2mg	3.6mg/l(1:278,500)
중탄산염(sodium bicarbonate)	8.4%(1mEq/ml)	5ml	5mEq	9mEq/l

Box 6.1 종창성 마취액의 구성. 생리식염수 500ml 주머니에 염산 리도카인, 에피네프린, 중탄산염 나트륨의 원액의 표시된 양이 첨가된다.

시행되어선 안 된다. 15번 칼을 사용해서 표층근건막체계의 얕은 피하 지방의 정교한 절제로 측면 뺨과 경부 피판 박리가 시작된다.

피판은 두껍고 피부에 부착된 대부분의 피하 조직을 보존해야만 한다. 12.7 cm와 17.8 cm 멧젠바움 가위로 피판을 박리한다. 가위의 끝을 진행시키면서 비절개 박리를 한다. 섬유성 표층근건막체계의 인대를 가위로 잘라서 분리시킨다(그림 6.6). 지혈은 양극 소작으로 한다. 안면과 경부 피판은 이주 앞 7 cm 까지 박리한다.

관자놀이 부위 박리는 외안각까지 시행한다. 구레나룻 아래 깊숙한 부위와 협골궁의 머리쪽까지 박리해서 두 번째 빗 표층근건막체계의 주름 형성 봉합을 위한 지지점을 노출시킨다. 이 지점은 귀 앞 2 cm, 협골궁의 머리쪽 1 cm에 있다. 골막 거상기로 하악 인대를 부분적으로 유리시키며(그림 6.7) 안면부 중앙을 현수하려면 광대 지방 패드까지 분리한다. 박리를 마친 후에 안면 중앙을 현수하려면 광대 지방 패드의 현수 봉합을 8장에 기술된 대로 시행한다.

표층근건막체계의 주름 형성

이차적인 (비스듬한) 표층근건막체계의 주름 형성을 위한 지지점을 준비한다. 견인기로 필요한 하부 구레나룻 피판을 올린다(그림 6.7). 고정점에서 표층근건막체계는 홍채 가위 끝으로 구멍을 낸다.

그리고 근막과 더 깊은 면들을 가위 끝으로 부드럽게 넓히면서 연다. 이런 식으로 이 지점에서 표층근건막체계로 주행하는 안면 신경의 측두 분지의 손상을 피한다. 깊은 측두 근막에 도달할 때까지 구멍이 깊어진다. 깊은 근막은 하얗고 줄이 있으며 표층근건막체계의 수mm 안에 있다.

그 다음 첫 번째 수직 표층근건막체계 주름 형성 봉합을 한다. FS바늘의 2.0 Ethibond 실이 사용된다. 바늘은 뒤협골궁 깊숙이 놓여지며 귀 앞 1.5 cm에서 머리쪽 가장자리에 삽입된다. 바늘은 뼈가 다시 나오는 방향을 향해 45도로 근막 조직을 통해 주행한다.

바늘을 빗각으로 하면 얕은 측두 혈관 손상을 줄일 수 있다. 양쪽 끝을 당겨서 봉합의 안정성을 검사할 수 있다. 봉합은 머리를 움직여도 유지되어야 한다.

돈주머니 끈 비슷한 주름 형성은 그림 6.1에 묘사된 유형을 따라 다수의 표층근건막체계의 문합을 통해 형성된다. 표층근건막체계가 안전하게 사용되도록 하기 위해 각각의 교합을 시험한다. 표층근건막체계의 교합은 1~1.5 cm 정도 떨어져야 한다. 돈주머니 끈은 이주 아래쪽 4 cm에서 주행한다.

여기서 봉합은 앞쪽으로 가서 안전한 측경부 표층근건막체계/활경근 교합이 수평으로 이루어진다. 돈주머니 끈은 아래쪽 경계에서 폭이 2 cm로 나오며 뒤협골궁을 향해 머리쪽으로 계속된다. 바늘은 돈주머니 끈의 기시부 앞 3 mm의 마지막 표층근건막체계의 봉합에서 나온다. 돈주머니 봉합은 강한 장력으로 죄어져서 측경부 표층근건막체계/활경근을 수직 거상시킨다. 5개의 교대 매듭은 봉합을 안전하게 하기 위해 매어진다.

이차적인 (비스듬한) 표층근건막체계의 주름 형성 봉합은 돈주머니 모양으로 하며 똑같은 봉합 재료가 사용된다. 바늘은 이전에 준비한 구멍의 깊은 측두 근막을 통해 봉합하며 첫 번째 봉합처럼 이주를 향해 45도

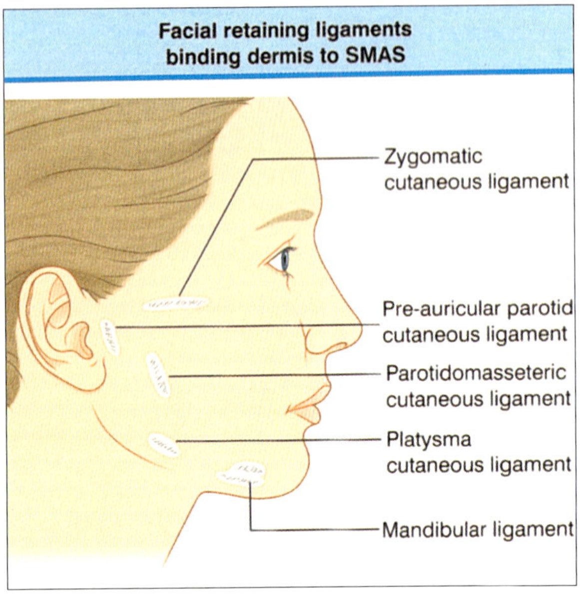

그림 6.6 안면 보전 인대들. 이러한 인대들 모두가 표층근건막체계의 진피에 결합되어 있다. 협골과 하악 보전 인대들 또한 표층근건막체계와 뼈 사이에서 강하게 부착되어 있다. 피부의 움직임은 이러한 진피와의 부착이 주름제거술 동안 부분적이거나 완전하게 분리될 경우 증가된다. (Reproduced from Langdon RC, Sattler G, Hanke CW. Minimum incision face lift. In: Robinson JK, Hanke CW, Siegel DM, Sengelmann RD, eds. 2005. Surgery of the skin, with permission from Elsevier)

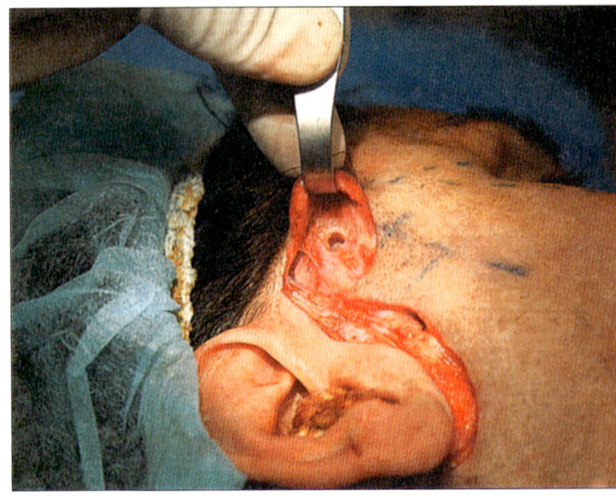

그림 6.7 빗 표층근건막체계 주름 형성 봉합을 위한 지지점. 단추 구멍이 귀 앞 2cm, 협골궁에서 머리쪽으로 1cm 위치에서 얕은 측두 근막에 만들어 진다. 연부 조직은 깊은 측두 근막 수준에서 홍채 가위의 끝으로 부드럽게 벌린다. 봉합을 위한 바늘은 이주의 방향에서 깊은 측두 근막을 통해 주행할 것이다.

각도로 한다. 바늘은 협골궁의 막 가까이에 있는 밀집한 결합 조직을 관통해서 이전 매듭보다 다소 머리쪽에서 나온다. 표층근건막체계의 교합은 그림 6.1처럼 돈주머니 끈 모양으로 한다. 표층근건막체계의 교합은 협골궁 아래에서 시행해서 협골궁 위나 머리쪽으로 주행하는 측두 분지 가지의 손상을 피할 수 있다.

이러한 돈주머니 끈 모양은 D 형태이며 기저부가 넓다. 길이는 5 cm, 폭은 3 cm이며 수직 봉합 앞쪽에 대략 30도로 주행한다. 마지막 봉합은 처음 구멍에서 나오며 강한 장력으로 매어진다. 매듭은 구멍 안에 표층근건막체계 아래에 묻힌다. 이런 돈주머니 끈 봉합은 뺨 아래와 턱에 실질적인 수직 거상을 제공한다.

조인 후에 두개의 돈주머니 끈 표층근건막체계의 주름 형성 봉합은 봉합재료 고리안의 근막과 부착된 지방 모양의 높이를 증가시킨다. 이런 팽창은 멧젠바움 가위로 여분 지방을 제거함으로써 부분적으로 부드러워진다. 이런 손질은 안면 신경의 측두 분지 가지가 협골궁 근처 표층근건막체계 내에서 주행하므로 협골궁 근처 밑에 있는 표층근건막체계의 손상을 피하기 위해 조심스럽게 시행되어야 한다.

표층근건막체계의 주름 형성 후에 안면 중앙부 거상을 위한 광대 지방 패드의 봉합 고정은 제8장에 기술된 것처럼 시행된다. 피부 봉합 전에 뺨 피판 아래 지혈을 위해 마지막 확인을 해야 한다.

피부 봉합

표층근건막체계 주름 형성은 대개 머리쪽으로 뺨 피판을 옮긴다. 피판은 또한 뒤로 약간 이동한다. 피부 봉합은 비교적 간단하며 이전에 피부를 절제한 부위의 앞뒤 경계를 맞춤으로써 시행된다. 뺨 피판의 측면에서 여분 피부가 손질된다. 뺨 피판이 표층근건막체계와 함께 수직으로 거상되므로 피판 측상부(구레나룻 아래)에서 여분의 피부가 손질된다. 구레나룻 최저의 머리카락 이내에 곡선형의 절개(그림 6.3)는 절제해야 할 여분의 피부의 폭을 나타낸다. 이러한 절제는 피부 표면 30~45도로 시행하므로 절제 시 사용하는 절개도 비슷한 각도로 한다. 두개의 각진 피부 연은 피부 봉합 시

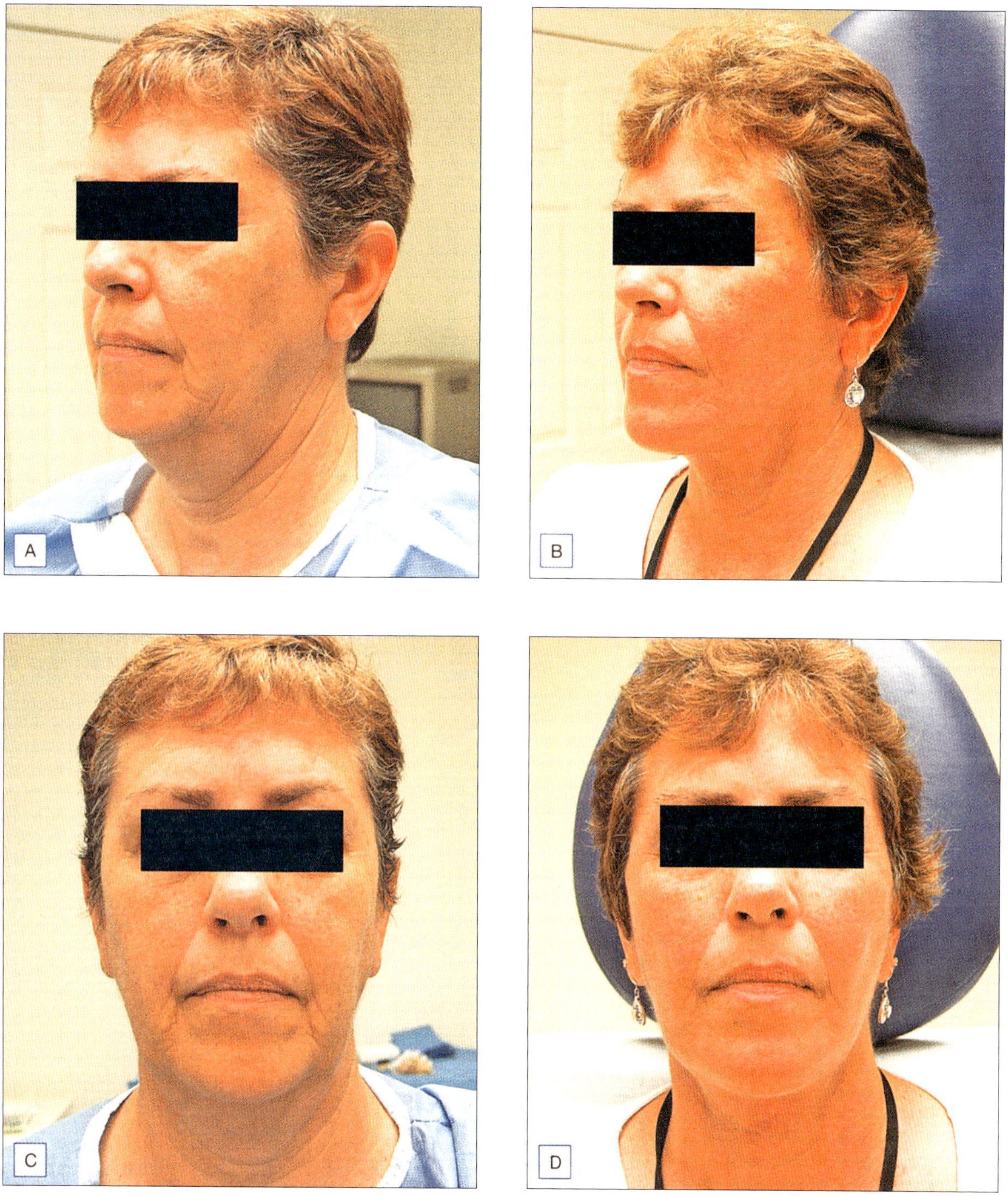

그림 6.8 이 58세 환자는 목과 턱에 지방흡인술과 광대 지방 패드의 봉합 현수와 함께 S자 거상술 최소 절개 안면거상술의 수술 전(A, C)과 수술 6주 후 모습(B, D)을 보여주고 있다.

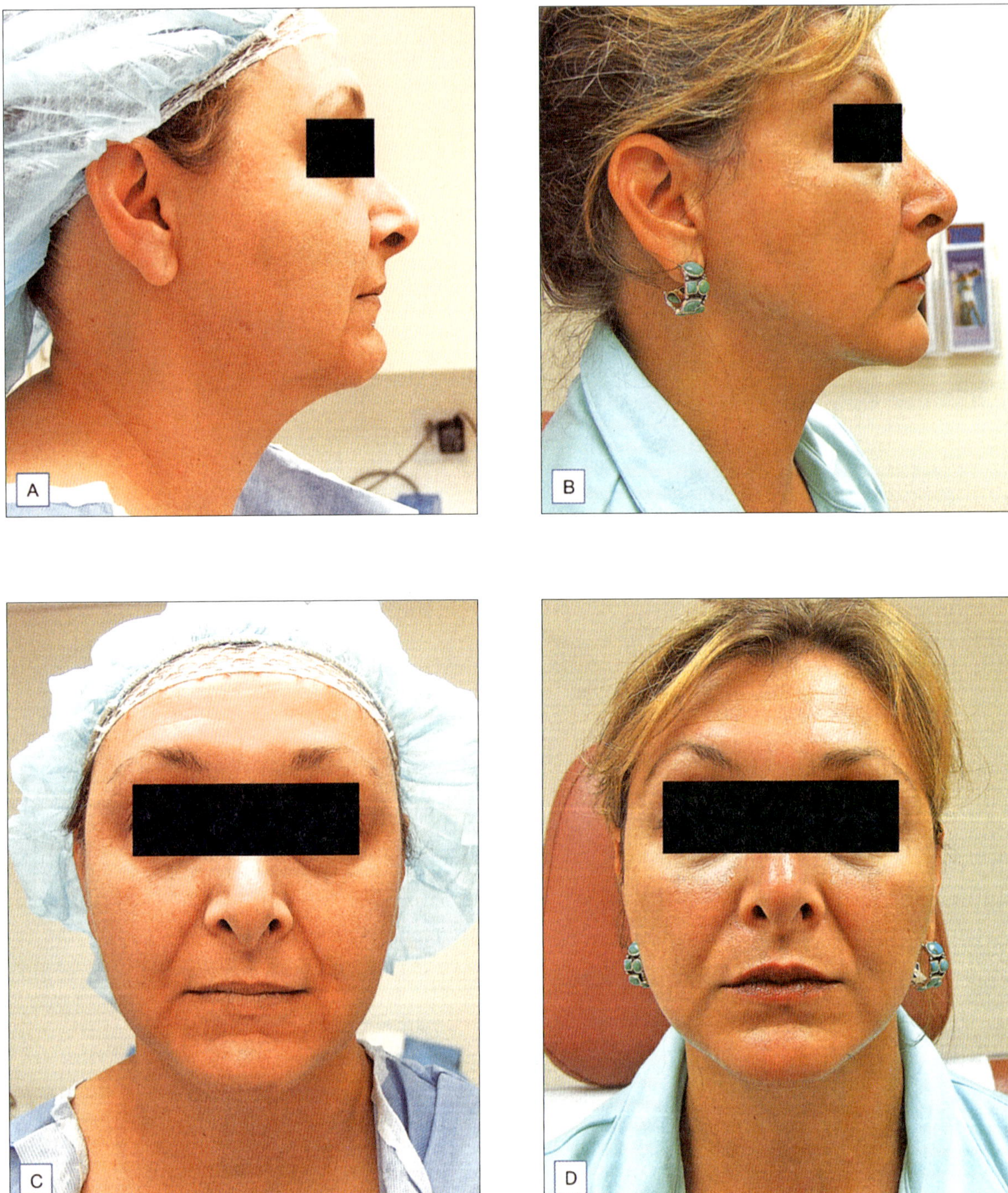

그림 6.9 이 45세 환자는 목과 턱에 지방흡인술과 광대 지방 패드의 봉합 현수와 함께 S자 거상술 최소 절개 안면거상술의 수술 전(A, C)과 수술 2개월 후 모습(B, D)을 보여주고 있다.

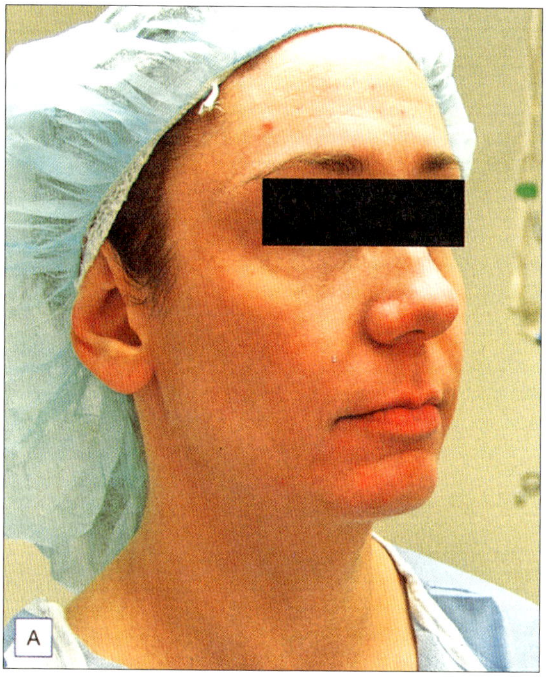

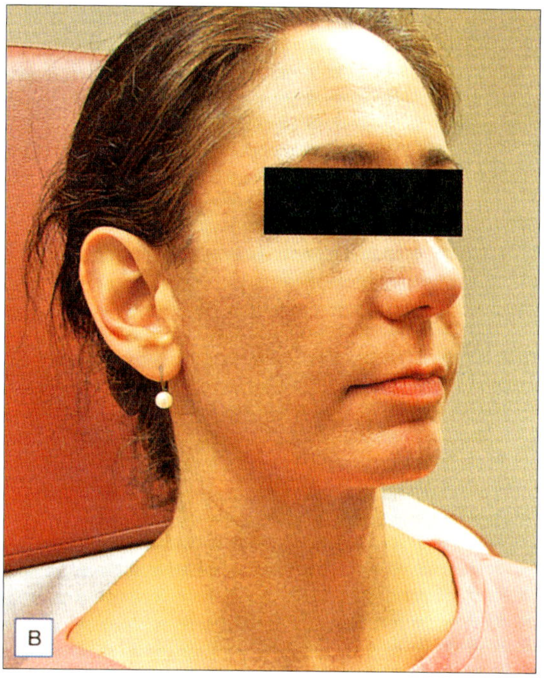

그림 6.10 이 43세 환자는 목과 턱에 지방흡인술과 광대 지방 패드의 봉합 현수와 함께 S자 거상술 최소 절개 안면거상술의 수술 전(A)과 수술 4주 후 모습(B)을 보여주고 있다.

가까워진다. 마지막 반흔이 거의 눈에 띠지 않도록 하기 위해서 피부 봉합 시 장력을 최소화해야 한다.

수술 후 처치

턱과 경부 지방흡인에서 사용되는 턱 끈 모양의 압박 의복을 수술 후 3일까지 착용해야 한다. 절개 위와 의복 아래에 거즈 스폰지를 넣어서 배액을 흡수시키며 어떤 배출관도 필요 없다. 환자는 수술한 날과 봉합 제거를 위한 7번째 날에 볼 수 있다.

이상 부위의 개선

주름절제술에 대한 표준적인 고려 사항 외에 S자 거상술 시 몇 가지 사항이 고려되어야 한다. 수술 초기에 절제된 귀 앞 피부 조각은 대개 폭이 1cm 미만이다.

뺨 피판은 뒤보다는 수직으로 이동되기 때문에 너무 많이 피부 절제를 하면 마지막 피부 봉합이 어렵게 된다. 개업의들은 항상 안면 신경의 측두 분지의 가능한 위치를 인식해야 한다.

이러한 신경 분지의 외상을 피하기 위해 표층근건막체계의 주름 형성 봉합의 지지점은 권장되는 부위 앞에 시행해서는 안 된다. 협골궁 얕고 머리쪽에 위치한 표층근건막체계의 손상을 피하기 위해 주의해야 한다.

이차적인 빗 주름 형성 봉합을 위한 표층근건막체계의 교합은 협골궁 꼬리쪽 근막(표층측두근막)에 실시해야 한다. 뺨 피판을 넓게 박리해서 표층근건막체계의 주름 형성 시 피부 왜곡현상을 막을 수 있다. 표층근건막체계의 주름 봉합이 강한 장력 하에 매어질 때 피판 원위 부 피부는 흔히 주름이 생긴다. 피부 봉합 후에 남아있는 피부 주름은 아래쪽 절개에 의해 없어진다.

합병증

부분 마취가 주름절제술의 안전성을 증가시킨다. 혈종, 신경 무전도증 같은 심각한 합병증의 발병률은 낮다.

경미한 합병증인 피부 봉합 자리에 나타나는 비후성 반흔은 장력을 줄이고 피부 연을 맞추면 피할 수 있다.

수술 결과

본 장에서 기술된 S자 거상술의 전형적인 수술 결과는 그림 6.8-6.10에 나타난다.

참고문헌

Baker DC 2001 Minimal incision rhytidectomy (short scar face lift) with lateral SMASectomy: evolution and application. Aethetic Surgery Journal 21:14-26; 68-79

Beker FF, Bassichis BA 2004 Deep plane face-lift vs superficial musculo-aponeurotic system plication face-lift. Archives of Facial Plastic Surgery 6:8-13

Bernstein L, Nelson RH 1984 Surgical anatomy of the extraparotid distribution of the facial nerve. Archives of Otolaryngology 110:177-183

Hamra ST 1992 Composite rhytidectomy. Plastic and Reconstructive Surgery 90:1-13

Hoeffin SM 1998 The extended supraplatysmal plane (ESP) face lift. Plastic and Reconstructive Surgery 101:494-503

Krejci-Papa NC, Langdon RC In press Skin aging in three dimensions. In: Krutmann J, Gilchrest BA (eds) Skin aging. Springer-Verlag, Berlin

Langdon RC 2005 Liposuction of neck and jowls. In: Hanke CW, Sattler G (eds) Procedures in cosmetic dermatology series: Liposuction, Saunders, Philadelphia

Langdon RC, Herbich G. Chapter 8, this voulme

Langdon RC, Sattler G, Hanke CW 2005 Minimum incision face lift. In: Robinson JK, Hanke CW, Siegel DM, Sengelmann RD (eds) Surgery of the skin. Elsevier, London

Orentreich DS, Orentreich N1995 Subcutaneous incisionless (subcision) surgery for the correction of depressed scars and wrinkles. Dermatologic Surgery 21:543-549

Saylan Z 1999 The s-lift: less is more. Aesthetic Surgery Journal 19:406-409

Saylan Z 2002 Purse string-formed plication of the SMAS with fixation to the zygomatic bone. Plastic and Reconstructive Surgery 110:667-671

Skoog T 1974 Plastic surgery: New methods and refinements. Saunders, Philadelphia

Stephenson KL 1970 The mini-lift, an old wrinkle in face lifting. Plastic and Reconstructive Surgery 46:226-235

Tonnard P, Verpaele A, Monstrey S, et al 2002 Minimal Access Cranial Suspension Lift: A modified S-Lift. Plastic and Reconstructive Surgery 109:2074-2086

Tonnard P, Verpaele A 2004 The MACS-lift short scar rhytidectomy. Quality, St Louis

7 수직 벡터 안면거상술

Vertical Vector Face Lifts

Greg S. Morganroth, Brent R. Moody, Roberta D. Sengelmann

서론

다루어 지고 있는 문제

과거 5년 동안 피부 외과 의사들은 국소 마취만으로 시행하는 최소 침습 안면거상술을 개량하고 발전시켜 얼굴 젊어짐의 발전에 기여하였다. 진정 하에서 전통적인 얼굴 젊어짐을 받도록 계획된 환자들은 이러한 보다 안전하고, 덜 침습적이며, 빨리 치유되는 기법을 매우 잘 받아 들여왔다. 수직 벡터 안면거상술은 외래 진료실에서 국소 마취 하에 시행될 수 있는 많은 외과적 얼굴 젊어짐 시술을 포함한다. 수직 벡터 안면거상술의 핵심 요소는 연조직과 피부 전진술의 수직 벡터이다.

나이가 들면서 얼굴 연조직의 처짐이 발생하고 중력에 의해 하강 벡터는 주로 아래방향으로 향하게 된다. 이런 시술들은 표층근건막체계의 외과적 조작에 의해 연조직 하강을 교정한다. 많은 전통적인 안면거상술과 최근에 나온 최소 또는 최소 절개 안면거상술은 필요한 수직 기상이 이루어지지 않고 불충분한 얼굴 젊어짐 또는 부자연스런 장력선이 나이가 들면서 두드러지게 생긴다. 수직 거상은 얼굴이 자연스럽게 젊어지고 전통적인 기술에서 보이는 수평 벡터를 특징으로 하는 과신장된 소위 바람 모양을 만들지 않는다(Box 7.1).

환자의 선택

수직 벡터 안면거상술은 국소 마취로 자연스런 결과를 원하는 미용 환자들에게 얼굴과 목의 젊음을 되찾아 준다. 이 글속에 언급된 기술은 귓 앞 거상술(Anterior 앞) 또는 귓 뒤 거상술(posterior, 뒤)과 결합된 보다 넓은 귓 앞 거상술을 포함한다. 앞 접근법만으로는 경부 거상술이 적합하며 목의 선명도와 팽팽함을 주기 위해 정중선 활경근 주름 형성을 시행한다. 앞/뒤 접근법에서 목의 지방 흡인과 거상술 및 정중선과 측면 활경근 주름 형성이 포함된다. 앞 거상술은 아래 턱 윤곽, 턱 및 상부 목의 개선을 원하는 환자들에게 적용된다.

이 환자들은 최소에서 중등도의 얼굴 처짐과 최소에서 중등도의 활경근 띠를 동반한 목 처짐을 가지고 있다. 심각한 목의 탄력 섬유증, 주름, 과잉 피부를 가진 환자들은 앞/뒤 접근법을 통해 박리, 측면 활경근 주름 형성, 목의 과잉 피부 절제를 시행해야 한다. 앞뒤 벡터 거상술은 환자들의 미용적인 욕구를 만족시킬 것이다.

예상 효과

수직 벡터 안면거상술은 과도한 측면 벡터 거상술에 의한 과 신장된 모양을 최소화하기 위한 수직 방향 주름 형성을 제외하면 표준 안면거상술과 같은 기본적인 수술 술기와 원칙을 이용한다. 국소 마취만을 사용함으

수직 벡터 거상법의 장점들

- 안면 및 처진 경부조직의 더 자연스러운 벡터
- 봉합시 장력을 덜 받는 최적의 거상
- 과신장된 모양을 덜 만듦
- 직접적인 경부 박리없는 최적의 경부 거상

Box 7.1 수직 벡터 거상법의 장점들

로써 마취 관련 이환율과 수술 후의 양정기간을 줄이고 수술 비용을 절감할 수 있다. 결과, 기간 및 수술 후의 과정의 범위는 다른 안면거상술과 유사하다.

치료 전략의 개관

주요 결정 인자

개개 환자들의 독특한 욕구를 해결하기 위해 기술이 반복적으로 사용될 수 있다. 기본적인 기술적 요소로는 앞 접근법, 앞/뒤 접근법과 목이 처진 환자에서 추가적인 경부 거상술을 고려할 수 있다. 다른 안면거상술과 마찬가지로 깊은 코입술주름은 완전히 개선되지 않을 것이고 노화된 피부 입술 또한 연부 조직 확대술, 화학박피술, 레이저 박피술 등의 부가적인 술식이 없이 해결되지 않는다. 안검성형술, 하악 이식물 삽입, 이마 거상술과 같은 다른 젊어지게 하는 술식들도 같은 수술 환경에서 흔하게 시행되고 있다.

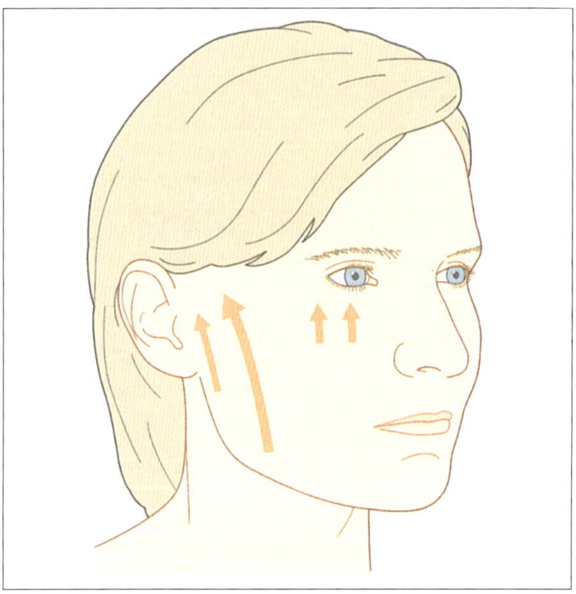

그림 7.1 V자 거상술의 수직 벡터들 (Courtesy of Dr B Moody)

Sengelmann과 Moody는 Tonnard의 최소 접근 두개 현수 거상법을 변형하여 V자 거상술을 고안하였다. V자 거상술은 경부 지방 흡인과 정중선 활경근 주름 형성과 함께 현수 봉합(Saylan에 의해 묘사된)을 사용하여 앞 안면거상술과 얼굴 중간 융기를 포함시키고 있다(그림 7.1). 과잉 조직 절제를 위해 드물게 안면거상술 절개를 귓 뒤 주름까지 확장한다.

Morganroth는 자신의 S자 거상술을 확장하여 (1) 미리 결정된 피부 절제 없이 광범위한 구역의 박리; (2) 귀 뒤로 확장된 보다 긴 절개선; 그럼에도 짧은 반흔 안면거상술로 여겨지는 (3) 개개 환자에서 얼굴과 목의 지방 흡인 (4) 하악 각에서 보다 팽팽함과 윤곽선을 만들어주는 정중선과 측면 활경근 주름 형성을 포함시켰다. Morganroth가 안면 지방 거상법으로 이름을 붙인 이 술식은 국소 마취 하에서 시행된다(그림 7.2, 7.3).

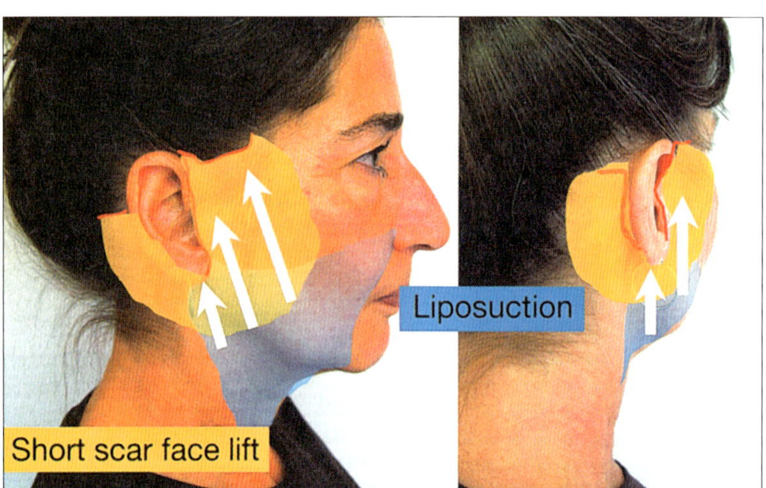

그림 7.2 안면 지방 거상술은 짧은 반흔 안면거상술과 함께 광범위한 안면부와 경부의 지방 흡인을 포함한다 (Courtesy of Dr G Morganroth)

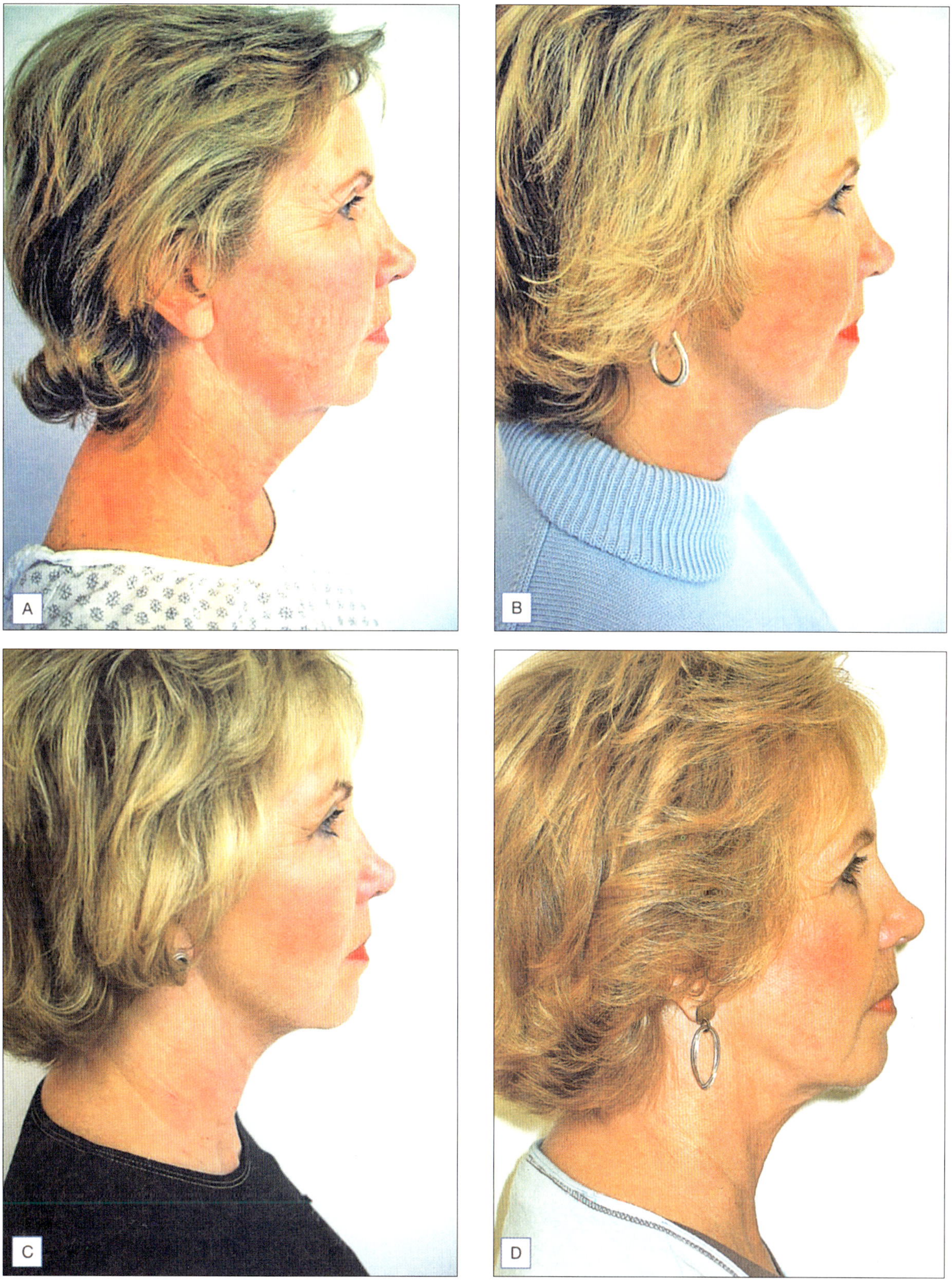

그림 7.3 안면 지방 거상술. 수술 전 (A), 수술 1개월 후 (B), 수술 3개월 후 (C), 그리고 수술 2년 후 (D). (Courtesy of Dr G Morganroth)

이 술식의 핵심은 뒤 절개를 추가하여 넓은 박리, 수직 피부 겹침, 귓 뒤 주름과 모발선에 과잉의 피부를 위치시키고 남은 피부를 절제해내는 것이다.

지방흡인술의 추가는 무겁고 둥근얼굴의 환자에서 무거운 목주름과 하부빰의 지방과잉을 줄인다. 늘러지고 탄력 섬유성의 목 피부와 두드러진 활경근 띠를 가진 환자들은 확장 안면 지방 거상술을 통해 절개선을 후두 두피 방향으로 5~6 cm 확장하여 활경근 주름 형성과 Webster 안면거상술 절개와 유사하게 목 피부를 절제한다(그림 7.4). 확장 안면 지방 거상술의 결과는 전통적인 거상술과 유사하며 Morganroth 시술의 90%를 넘게 차지한다.

환자 면담

포괄적인 얼굴 젊어짐의 상담에는 환자의 목적과 결과에 대한 기대치를 철저히 검토해야 한다. 국소 마취와 전통적인 시술의 장단점을 평가해야 한다. 피부과 전문의의 국소 마취, 최소 침습적 시술, 자연스런 결과를 강조하는 외과적 견해가 도입되었다. 내과적 치료 및 외과적인 이전의 미용수술경험을 포함한 과거력은 외과적 합병증의 잠재성을 정확히 알기 위해 중요하다.

목의 이완 상태와 지방 턱뼈 얼굴 중간의 하강; 측두부 탈모 하방 하악골; 고유의 피부, 근육, 구조적 비대칭 등의 정도를 평가해야 한다.

환자들이 손거울을 보면서 자신들의 관심사를 설명하도록 한다. 우선 환자에게 자신이 기대하는 것을 설명하도록 하고 의사가 시술의 기대되는 효과를 설명하여 의사와 환자 모두 의미 있는 수술 계획을 만들고 비현실적인 기대치를 최소화하도록 한다.

수술에 대한 상대적 금기증으로는 (1) 전반적인 불량한 건강상태 (2) 조절되지 않는 고혈압 (3) 심장 질환 (4) 갑상선 질환 (5) 출혈성 질병 (6) 켈로이드 과거력 (7) 불안정한 정신과적 질환 (8) 비현실적 기대감 등이 포함된다. 만성 질환은 종종 쉽게 확인할 수 있고 환자가 의도적으로 수술 의사에게 감추지 않는다.

한편 비현실적인 기대감을 평가하기란 훨씬 어렵다. 의사는 환자가 어떠한 결함도 참지 못하는 완벽 주의자인지, 요구가 지나치게 많은지 또는 과거 수술의 결과가 합당한데도 만족하지 못하는 지를 기록해두어야 한다. 이러한 개인의 성격은 먼저 접수원, 간호사, 미용상담사들에 의해 먼저 파악된다. 수술에 적합하지 않은 환자들은 다른 의사의 소견을 구해보도록 한다.

치료 기술

수술 전 상담 방문

환자는 수술 전, 수술 중, 수술 후의 상태에 대한 상

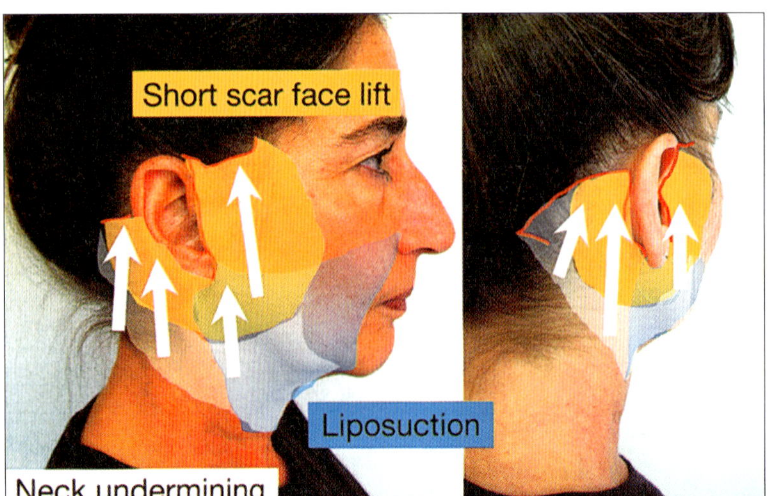

그림 7.4 확장 안면 지방 거상술 기술은 긴 절개, 활경근 주름 형성, 그리고 경부 거상술을 포함한다(Courtesy of Dr G Morganroth)

담을 받는다. 통증, 부기, 국소적인 피부의 딱지, 절개 부위의 치유 지연, 멍, 대개 일시적으로 생길 수 있는 감각 운동 신경의 기능 이상 등 수술 후 가장 흔히 발생하는 문제점들에 대한 논의를 하게 된다. 사진 촬영 동의 양식에 서명을 하고 수술 전 사진 촬영을 한다.

환자들은 적어도 수술 2주 전부터 혈액응고에 장애를 주는 약물 즉 아스피린, 비스테로이드성 소염제, 비타민 E, 생약제 및 다른 약물들의 복용을 금지한다. 수술 하루 전부터 시작해서 항생제를 1주일 간 복용한다.

환자들의 건강 상태에 따라 국소 마취 수술에 대한 수술 전 검사를 환자들의 1차 진료 의사에게 의뢰할 수 있다. 일상적인 실험실 검사로는 혈소판을 포함한 전 혈구계산, 간 기능 검사, 혈액 응고 검사, 심전도 검사 등이 포함된다. 수술 전에 새로운 약물을 복용할 경우 수술 의사에게 알려주도록 환자에게 교육시킨다.

수술 당일/수술 중 고려사항

진정제의 경구 또는 근육 내 투여 여부는 의사와 환자가 선택할 문제이다. 환자의 의문 사항에 대해 설명을 해주고 동의서에 서명한 후 환자는 수술복으로 갈아입는다.

수술 전 약물 처치로는 clonidine 0.1 mg, 고혈압약과 진정제(일반적으로 경계역 고혈압 환자에게 적용되나 저혈압과 서맥 환자에서는 금기이다); 항불안제는 설하로 Ativan 1~2 mg을 투여하고 필요하면 진통제로 Demoral 25~50 mg을 근육으로 투여한다.

Meperedine 투여에 의한 구역 및 구토를 최소화하기 위해 저자들은 Demoral과 함께 Vistaril 25 mg의 근육 투여를 권장한다. 그 후에 피부 준비, 모발 깍기와 사진 촬영을 시행한다.

수직 벡터 안면거상술의 수술 기법

Sengelmann과 Moody가 사용하는 V자 거상술 기술은 귓 앞의 짧은 절개를 이용하여 표층근건막체계의 주름 형성과 잉여 피부의 절제를 시행한다. 이 기술은 경부 지방 흡인과 활경근 주름 형성을 같이 사용할 수 있다. 활경근 주름 형성을 하는 동안 목을 넓게 박리하여 목의 잉여 피부가 다시 덮이도록 하여 뒤 절개를 피할 수 있다(그림 7.5–7.7). 시술 방법은 다음과 같다:

1. 수술 표시하기(그림 7.8)
   a. 목과 턱의 지방 흡인 부위를 흉쇄유돌근 앞과 흉골 절흔 위까지 표시한다.
   b. 수술 동안 부풀어 오른 침윤에 의해 해부학적 기준점과 혈관 등이 불명확해지므로 이들을 표시한다. 이러한 지표들에는 활경근 띠, 안면 동맥(붉은 선), 안면 신경의 하악 분지 경로를 나타내는 잠재적인 신경 손상 부위(녹색과 붉은색으로 빗금친 부분) 등이 있다.
   c. 계획된 안면거상술의 절개선을 그린다(귓 앞의 검은 선).
   d. 계획한 지방 흡인 시작점은 귓불 앞에서 귀 앞 주름의 최하단과 턱끝밑 주름의 앞에 표시한다. 그림. 7.8에서 부가적인 송창성 침윤 및 지방 흡인 점이 검은색 'X'로 표시되어 있다.
2. Hibiclens을 이용한 피부 준비하기
3. 경부 지방 흡인과 주름 성형 기술
   a. 팽창액을 목에 주입한다. 목의 지방 흡인을 위해 1:1,000,000 에피네프린이 섞인 0.1~0.2% 리도카인을 사용하며 일반적으로 150~300 ml이 사용된다.

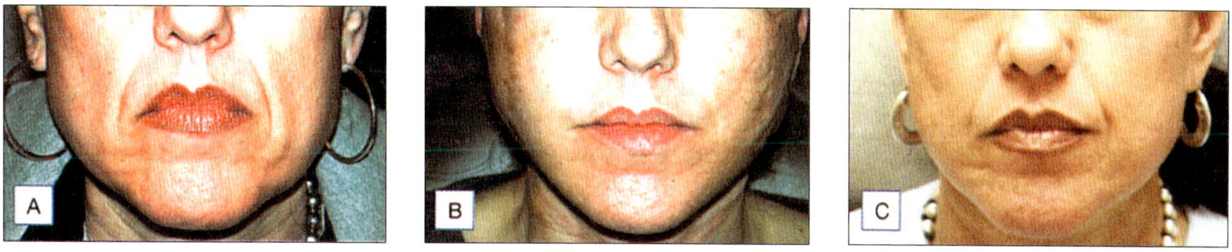

그림 7.5 (A) V자 거상술 수술 전의 사진, (B) 수술 직후, 그리고 (C) 수술 9개월 후 (Courtesy of Dr R Sengelmann)

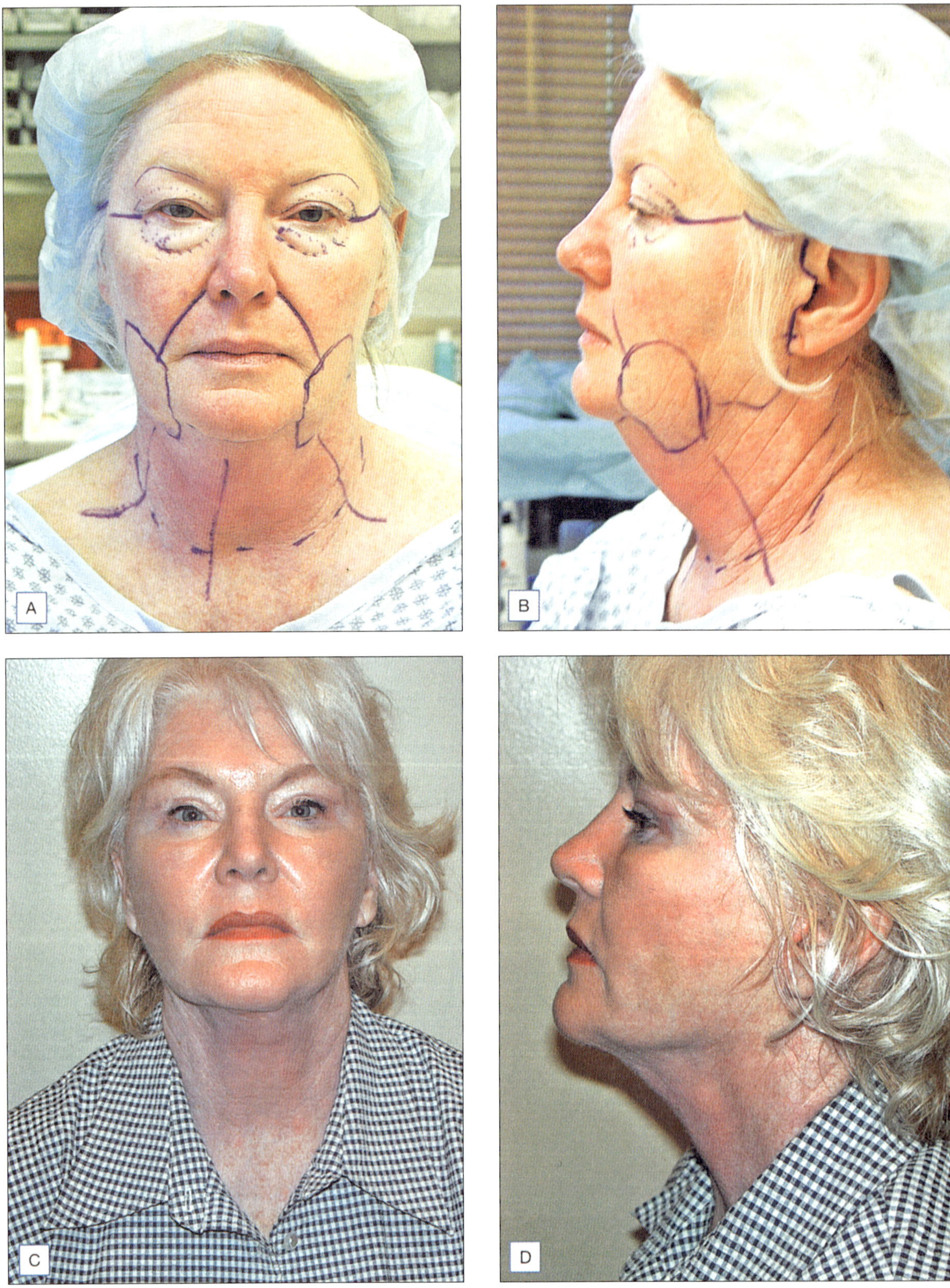

그림 7.6 수술 전 (A, B)과 눈꺼풀 안검성형술과 V자 거상술 수술 12개월 후 (C, D) (Courtesy of Dr R Sengelmann)

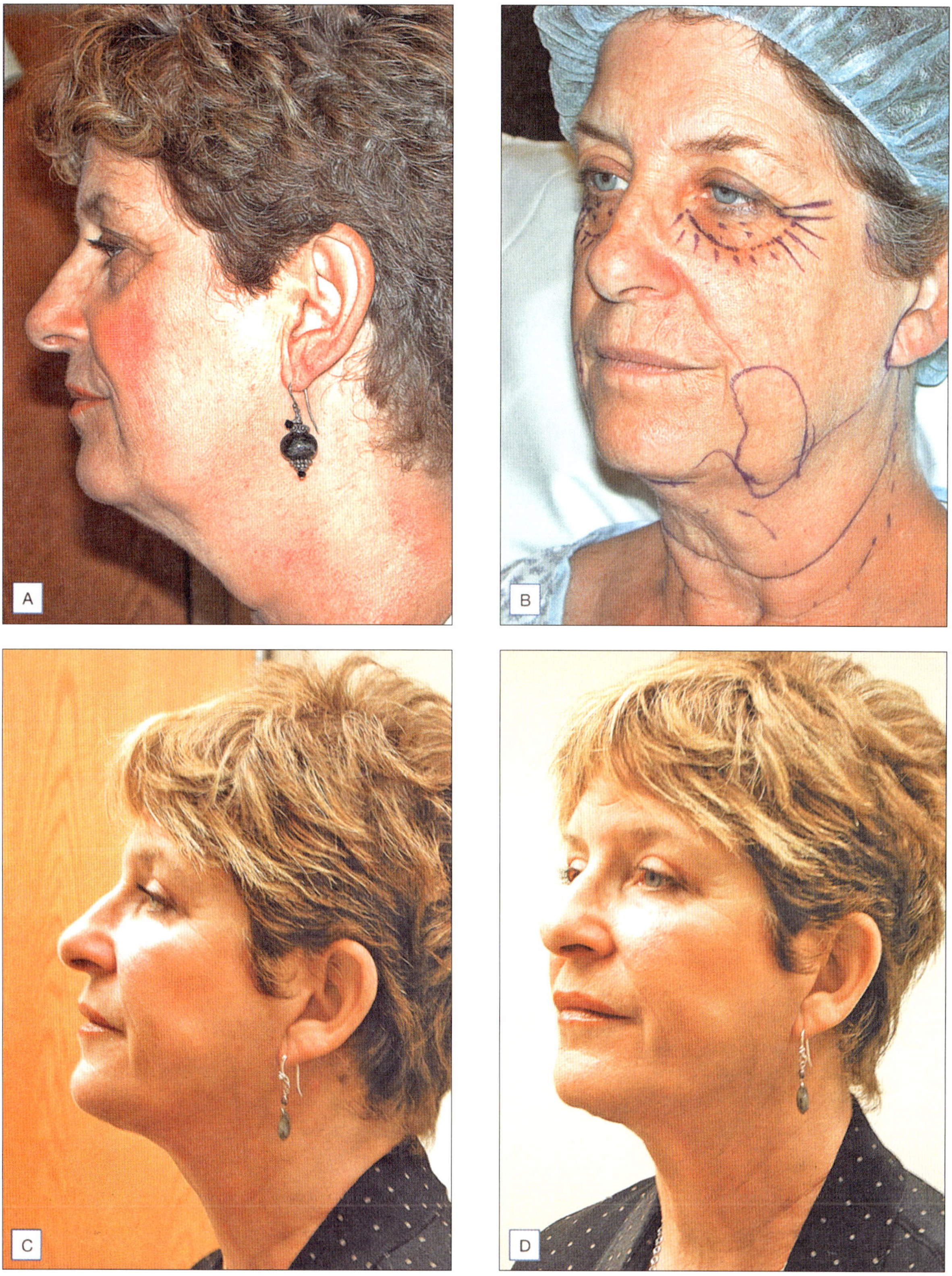

그림 7.7 수술 전 (A, B)과 눈꺼풀 안검성형술과 V자 거상술 수술 12개월 후 (C, D) (Courtesy of Dr R Sengelmann)

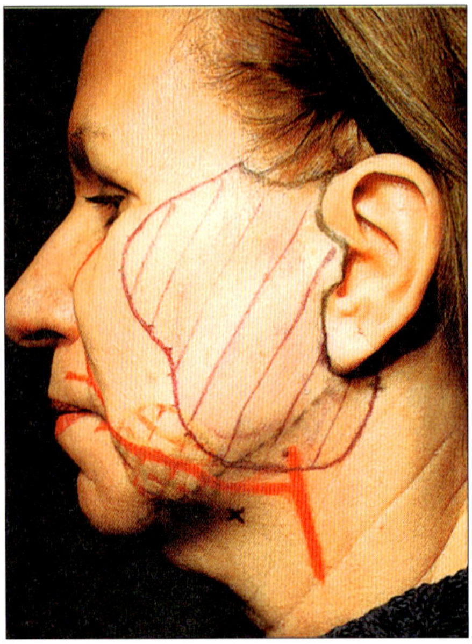

그림 7.8 V자 거상술의 수술 전 표시들은 안면 동맥 (빨간 색), 변연 하악 신경의 위험 부위 (턱 위의 교차된 평행선 부위), 박리 부위 (보라 색의 어두운 부위), 귀둘레의 뿌리에 X는 지지 현수 봉합을 위한 위치이고, 목에 X는 턱 지방 흡입을 위해 적합한 진입 부위이며, 이주 뒤 접근을 보여주는 귀 앞 피부 절개 (검은 실선) (Courtesy of Dr R Sengelmann)

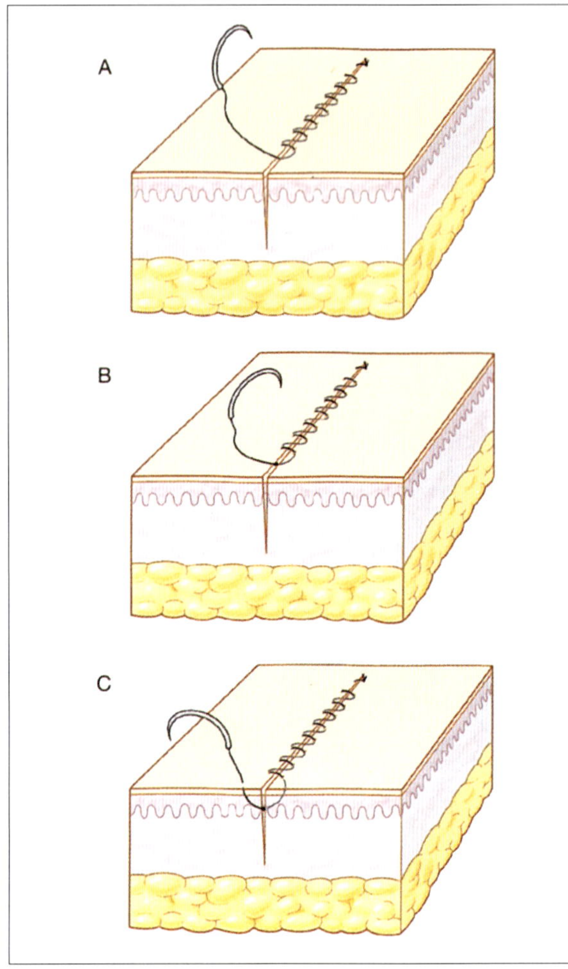

그림 7.9 A) 연속 봉합은 조직들을 통과한다. B) 매듭이 묶여진다. C) 봉합은 마지막으로 피하 조직으로 매듭을 만들고 잘려진다. (Courtesy of Dr B Moody)

b. 2~2.5 mm 끝이 무딘 스파츌라 삽입관을 지방 흡인 시작점에 주입하여 목의 지방 흡인을 시작한다.

c. 턱의 윤곽을 따라서 주름의 앞 0.5~1.0 cm에 위치하도록 3~4 cm 정도의 곡선 턱밑 절개를 시행한다. 이렇게 하여 측면에서 턱밑 주름이 과장되어 보이는 마녀 모양 주름 변형을 예방할 수 있다.

d. 턱밑 절개를 통해 직접 보면서 활경근으로부터 피부를 박리한다. 흉쇄유돌근 머리의 외측 경부까지 박리하여 피부를 덮을 수 있도록 되도록 넓게 박리한다. 양극 지혈 겸자를 이용하여 지혈을 시행하다.

e. 활경근 아래의 지방을 턱밑 부위에서 활경근 근위부의 내측 경계를 확인한 후 조심스럽게 제거한다.

f. 3.0 PDS(Vicryl 또는 Mersilene도 사용 가능)로 연속 봉합을 하여 코르셋 형태의 주름 형성을 시행한다. 턱밑에서 근육의 최상부에 매듭을 만든 후 가능한 한 길게 활경근을 따라 아래쪽으로 적어도 설골 높이 까지 연속 봉합을 시행한다. 봉합의 가장 원위부를 봉합할 때 봉합을 이전 봉합 고리 모양으로 되감아 턱밑 절개 방향으로 연속 봉합을 계속한다. 마지막 근위부에 봉합한 것이 완성되면 매듭을 튼튼히 하고 활경근 아래쪽으로 바늘을 통과시켜 매듭이 묻히도록 한다(그림 7.9). 성공적인 코르셋 형태의 활경근 성형술의 핵심적인 기술적 요소는 넓게 목을 박리하는 것이다. 주름 형성 후에 피부가 당겨지거나 또는 옴폭해지는 경우 진입 부위를 봉합하기 전에 이 부위를 박리하여 불만족스러운 피부 겹침을 예방해야 한다.

g. 피부 봉합은 5.0 Monocryl buried와 6.0 Prolene의 상피 봉합을 이용하여 시행한다.

4. V자 안면거상술 기술
   a. 계획된 안면거상술 절개 부위를 따라 종창성의 국소 마취를 시행한다. 저자들은 1:250,000 에피네프린이 섞인 0.3% 리도카인을 얕은 피부 아래면에 주입한다. 통상 200~350 ml이 필요하다(자세한 내용은 4장 참조).
   b. 안면거상술 절개는 모발이 있는 구레나룻 또는 측두 부위에서 45도 각도로 모낭을 보호하기 위해 시행하며 후에 반흔 잘 보이지 않게 된다.
   c. 안면거상술 피부판은 피하 조직 면에서 확산/결찰술을 이용하여 박리하며 진피하 혈관총이 손상되지 않도록 주의한다. 상처 치유 후에 피부가 매끄럽지 못하고 옴폭해지는 것을 막기 위해 피판에 2~4 mm의 피하 조직을 남기는 것이 도움이 된다. 피판을 통해 역광 조명(투과 조명)을 시행하는 것이 적당한 깊이로 피판이 박리된 것을 확인하는데 도움이 된다(그림 7.10). 투과 조명을 피판에 했을 경우 지방의 두께가 일정해야 하고 다소 자갈 모양으로 보일 수 있다. 그림 7.8에 기술된 AS 박리 범위는 일반적으로 하안와 연에서 측면으로 2~3 cm, 코입술주름과 마리오네트 선에 3~5 cm 측면으로 평행하게, 턱 측면의 하악각에서 목 지방 흡인/박리 부위와 만나다. 대부분의 경우 귀 앞 절개로부터 안쪽 아래로 가장 멀리는 5~7 cm 가량 떨어져 있게 된다.
   d. 시술 도중 세심하게 지혈을 시행한다. 드물게, 수술 후 삼출이 걱정되는 환자들에서 Blake 배출관을 사용한다. 배출관은 목과 얼굴의 박리 부위에서 가장 아래쪽에 삽입하며 수술 후 2~3일 째에 제거한다.
   e. 표층근건막체계의 주름 겹침
   i. 표층근건막체계 주름 형성을 위한 첫 번째 위치는 협골궁 아래 뺨 중간이다. 4.0 Vicryl 또는 내구성이 좋은 흡수성 봉합사를 이용하여 표층근건막체계를 연속 봉합을 이용하여 협골궁을 향해 융기한다. 개개의 봉합은 약 2 cm의 수직 거상을 제공한다. 봉합은 협골 뒤에서 외측으로 시작하고 몇 cm의 표층근건막체계와 연조직을 연속 매듭법을 시행하여 앞으로 이동한다(그림 7.11). 주름잡힌 표층근건막체계와 근육은 협골궁에 풍만함을 만들어준다. 이런 풍만함은 광대 뺨 융기에 부피를 제공해 주는데 특히 저형성 광대 융기를 가진 환자들에게 유용하다. 특히 두드러진 협골궁을 가진 환자들은 이 부위의 과도한 풍만함을

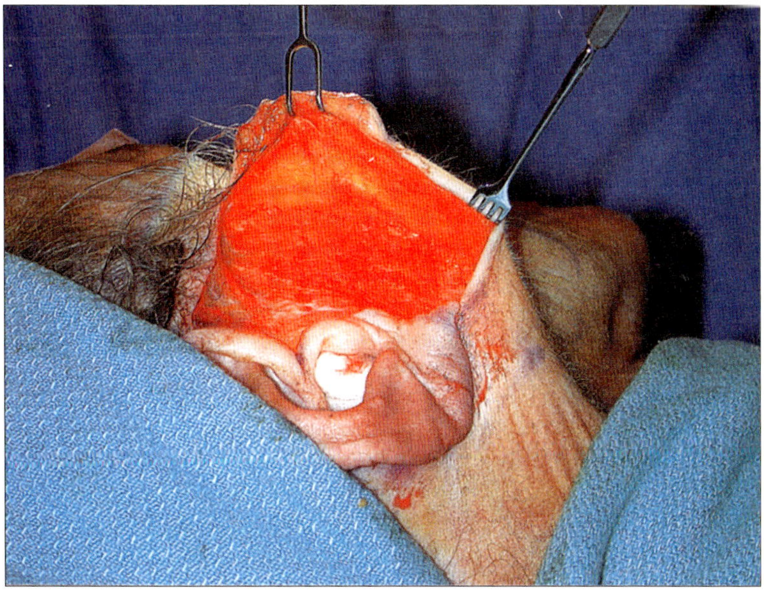

그림 7.10 피판의 투과 조명은 얇은 층의 지방 조직을 가진 피판의 박리와 생성을 가능하게 한다 (Courtesy of Dr R Sengelmann)

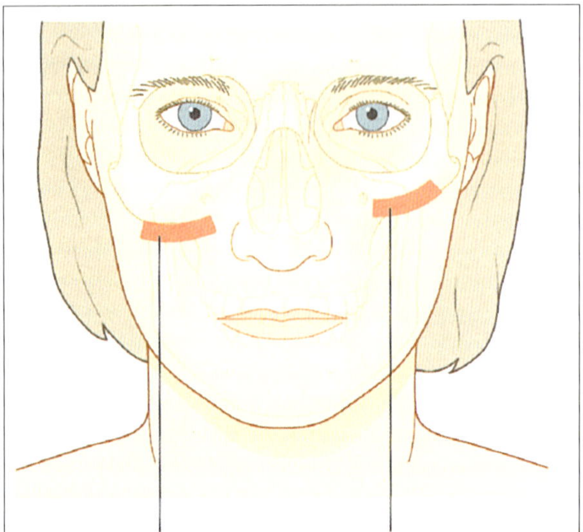

그림 7.11 돌출된 협골을 가진 환자에서, 안면 중앙의 연부 조직들은 궁 아래 점에서 Vicryl로 주름 형성이 된다. 협골이 돌출되지 않은 환자에서는 뺨이 충만하게 보이게 하기 위해서 궁 위로 연부 조직이 융기된다 (Courtesy of Dr B Moody)

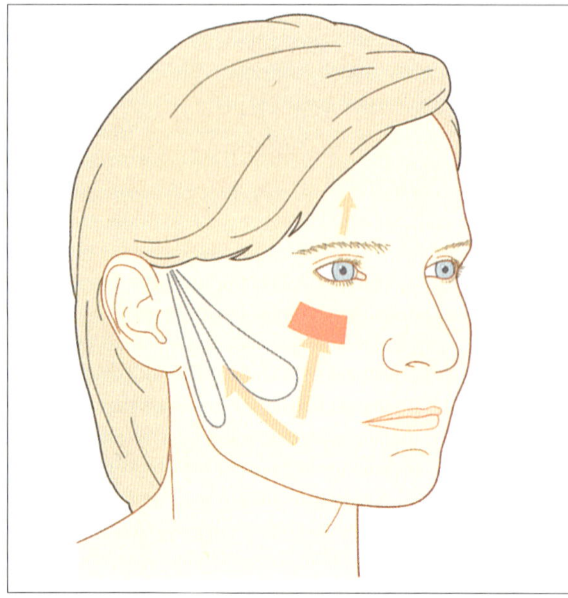

그림 7.12 Prolene과 Vicryl을 이용한 주름 형성 봉합의 경로. Prolene 봉합은 턱과 안면 아래 부위를 융기하고 경부를 향상시킬 수 있다. Vicryl 봉합은 안면 중앙을 융기시킨다 (Courtesy of Dr B Moody)

피하기 위해 궁의 아래 가장자리까지 표층근건막체계를 거상한다. 마지막 매듭은 바늘을 표층근건막체계를 통과시켜 묻히도록 해야 한다(그림 7.9).

ii. 뺨/턱 주름 형성 봉합의 V자 거상술의 중요한 요소이다. 표층근건막체계 주름 형성 봉합은 깊은 측두 근막에 고정하며 근막은 귀둘레 뿌리 위쪽에 조직을 가위로 펼쳐 위치시킨다(그림 7.12). 주의깊게 박리하지 않고 과도하게 확장하면 얕은 측두 동맥이 손상 될 수 있다. 그 다음 2.0 Prolene 봉합사 이용하여 좁은 고리모양으로 하악각에서 활경근을 끌어올려 수직 벡터 방향으로 조직을 들어올릴 수 있다(그림 7.13). 깊은 측두 근막을 고정된 또 하나의 보다 넓은 봉합 고리를 아래 측부 뺨에 통과시켜 내측으로 끌어 전체 모양을 완성한다. 당기는 방향이 수직에 가까울수록 최종 결과가 더욱 자연스럽고 귓바퀴 뒤에서 과잉 조직을 교정할 필요가 줄어든다.

iii. 피부 봉합 전에 추가적인 피판의 박리로 피부가

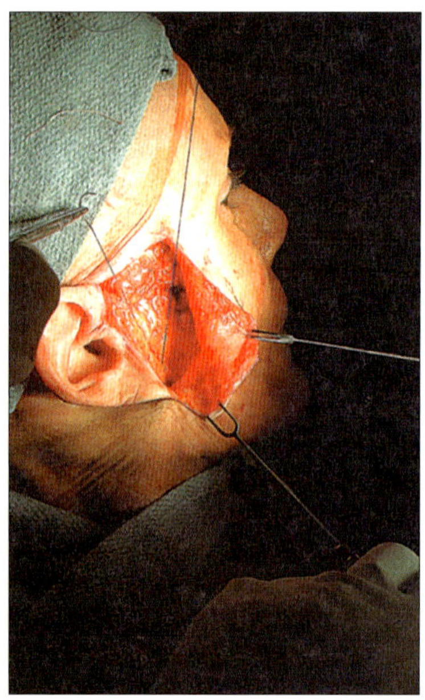

그림 7.13 Prolene 현수 봉합은 안면 아래 부위, 턱과 경부를 융기시키기 위해 시행된다. (Courtesy of Dr R Sengelmann)

옴폭 들어가거나 뒤당김이 발생한 것을 교정한다.

f. 과잉 피부의 절제/피판 정돈

i. 표층근건막체계를 융기하면 피판 절개 부위에 과잉 피부가 남게 된다. 피부 절제의 목적은 표층근건막체계 융기에 의해 생겨난 과잉 피부를 제거하

는 것이다. 우선 수직 방향으로 피부를 피판 절개 면에 덮는다. 조직을 수직 방향으로 전진시킴으로써 귓불에는 과잉 피부가 거의 없게 되고 대부분의 과잉 피부는 귀둘레 뿌리/관자놀이의 위 절개 면에 위치하게 된다(그림 7.14). 절개 면에 덮은 피부를 봉합기나 봉합을 하여 고정한 후 과잉 피부를 위 내측에서 아래 방향으로 절제한다. 절개 아래에 피부가 원뿔 모양으로 돌출하면 Burrow 삼각을 귓불 뒤에서 제거한다.

g. 피부 봉합

장력 없이 피부를 봉합하더라도 저자들은 층별 봉합을 선호한다. 절개 부위를 따라 5.0 Monocryl을 이용하여 몇 개의 매몰 단속 봉합을 시행한다. 그 다음 6.0 Prolene을 이용하여 절단 면을 외번을 시켜 피부 봉합을 시행하여 안면 V자 거상술을 마치게 된다(그림 7.15).

확장 안면 지방 거상술

확장 안면 지방 거상술은 귀 뒤 절개, 측 경부 박리, 유돌 근막까지 활경근 주름 형성, 단속 중간선 활경근 주름 형성 봉합과 절개 봉합에 사용되는 고정 봉합 기술에서 V자 거상술과는 다르다(Box 7.2).

한번의 시술로 소악증을 가진 환자에서 턱 이식물 삽입, 안검성형술(그림 7.16–7.18)과 피부 박피술 등과 함께 일반적으로 행해진다. 앞에서만 수직 벡터 거상술을 시행하는 것과 달리 앞뒤 거상술은 전통적인 안면거상술의 대상이었던 심한 목의 처짐, 주름 형성, 탄력 섬유증을 가진 환자들에게 다시 피부를 젊어지게 해준다.

확장 안면 지방 거상술은 다단계의 시술로 목과 얼굴의 지방 흡인을 시행한 후 턱끝밑 절개를 통해 중간선 활경근 주름 형성을 시행한다. 앞 피판을 피하 면에서 먼저 융기하고 목의 중앙선을 가로질러 전체 목을 박리하여 뒤 피판을 융기한다.

표층근건막체계와 측방 활경근의 수직 벡터 주름 형성을 한 후 얼굴과 목 피부의 양방향 수직 겹침을 시행한다. 활경근 주름 형성 후에 양측 턱 이식물 삽입술을 위치시키고 안검성형술과 레이저 피부 박피술을 시행한다. 확장 안면 지방 거상술은 이 부분에서 설명하고, 표준형과 확장 안면 지방 거상술은 둘 다 동봉한 DVD에 포함되어 있다.

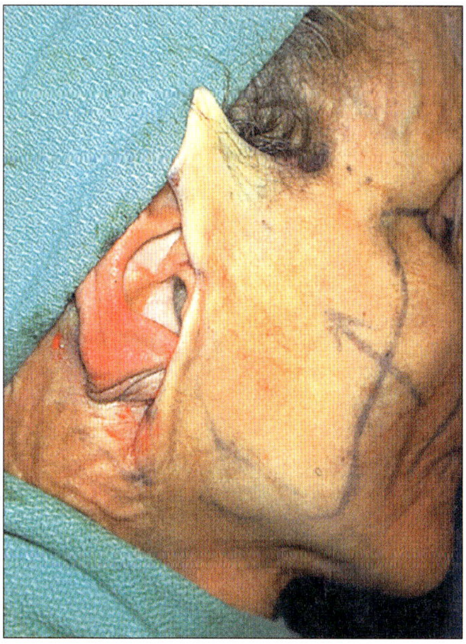

그림 7.14 귓불에서 피부과잉으로 최소화하기 위한 피부피판의 수직 견인 (Courtesy of Dr R Sengelmann)

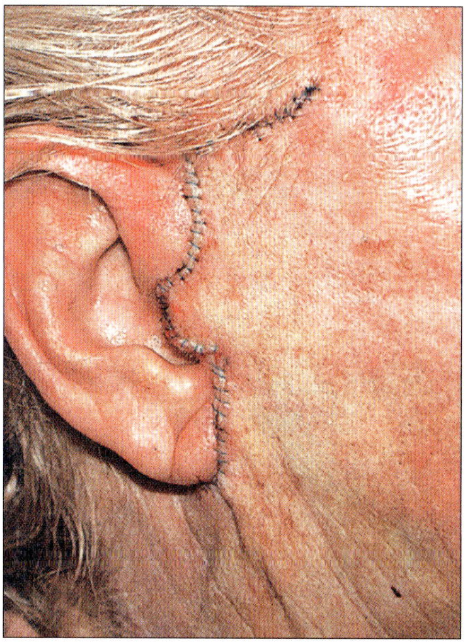

그림 7.15 V자 거상술 피부–피부 봉합 (Courtesy of Dr R Sengelmann)

확장 안면 지방 거상술과 비교한 V자 거상술		
인자	V자 거상술	확장 안면 거상술
뺨, 턱, 상부경부의 거상	+	+
경부 지방흡인	+	+
안면 지방흡인	−	+
중간선 넓은목근 주름 형성	+(코르셋)	−(단속)
측두근막 고정봉합	+	−
직접 안면 중간부 현수	+	−
귀바퀴뒤절개	−	+
유돌근막으로 넓은 목근주름 형성	−	+
귀바퀴뒤 피부절개	−	+

Box 7.2 확장 안면 지방 거상술과 비교한 V자 거상술

1. 다음 순서로 환자에게 표시를 한다. 목의 지방 흡인 부위는 흉쇄유돌근의 앞 경계와 흉골 절흔 위에 의해 경계 지어진다. 안면 지방 흡인 부위는 안면의 지방 조직 양에 따라 정해지며 턱 위의 아래 뺨, 턱, 코입술주름 등이 포함될 수 있다. 귀 뒤 절개로부터 목의 정중선까지 목의 박리 부분을 경계를 짓기 위해 탄력 섬유성 목의 아래 경계를 선으로 표시한다. 이 선은 흉쇄유돌근 위로 뒤 상방으로 연장되어 귀둘레 위 1/3의 뒤 측방 4~6 cm 후두 두피까지 도달한다. 활경근 띠가 있는 경우에 윤곽을 표시하고 턱끝밑 절개를 턱끝밑 주름 앞까지 연장한다. 앞 안면거상술의 절개는 귀둘레 위에 평행하게 구레나룻의 내측 1/3에서 시작하여 귓바퀴 앞 주름을 따라 아래로 진행하여 이주 가장자리를 따라 귓불을 돌아 귀 뒤 주름의 위 1/3 지점까지 이어진다. 뒤로 펼치기 위해 이개 앞 연골의 뒤쪽 면에 놓는 일반적인 방법과 달리 이 절개는 귀 뒤 주름에 놓음으로써 절개의 뒤로 당겨지는 것을 억제하는 유돌 근막에 지지 봉합을 시행할 수 있다. 절개선을 두피로 뒤 외측 방향으로 연장하고 귀 뒤 주름 4~6 cm 뒤쪽 탄력 섬유성 목 피부의 아래 경계를 따라 연장한다. 피부의 수직 거상각을 미리 계획하고 원뿔 모양 피부의 교정을 위해 필요한 과잉 두피의 제거를 위해 절개의 끝에 60도로 줄여서 만든다. 앞 피판 융기를 위한 경계 선은 5~7 cm 내측으로 반원 형으로 만들어 아래쪽의 목피판과 연결 한다(그림 7.19).
2. Hibiclens 비누를 이용하여 피부 준비를 한다.
3. 1:100,000 에피네프린이 섞인 1% 리도카인을 사용하여 안면거상술 절개와 턱끝밑 절개의 침윤 마취를 시행한다.
4. 11번 칼을 이용하여 턱끝밑 주름, 구레나룻 절개, 귀 뒤 평행 절개, 아래 귓불 주름 위치에 2 mm 크기의 천자를 시행한다. 피부 아래 면에 Klein 펌프를 이용하여 1:500,000 에피네프린이 섞인 0.3% 종창성의 리도카인 용액을 침윤시킨다. 얼굴과 목에 일반적으로 250~350 cc의 마취 액이 필요하다(그림 7.20).
5. 충분한 마취와 혈관 수축을 위해 20분 간 기다린 후 3 mm 스파츌라와 16g Klein Finesse 삽입관을 이용하여 턱끝 밑, 귀 아래, 입술 주름 끝에서 경부 지방 흡인을 시행한다. 지방 흡인의 범위는 개개인의 지방 축적 양에 의해 결정한다. 다음 2 mm 스파츌라 삽입관을 구레나룻, 귀 뒤 절개의 천자 부위에 삽입하여 앞,뒤 피판의 지방 흡인을 시행하고 경부의 지방 흡인 면과 연결한다(그림 7.21, 7.22).
6. 턱끝밑 천자는 1 cm 가량 양측으로 연장한다. Gorney 가위를 이용하여 활경근에서 앞쪽 목 피부를 융기한다(그림 7.23).
7. 지방 조직 띠를 가위로 절제하여 활경근 띠의 가장자리를 노출시키고 필요하면 활경근 아래쪽의 지방을 제거한다(그림 7.24). 3.0 PDS 단순 단속 봉합으로 설골 높이까지 근육 띠의 주름을 형성한다(그림 7.25). 일반적으로 5~7번의 봉합을 시행한다. 적응증이 되면 골막하 턱 이식물을 같은 절개 부위를 통해 삽입한다. 턱밑끝 절개는 4.0 Vicryl과 5.0 nylon을 사용하여 다중 층 직선 봉합을 시행하여 닫는다.
8. 환자의 왼쪽 얼굴이 아래로 향하게 위치시킨다. 겐티아나 바이올렛을 이용하여 절개 부위와 박리 부위를 표시한다. 15번 칼을 이용하여 절개를 시행하며 귀의 자연적인 곡선, 이주의 가장자리, 귓

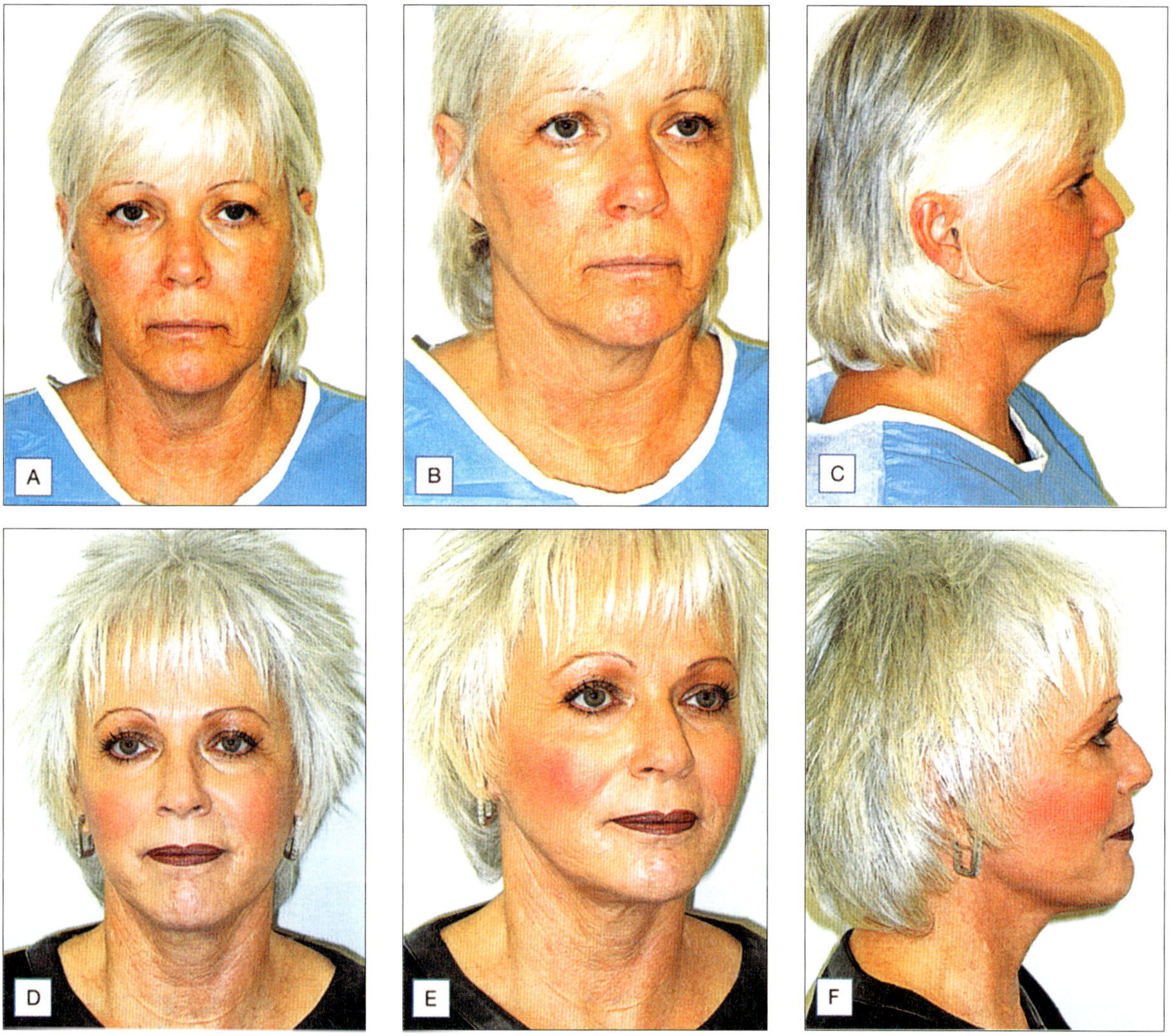

그림 7.16 눈 주위 레이저 박피술과 안면 TCA 박피술과 함께 시행된 확장 안면 지방 거상술의 수술 전 (A–C)과 수술 1년 후 (D–F) (Courtesy of Dr G Morganroth)

불 주름, 귀 뒤 주름을 따라 주의 깊게 절개를 시행하고 concha 연골의 뒤족이 아닌 후두 두피의 모낭 보호를 위해 모낭 보호 절개를 시행한다. 절개의 끝에 60도 각으로 축소시켜 만든다(그림 7.26).

9. Gorney 가위를 이용하여 앞 피판이 수술 전 표시한 범위 및 모양과 일치하도록 피하 면에서 박리를 시행한다(그림 7.27). 피판 거상은 투과 조명, 직접 광섬유 조명 투과 조명, 외과 의사의 반작용 등에 의해 쉽게 진행할 수 있다. 뒤 절개는 모낭 바로 아래 지방층에 있으며 작은 뒤통수 신경과 큰뒤통수신경 손상을 피하기 위해 흉쇄유돌근막의 표면에 위치하게 된다(그림 7.28). 수직과 수평 박리를 진행하여 목 지방 흡인 면과 연결하는데 이 면에서는 박리 시 저항이 매우 감소되어 있다. 지방층에서 곡선 Gorney 가위를 사용하여 정중선을 가로질러 박리 시에 주의를 기울여야 한다(그림 7.29). 머리 등을 사용하여 직접 보면서 전기 응고 술을 이용하여 지혈을 철저히 한다.

10. 표층근건막체계 주름 형성은 귀 앞 부위에서 시

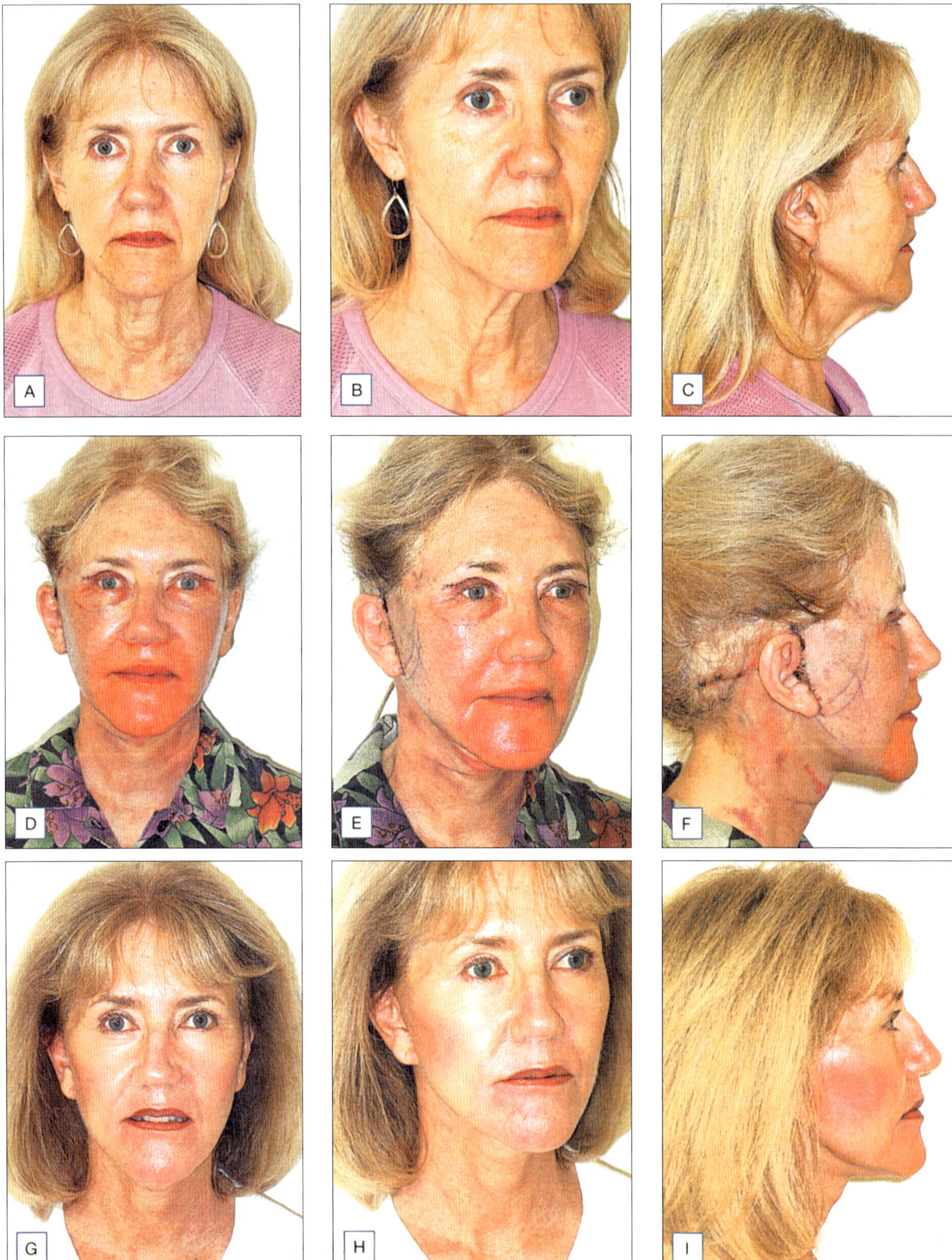

그림 7.17 위,아래 안검성형술, 눈 주위와 입 주위 레이저 박피술과 안면 TCA 박피술과 함께 시행한 확장 안면 지방 거상술의 수술 전 (A–C), 수술 1일 후 (D–F), 그리고 수술 2달 후 (G–I) 이 환자는 수술 후 기간 동안 총 3 vicodin 5/500 tables를 사용하였다. (Courtesy of Dr G Morganroth)

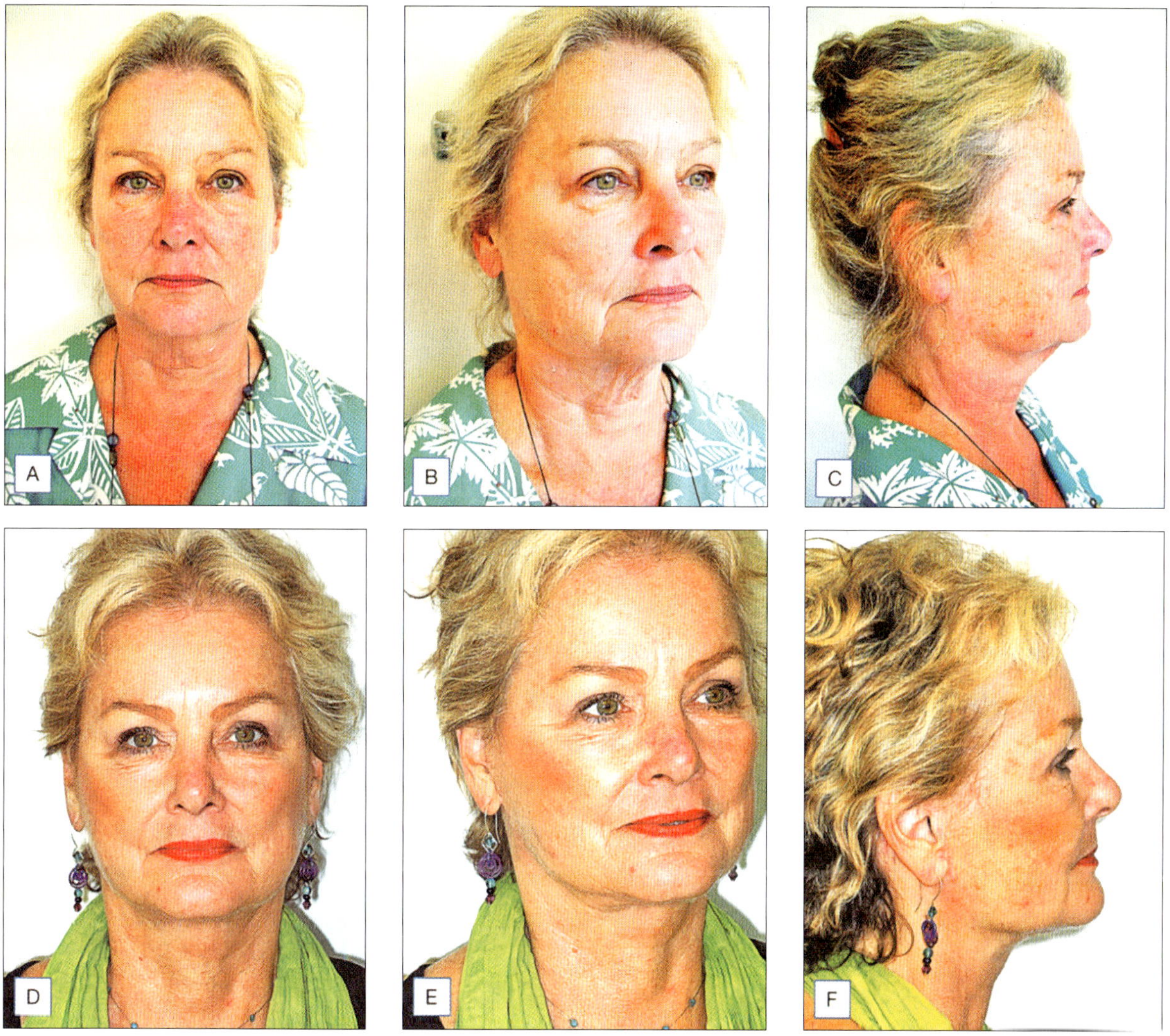

그림 7.18 확장 안면 지방 거상술의 수술 전 (A–C)과 수술 6개월 후 (D–F) (Courtesy of Dr G Morganroth)

작하여 3.0 PDS 매몰 단속 봉합으로 시행한다(그림 7.30). 귀 앞 절개에 평행한 수직 주름 형성을 위해 다수의 봉합을 시행한다. 일반적으로 5–7개의 봉합을 앞에서 시행한다(그림 7.31). 귀 뒤 주름 형성은 단순 경부 거상술(수직 벡터 주름 성형술보다 보다 측면에 위치한)에서 불가능한 수직 거상을 포함한다. 연속적으로 놓이게 되는 모든 봉합은 위쪽 방향의 벡터를 형성하게 된다(그림 7.32). 목 주름 형성을 위한 6~8개의 매몰 봉합은 표층근건막체계 가장자리와 흉쇄유돌근 앞의 활경근을 튼튼한 유돌 근막에 고정시킨다(그림 7.33). 경부 주름 형성에 이어 거상에 의해 경부 측면에 발생한 당겨지는 피부를 유리시키기 위해 추가적인 박리가 필요하다.

11. 앞,뒤 피판의 지혈을 철저히 하고 확인한다. Jackson–Pratt 배출관은 여자들에게는 매우 드물게, 남자들에게서도 드물게 사용한다.
12. 앞,뒤 피부는 뒤 외측으로 잡아당긴다. 앞 피판은 측면과 위쪽으로 당겨야 외안각의 비틀림을 막고 구레나룻 부위에서 과잉 조직을 최소화할 수 있다(그림 7.34). 귀 앞 절개의 위 면과 이주 중심에서 피판 지지 시에는 4.0 Prolene으로 봉

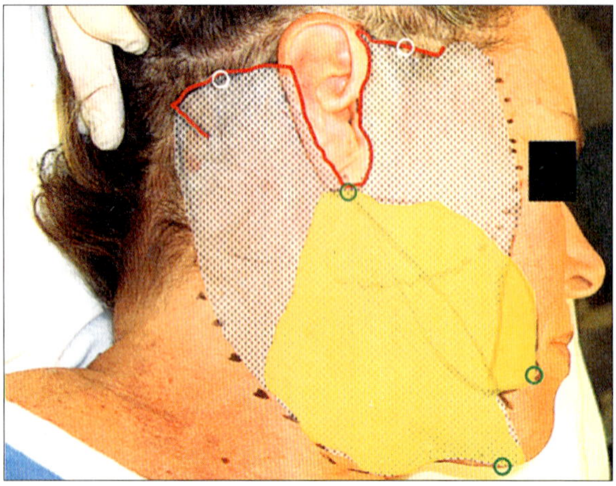

그림 7.19 마취 침윤과 피부의 박리는 위를 기초로 한 천자 (흰 원), 반면에 지방 흡입과 마취 침윤은 아래 천자 부위를 통해 시행된다 (녹색원). 지방 흡인은 먼저 교차된 평행선 부위의 피부 아래 면에서 박리된 노란 어두운 부위에서 시행된다 (Courtesy of Dr G Morganroth)

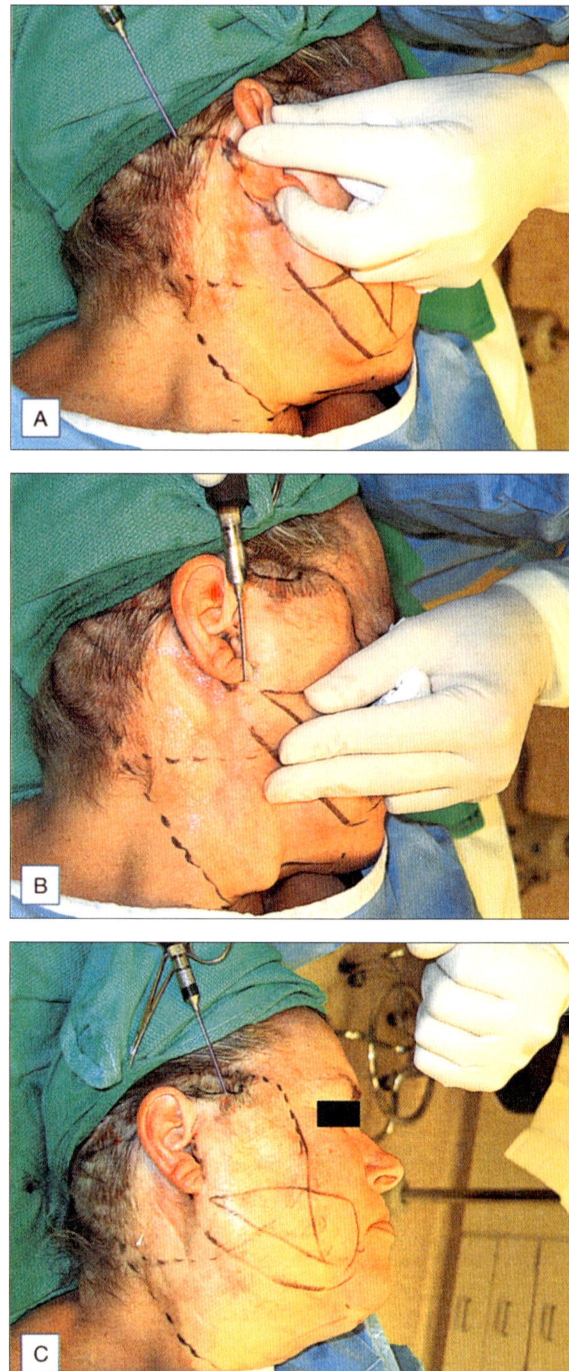

그림 7.20 귀 뒤 피판을 위해 Klein 펌프를 이용한 종창성의 마취 침윤 (A), 경부 (B), 그리고 귀 앞 피판 (C) 마취 (Courtesy of Dr G Morganroth)

합을 한다(그림 7.35). 귀 뒤 피부를 당기기 전에 귓불을 덮고 있는 피판에 1~1.5 cm 절개를 하여 귓불이 귀 앞,뒤 피판의 앞쪽으로 돌출하도록 해준다. 귀 뒤의 피부는 양측 수직 방식으로 당겨 측면에 긴장선이 만들어지지 않고 자연스럽게 목의 주름을 없애도록 한다. 귀 뒤 피판을 당기는 동안 벡터의 방향은 귀 뒤 주름에 수직으로 위로 향하게 하여 줄여진 피부의 가장자리가 귀 뒤 절개의 끝부분에 맞춰지도록 한다. 4.0 Prolene을 이용하여 피판을 줄여서 후두 두피에 고정시키고 귀 뒤 주름의 위에 고정시킨다. 과잉 피부는 절제하여 원래 절개선과 귀 모양에 맞게 매끄러운 피판 가장자리가 형성되도록 절제한다(그림 7.36).

13. 앞 절개는 적어도 12번의 4.0 Vicryl 매몰 봉합을 이용하여 닫는다. 귀 뒤 절개는 적어도 10번의 3.0 Vicryl 봉합을 이용하여 닫는데 맨 처음 귀 뒤 주름에서 유돌 근막을 통과하여 피판 가장자리가 남아있는 귀 피부에 맞붙도록 해준다(그림 7.37). 각각의 귀 앞,뒤 봉합은 근막 또는 연골의 지지 교합의 5 mm 아래쪽에 피판 교합으

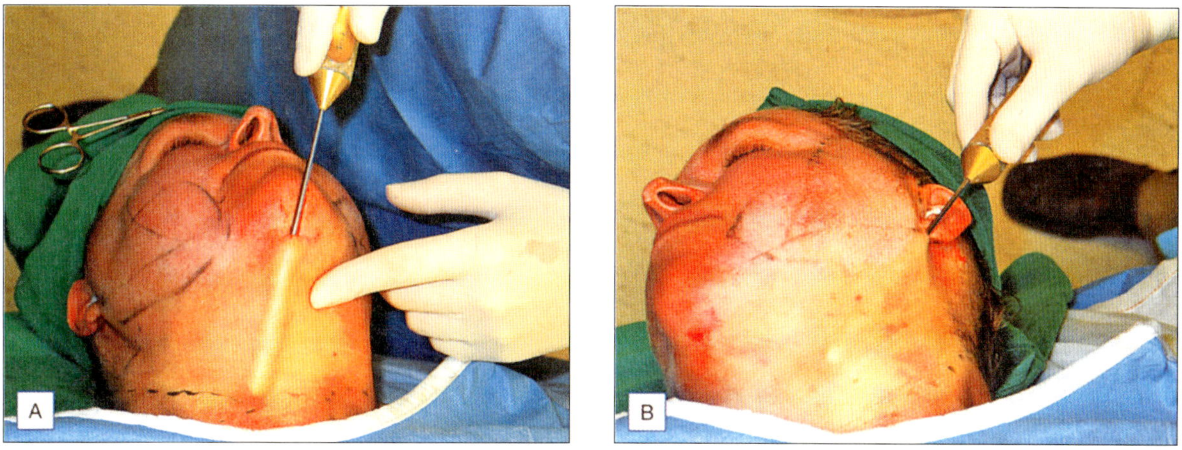

그림 7.21 3mm 스파츌라 삽입관을 이용한 앞 경부의 지방 흡인 (A)과 측경부, 턱 선, 그리고 안면 아래 부위 (B) (Courtesy of Dr G Morganroth)

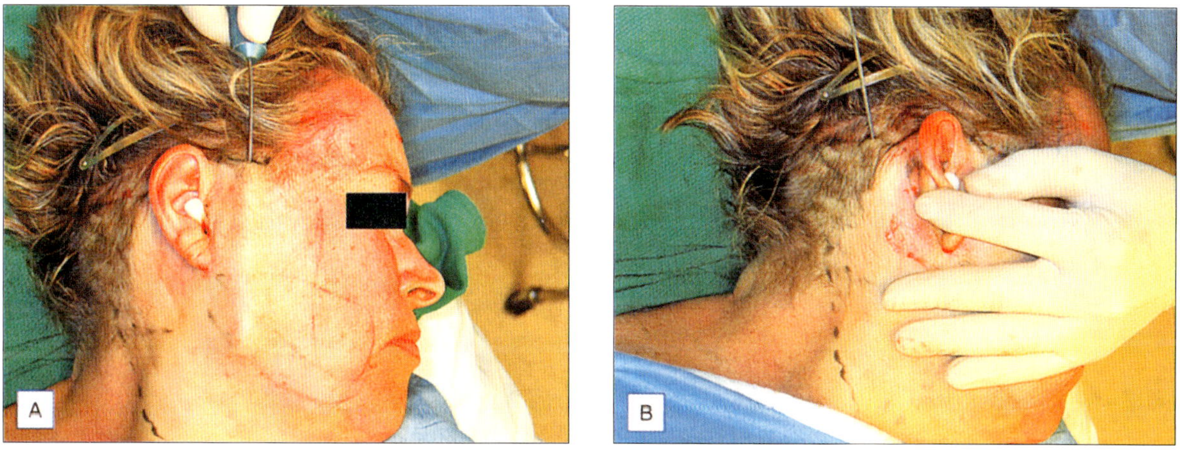

그림 7.22 흡인 없이 2mm 스파츌라 삽입관을 이용한 귀 앞 피판 (A)과 귀 뒤 피판 (B)의 박리 (Courtesy of Dr G Morganroth)

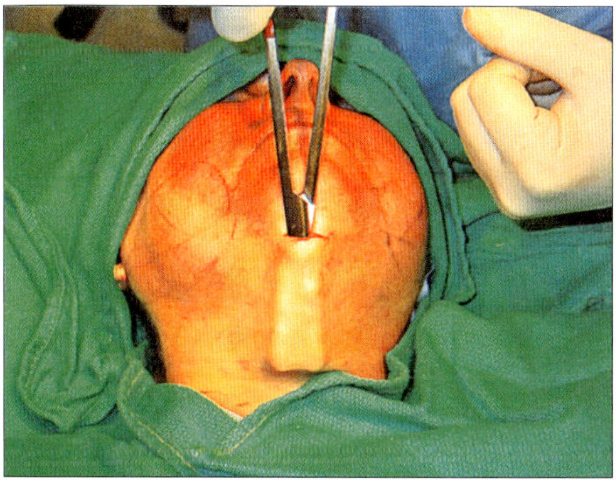

그림 7.23 Gorney 가위를 이용한 활경근 주름 형성 전에 경부 중앙의 박리 (Courtesy of Dr G Morganroth)

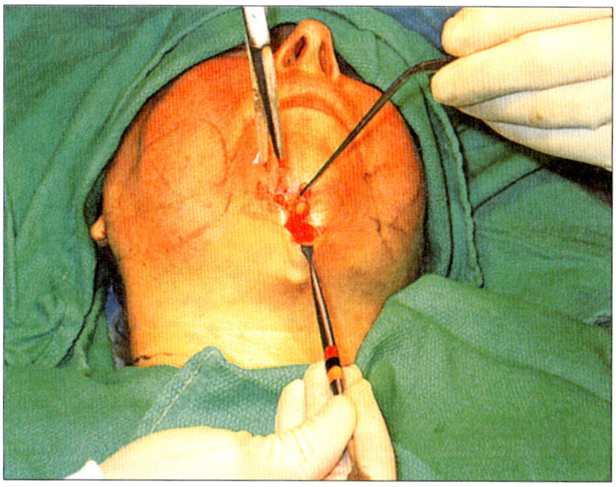

그림 7.24 활경근의 가장자리를 보기 위해서 턱끝밑의 지방의 절제 (Courtesy of Dr G Morganroth)

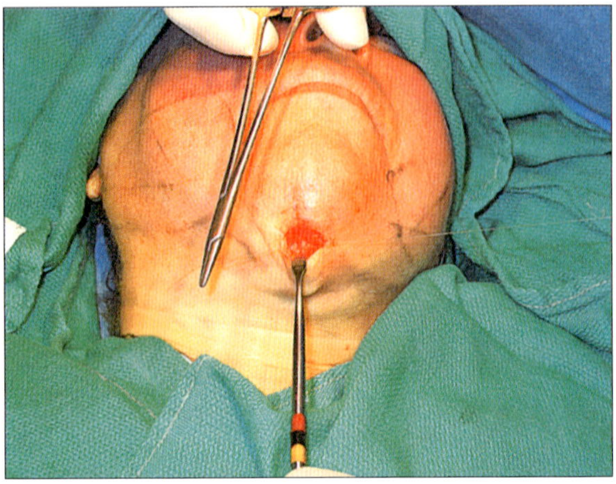

그림 7.25 설골 수준에서 3.0 PDS 단속 봉합으로 재접근시킨 활경근 띠 (Courtesy of Dr G Morganroth)

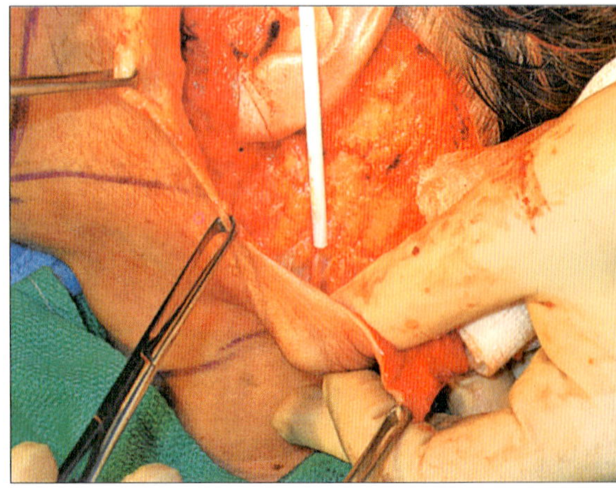

그림 7.28 대 이개 신경은 흉쇄유돌근을 가로지르는 신경처럼 귀 뒤 박리에서 확인된다 (Courtesy of Dr G Morganroth)

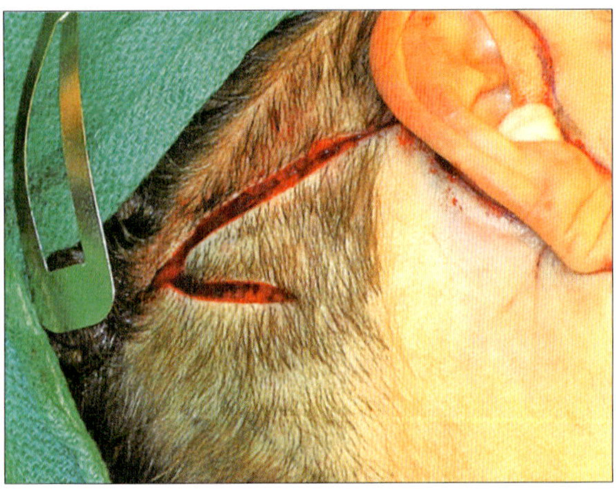

그림 7.26 귀 뒤 절개는 절개의 귀 외측 면에 풍부한 조직을 줄이기 위해 뒤로 절개하는 것을 포함한다.

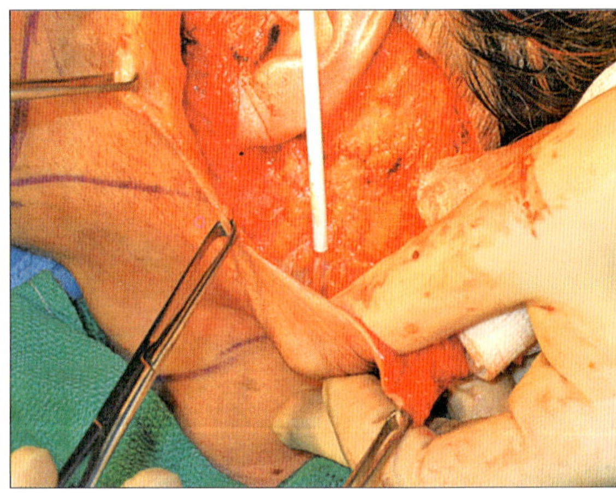

그림 7.29 박리는 귀 뒤 부위와 경부의 중앙을 가로지르는 피하 면에서 연속된다 (Courtesy of Dr G Morganroth)

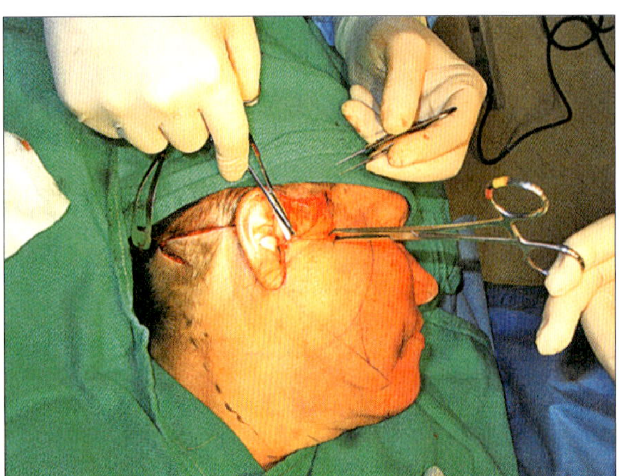

그림 7.27 박리는 피하 면에 귀 앞 피판에서 시작된다 (Courtesy of Dr G Morganroth)

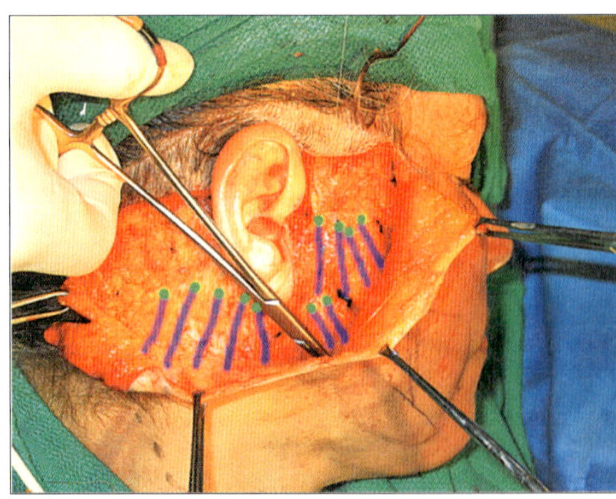

그림 7.30 다수의 3.0 PDS 봉합들은 귀 앞과 뒤의 양쪽 부위에 위쪽 방향으로 표층근건막체계에 주름을 형성하기 위해 사용된다 (Courtesy of Dr G Morganroth)

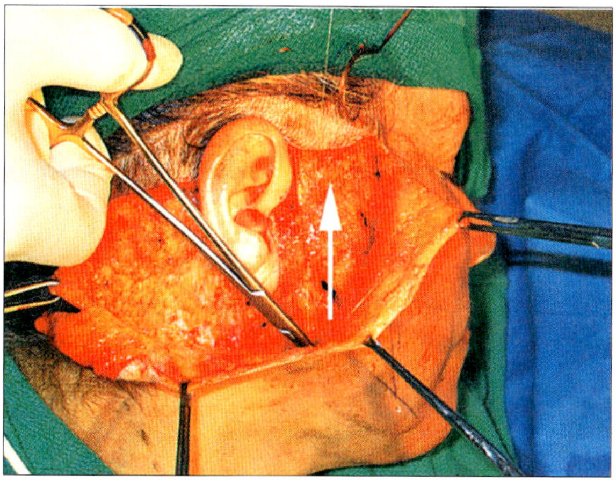

그림 7.31 3.0 PDS 봉합들은 우선 위쪽 벡터로 표층근건막체계에 주름을 형성하기 위해 귀 앞 부위에 시행된다 (Courtesy of Dr G Morganroth)

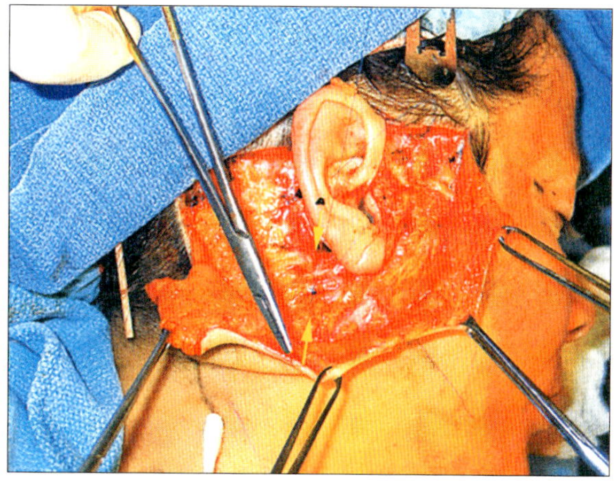

그림 7.33 귀 뒤 주름 형성 봉합들은 유돌 근막에서 활경근의 가장자리에 위치하고 위쪽 후방으로 향한다. Prolene 봉합은 설명을 위해 사용된다 (Courtesy of Dr G Morganroth)

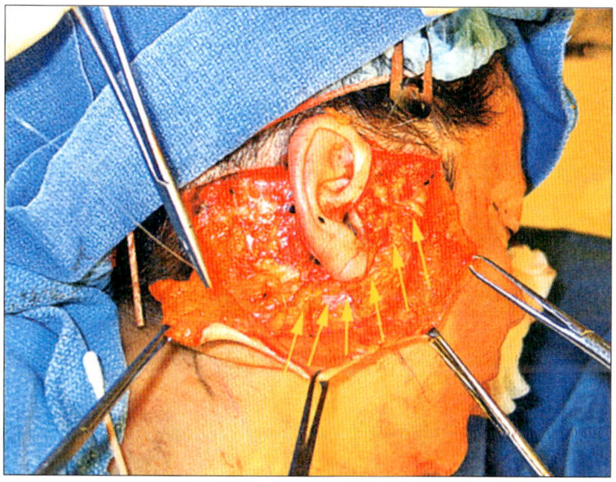

그림 7.32 귀 아래와 앞 부위에 주름 형성은 표층근건막체계를 위로 분리시킨다 (Courtesy of Dr G Morganroth)

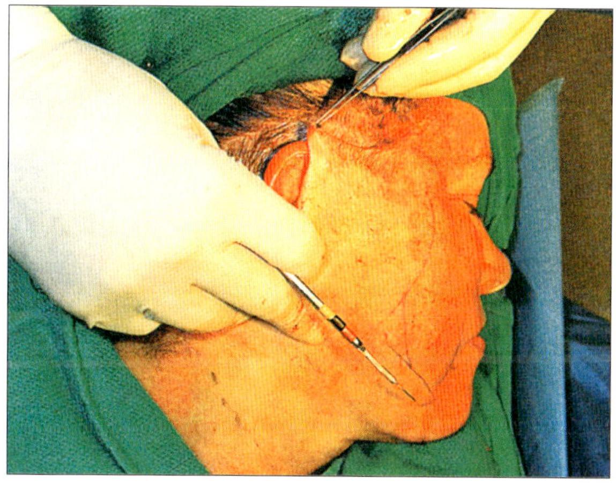

그림 7.34 피부는 외안각에서 장력 없이 위 후방으로 부드럽게 당겨져야 한다 (Courtesy of Dr G Morganroth)

로 위치시킨다. 귀 앞,뒤 Vicryl 지지 봉합은 귓불에 눈에 뛰는 긴장 없이 절개의 귓불 부위를 완전히 봉합되도록 해주고(그림 7.38) 피부가 이완되어 귓불이 아래 방향으로 전위(꼬마 요정 귀)가 되는 것을 막아준다. 피부의 가장자리는 많은 매몰 봉합에 의해 이미 접근되었지만 추가적인 지지를 위해 5.0 nylon 연속, 매몰 봉합을 시행한다(그림 7.39).

14. 반대편을 시작하기 전에 귀 앞,뒤 부위에 수술 중 혈종 발생을 막기 위해 두 개의 압박 붕대를 해둔다.

안면/경부 거상술 수술 직후의 기간

모든 절개 부위는 Polysporin 항생제 연고, 눌어붙지 않는 붕대, 4×4 거즈를 이용하여 드레싱한다. 표준 경부 지방 흡인 압박 옷을 입히고 목의 굽힘과 비정상적인 피부 주름 형성을 막기 위해 경부 칼라를 3일간 입혀둔다.

추적 방문과 회복

상처 점검을 위해 다음날 환자를 외래에서 관찰하고 부종과 통증의 정도에 따라 적절한 상처의 평가와 배출

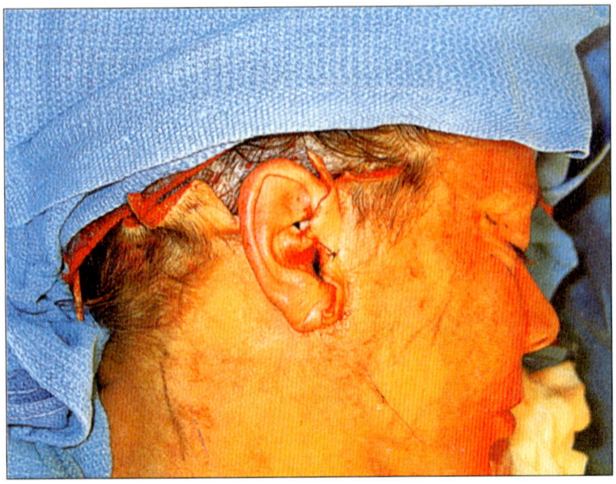

그림 7.35 4.0 Prolene 봉합은 정돈하기 전에 피부 피판을 지지하기 위해 구레나룻, 이주와 귀 뒤 주름에 위치한다 (Courtesy of Dr G Morganroth)

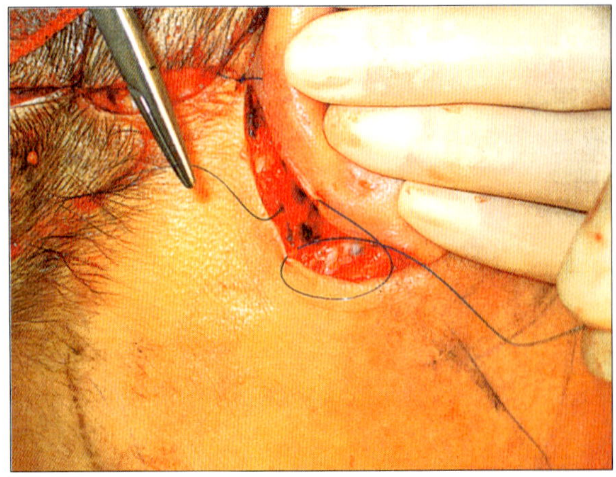

그림 7.37 귀 뒤 피판은 다수의 3.0 Vicryl 봉합으로 피부 가장자리로부터 유돌 근막을 통해 지지되고, 귀 뒤 주름으로 피부를 고정하기 위해 피부로부터 뒤로 지지된다. Prolene 봉합은 설명을 위해 사용된다 (Courtesy of Dr G Morganroth)

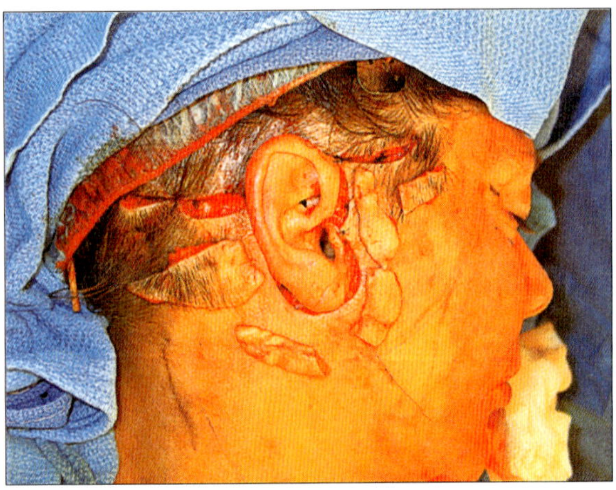

그림 7.36 여분의 피판은 절개에서 장력을 줄이기 위해 주의 깊게 절제되어야 한다 (Courtesy of Dr G Morganroth)

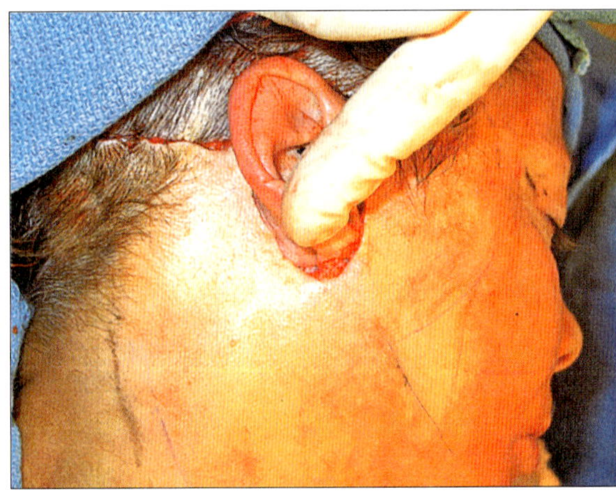

그림 7.38 절개는 우선 3.0, 4.0 Vicryl 단속, 매몰 봉합으로 닫는다. 귀 앞,뒤 봉합은 귓불로부터 장력을 줄이기 위해 유돌 근막에 지지된다 (Courtesy of Dr G Morganroth)

관이 있다면 확인하기 위해 하루 이상 외래에서 매일 관찰할 수 있다. 매 방문 시 마다 상처는 다시 드레싱 해준다. V자 거상술의 봉합은 수술 5일째 제거한다.

안면 지방 거상술 환자에서 앞 피판과 턱끝밑 절개의 봉합은 수술 7일째, 귀 뒤 피판의 봉합은 수술 10일째 제거한다. 대부분의 환자들은 수술 후 몇 일간 지속되는 중등도의 불편함 만을 경험한다. V자 거상술 환자들은 특히 뺨 부위의 긴장과 입을 크게 벌릴 때 약간의 불편함을 호소할 수 있다.

이러한 통증은 씹거나 먹을 때 심해질 수 있다. 확장 안면 지방 거상술을 받은 환자들은 초기 2주 동안 귀 뒤의 불편함을 느낄 수 있다. 이 시술에서 생긴 멍과 부종은 5~10일에 걸쳐 사라지고 대부분의 환자들은 1주 후에 일상생활로 복귀할 수 있다. 8~10주까지 다양한 정도로 무감각, 경도의 부종, 섬유화 등이 생길 수 있다. 상처 치유를 촉진하기 위해 매일 같이 자주 부드럽게 마사지를 해주는 것이 도움이 된다.

많은 환자들이 초기 몇 주 동안 손으로 다루어야 하는 일시적 부종과 불편함을 경험한다. 모든 부종이 가라앉을 때까지 3~4주 간격으로 환자를 관찰한다.

환자들은 수술 전 상담과 수술 후 1년간의 상처 치유 과정을 통해 안심하게 된다.

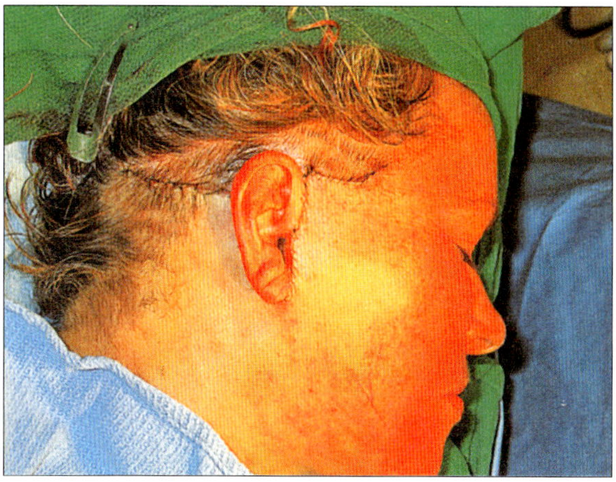

그림 7.39 피부 절개는 단속과 연속 5.0 nylon 봉합들로 닫는다. 귀 뒤 모발선의 정렬에 유의해라 (Courtesy of Dr G Morganroth)

부작용, 합병증, 대체 접근법

이들 시술법에 의한 합병증은 드물게 생기나 전통적인 거상술 수기에서 발생할 수 있는 모든 합병증이 발생할 수 있다(자세한 내용은 13장을 참조).

대부분의 합병증은 수술 전 상담, 무균 환경, 철저한 지혈, 세심한 피부 봉합, 주의 깊은 피하 박리에 의해 최소화할 수 있다. 흉쇄유돌근 위의 지방층을 박리하고 앞으로 표층근건막체계의 아래를 박리하지 않으면 주요한 운동 및 감각 신경의 손상 없이 안전하게 수술을 할 수 있다. 경험이 생기면 이 시술은 합병증을 최소화하면서 2시간 이내에 시행할 수 있다.

진보적인 주제: 경험있는 의사를 위한 치료 비결

수직 벡터 안면거상술과 보조 시술의 결합

안면거상술을 원하는 대부분의 환자들은 또한 눈꺼풀 수술, 피부 젊어짐, 하악 확대술의 대상이 된다. 안검성형술, 화학 박피술, 레이저 박피술 등은 안전하게 같이 시행하여 보다 포괄적인 피부 젊어짐을 제공해준다. 25~35% TCA 화학 박피술과 CO_2 레이저 박피술의 조합은 안전하게 사용할 수 있다(그림 7.16,7.17).

피판 소실의 위험을 최소화하기 위해 레이저 박피술은 피판 박리 부분 외부의 입 주위와 눈 주위에 제한하여 사용하고 TCA 박피술은 약하거나 중등도의 프로스트를 이룰 때 안면거상술 피판 위에서 안전하게 사용할 수 있다.

화학 박피술은 안면거상술 전에 시행하고 레이저 박피술은 추가적인 마취 없이 안면거상술 후에 시행한다. 레이저 박피술은 TCA 후에 시행하는데 그 이유는 레이저 박피술 후에 TCA를 사용하면 산이 더 깊이 침투하여 흉터를 만들 수 있기 때문이다.

안면거상술 후에 압박 드레싱을 한 후 안검성형술을 시행한다. 턱 이식물 삽입은 보조적인 시술로 안면거상술과 함께 시행하여 상승의 효과를 거둘 수 있으며, 이것은 12장에서 복습된다.

이러한 부가적인 모든 수기들은 동시에 시행되어야 하며, 수술 치료는 마취가 적당하게 유지되고 환자들이 안락하도록 효과적으로 시행되는 것이 중요하다. 초보의사들은 경험이 쌓여 모든 시술을 3~4 시간 안에 할 수 있을 때까지 안면거상술만 단독으로 시행해야 한다.

안면거상술과 용적 교정

안면거상술과 얼굴 젊어짐의 전통적인 관점은 현대의 안면거상술과 용적 치환의 관점으로 발전해왔다. 얼굴 처짐 치료를 위해 안면거상술을 원하는 환자들은 동시에 얼굴 위축도 가지고 있다. 수술 전 상담에서 모든 환자들과 얼굴 용적 상태에 대한 논의가 행해진다.

용적교정의 중요성을 환자들은 쉽게 받아들이고 안면거상술에 쉽게 추가할 수 있다. 광대, 중간 뺨, 코입술주름, 하안와 부위, 입 주위의 용적 치환은 지방 전이 수술과 보다 최근의 Sculptra(poly-L-lactic acid, Sanofi-Aventis)에 의해 행할 수 있다.

사람 면역 결핍 바이러스와 연관된 얼굴 위축 교정에 미국 식약청에서 승인이 되어 있기 때문에 치료 시에 지방 채취를 원치 않는 환자들은 수술 주변 기간에 연속적인 Sculptra 주입을 받을 수 있다.

충선세와 안면거상술의 조합은 2가지 주요한 노화 기전을 설명해주고 젊어지기 위해 안면거상술에 의한 장력에 대한 의존도를 감소시켜 자연스러운 결과를 만들어준다.

참고문헌

Fulton JE, Saylan Z, Helton P, Rahimi AD, Golshani M 2001 The S-lift facelift featuring the U-suture and O-suture combined with skin resurfacing. Dermatologic Surgery 27:18-22

Ivy EJ, Lorenc ZP, Aston SJ 1996 Is there a difference? A prospective study comparing lateral and standard SMAS face lifts with extended SMAS and composite rhytidectomies. Plastic and Reconstructive Surgery 98:1135-1147

Kaminer MS, Jacob CI 2002 The corset platysma repair: A technique revisited. Dermatologic Surgery 28:257-262

Kridel RWH, Liu ES 2003 Tips for creating inconspicuous face-lift scars. Archives of Facial Plastic Surgery 2003;5:325-333

Saylan Z 2002 Purse string-formed plication of the SMAS with fixation to the zygomatic bone. Plastic and Reconstructive Surgery 110:667-671

Scarborough D, Bisaccia E 2001 The Webster-type face and neck lift: an extensive cervico-facial rhytidectomy employing a minimally invasive technique. Dermatologic Surgery 27:747-755

Tonnard P, Verpaele A, Monstrey S, et al 2002 Minimal access cranial suspension lift: A modified S-Lift. Plastic and Reconstructive Surgery 109:2074-2086

Webster RC, Smith RC, Papsidero MJ, et al 1982 Comparison of SMAS plication with SMAS imbrication in face lifting. Laryngoscope 92:901-912

8 얼굴 중앙 현수 거상술

The Mid-face Suspension Lift

Robert C. Lanmdon, Gregory J. Herbich

서론

중력에 의한 노화는 얼굴과 목 전체에서 일어난다. 전통적인 거상술은 이마, 얼굴 하부, 목 부위의 노화를 다루는데 효과적이었으나 얼굴의 중간 1/3은 개선시킬 수 없었다. 이마 거상술은 안구 위쪽의 연부 조직의 처짐을 개선시킨다. 표준적인 안면거상술은 뺨 하부, 턱과 목의 처짐을 개선시킨다. 안구 아래쪽과 윗입술 위쪽의 얼굴 중간 부위 연부 조직의 처짐은 특별하게 다루어져야 한다.

해부학

얼굴 중간 부위는 광대 융기에서 볼굴대 까지의 연장선의 내측 앞 얼굴로 규정된다(그림 8.1). 이 부분은 광대 지방 패드, 대략 삼각형 모양의 피하 지방의 집합을 포함한다. 열 명의 환자의 컴퓨터 단층 촬영에서 광대 지방 패드의 가장 두꺼운 두께는 8.2 mm와 12 mm 사이이였다. 광대 지방 패드 아래에는 입술거상근이 있으며 이 근육들은 이 부분의 표층근건막체계를 나타내준다. 얼굴 전체에 걸쳐 표층근건막체계는 무수한 중격

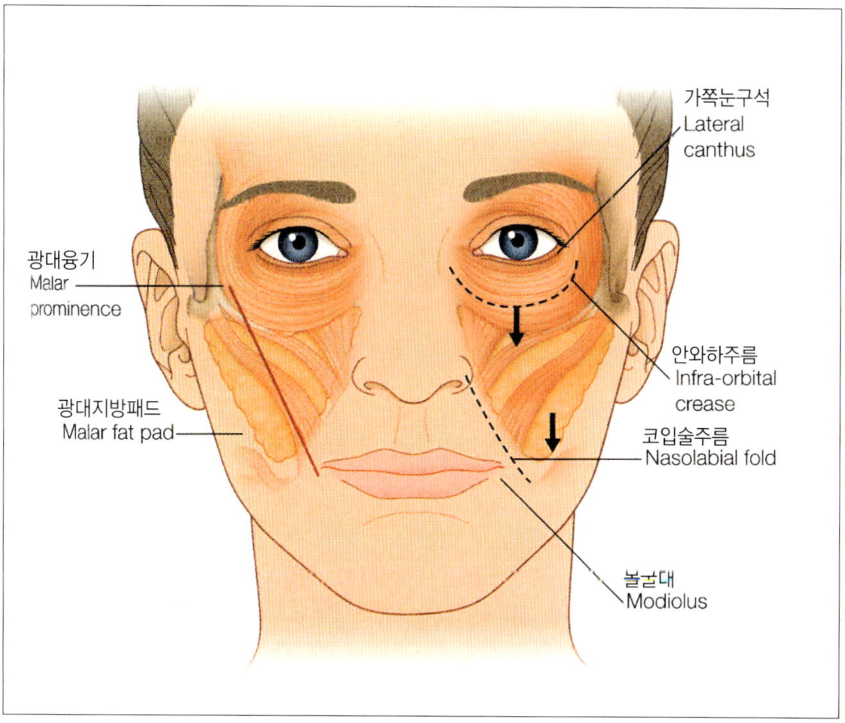

그림 8.1 얼굴 중간 부위와 광대 지방 패드. 얼굴 중간 부위는 광대 융기에서 볼굴대 까지의 연장선의 내측 앞 얼굴로 규정된다. 나이가 들면서 중력에 의해 이 부위는 광대 지방 패드가 내려앉고 삼각형 모양의 피하 지방의 집합이 생긴다.

연결을 통해 진피에 부착되어 있다. 이들 섬유성 연결은 피하 지방을 가로지르고 표층의 표현 근들의 수축에 의해 피부가 움직일 수 있게 해준다.

얼굴 중간 부위에서 표층근건막체계-진피의 부착은 특히 조밀하고 결과적으로 광대 지방 패드는 매우 강하다. 이들 지방의 섬유질 특성은 지방을 관통하는 현수 봉합을 가능하게 해주어 얼굴 중간 거상술을 가능하게 해준다. 광대 지방 패드의 아래 내측의 가장자리는 코입술주름의 머리쪽 방향에 위치한다. 코입술주름에서 진피는 밑에 있는 표층근건막체계에 부착되어 있다.

윗입술 부위에는 매우 적은 피하 지방이 있다. 나이가 듦에 따라 광대 지방 패드는 코입술주름 방향으로 내려오게 된다. 코입술주름으로 특징지어지는 진피-근막 부착은 광대 지방 패드는 윗입술 방향으로 내려오는 것을 막아주는 장벽 역할을 한다.

보다 두꺼운 광대 지방 패드를 가진 환자들은 하강하는 얼굴 중간 연부 조직이 안정된 코입술주름에 걸치게 됨에 따라 점점 코입술주름이 깊어지게 된다. 광대 지방 패드의 머리쪽 방향 경계는 안와 광대 중격, 즉 골성 하부 안와 연, 가장자리 궁과 진피를 연결하는 근막 부착 부위와 접하고 있다. 안와 광대 중격의 진피 부착부는 눈물구(tear trough)으로 나타난다. 나이가 들어 광대 지방 패드가 내려옴에 따라 눈물구 바로 아래쪽에 평평하거나 오목한 부분이 발생한다.

하안와 오목은 눈물구, 꽃줄(festoom)과 안구 지방, 위쪽의 융기를 상대적으로 눈에 띄게 한다. 얼굴 중간 부위의 중력에 의한 노화는 처진 얼굴 중간의 연부 조직 현수에 의해 부분적으로 회복할 수 있다. 보다 두꺼운 광대 지방 패드를 가진 환자들은 일반적으로 이런 현수에 의한 도움을 받을 수 있다.

얼굴에 위축이 생긴 환자들은 얼굴중간 부위가 평평하게 보이고 지방 이식편 또는 이물 성형 광대 삽입물을 이용한 연부 조직 확대술이 필요할 수 있다.

얼굴 중간 부위 올리기에 사용할 수 있는 봉합 방법은 여러 가지가 있다. 보다 덜 침습적인 경피 기술은 외과적 박리를 시행하지 않고 피부와 광대 지방 패드를 봉합하여 깊은 측두 근막과 같은 머리쪽의 안정된 조직에 고정시킨다. 얼굴 중간 부위 올리기는 주름절제술 과정에서 광대 지방 패드를 걸어 올리는 얇은 표층근건막체계 접근법 또는 얼굴 중간 부위 표층근건막체계의 주름 형성을 하는 깊은 표층근건막체계 접근법을 통해 시행할 수 있다. 이번 장에서는 주름절제술에 포함되는 얼굴 중간 부위 거상술을 위한 두 가지 대체 방법에 대해 논의할 것이다.

첫 번째 방법은 S자 거상술 최소 절개 주름절제술 동안 광대 지방 패드의 현수 봉합을 통해 얼굴 중간 연부 조직을 효과적으로 머리 위쪽 방향으로 당겨주는 것이다. 이 방법에서는 주름절제술 동안 뺨 피판의 박리를 광대 지방 패드에 직접 접근할 수 있을 정도로 충분히 해야 한다. 광대 지방 패드의 위 외측 가장자리와 피하 조직 통로를 통해 측두 모발선 뒤쪽의 절개선에서 깊은 측두 근막에 고정시킨다.

두 번째 방법은 코입술주름과 교근 근막의 위 외측 표층근건막체계 주름 형성을 통해 얼굴중간을 위쪽으로 효과적으로 올리는 것이다. 이 방법은 보다 내측의 표층근건막체계에 접근하기 위해 좀더 광범위한 Webster-type의 주름절제술이 필요하다.

S자 주름절제술에서의 광대 지방 패드의 현수 봉합

이 기술은 6장에서 기술한 최소 절개 안면거상술에 포함될 수 있다. 귀 앞 절개에서 시작하여 표층근건막체계 위 층에서 박리하여 뺨피판을 거상한다. 박리는 얼굴 중간 부위로 확장하여 광대 지방 패드의 위 외측 가장자리로 직접 접근할 수 있도록 한다. 비흡수성 봉합(braided polyester)을 섬유성 지방에 관통시킨다.

봉합에서 바늘을 제거하면 피하 조직으로 관통된 봉합의 끝이 측두 모발선 뒤쪽의 깊은 측두 근막의 지지점에 놓이게 된다. 얇은 측두 근막(측두 부위의 표층근건막체계) 내에서 측두 부위를 가로지르는 안면 신경의 측두 분지를 보존하기 위해 봉합사는 피하 조직면으로 지나가게 된다. 이 시술의 잠재적인 이점은 수술 결과가 만족스럽지 않을 경우 측두 절개를 통해 현수 봉합을 풀어주어 원상태로 되돌릴 수 있다는 것이다.

환자 선택

정상에서부터 두꺼운 광대 지방 패드를 가진 환자들이 광대 지방 패드 현수의 대상이 된다. 이 시술에서 가장 도움을 많이 받는 환자는 깊은 코입술주름과 하안와 오목함을 보이는 심각하게 얼굴 중간이 처진 환자들이다. 수술 전 상담에서 예상되는 얼굴 중간 부위의 개선 정도를 설명해 주어야 한다.

검사자의 손가락으로 코입술주름에 수직으로 위 외측 방향으로 부드럽게 얼굴 중간 부위의 연부 조직을 밀어 설명해 준다. S자 거상술을 단독으로 시행했을 때보다 얼굴 중간 부위 현수를 같이 시행했을 경우 수술 후 부종이 더 심하게 나타난다. 이러한 증가된 이환율은 얼굴 중간 부위의 현수에 의한 추가적인 미용적 개선의 측면에서 환자에게 설명해 주어야 한다.

수술 전 표시

수술 전에는 표준 S자 거상술의 표시와 함께 그림. 8.2에서 설명된 추가적인 표시를 해야 한다. 안와 광대 중격의 진피 부착을 나타내는 눈물구를 표시한다. 눈물구과 외안각의 위치에서 수직선이 교차하는 지점을 표시한다. 대부분의 환자에서 이 지점은 외안각에서 대략 2.5 cm 아래쪽에 위치한다. 빰피판의 박리는 안와 광대 중격을 침해하지 않기 위해 아래쪽으로 이 지점까지 시행한다. 이렇게 하여 수술 후의 하안와 부위의 부종을 최소화할 수 있다. 현수 봉합이 예정된 방향으로 선을 긋는다. 이 선은 코입술주름에 대해 수직인 선보다 몇 도 가량 수직이다. 좀 더 수직인 벡터의 현수에 의해 코입술주름이 개선될 뿐만 아니라 하안와의 오목함이 훨씬 좋아진다. 이 선은 측두 모발선 뒤쪽의 지지점에서 끝난다. 지지점에서 주요 선에 수직인 짧은 선은 깊은 측두 근막까지 내려가는 절개선을 나타내준다.

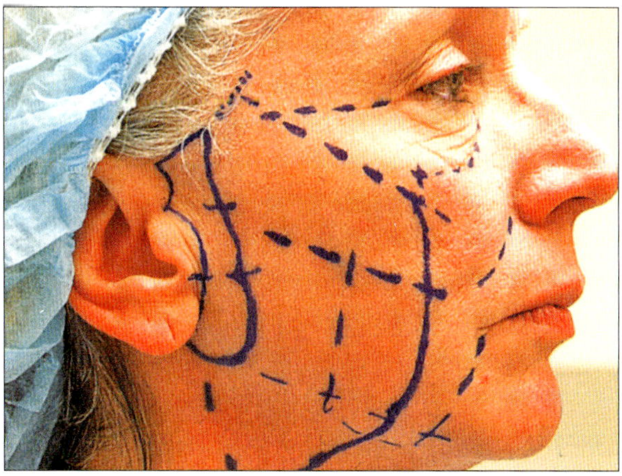

그림 8.2 광대 현수 봉합을 위한 표시. 측두 모발선 밑의 가는 점선은 광대 현수 봉합의 지지점의 절개선을 나타내준다. 이 봉합은 깊은 측두 근막까지 고정된다. 빗 점선은 광대 지방 패드와 지지점사이의 현수 봉합의 피부 아래 경로를 나타낸다. 또한 안와 광대 중격의 진피 부착을 나타내는 눈물구을 표시한다. 눈물구과 외안각의 위치에서 수직선이 교차하는 지점을 X로 표시한다. 대부분의 환자에서 이 지점은 외안각에서 대략 2.5cm 아래쪽에 위치한다. 빰피판의 박리는 안와 광대 중격을 침해하지 않기 위해 아래쪽으로 이 지점까지 시행한다.

표준 S자 거상술과 비교하여 얼굴 중간 현수법은 얼굴에 추가적인 마취가 필요하다. 1:200,000 에피네프린이 섞인 0.5% bupivacaine을 이용하여 하안와 신경을 마취한다.

광대 지방 패드에서의 현수 봉합의 위치

6장에서 언급된 빰피판을 거상한 후 지방의 아래 면을 무딘 골막 거상기로 박리하여 아래쪽의 표층근건막체계로부터 광대 지방 패드를 부분적으로 분리한다.

박리된 빰피판 아래로 광대 지방 패드의 위 외측 모서리를 직접 볼 수 있다. 깊은 층에서 지방을 관통하여 3.0 Ethibond(Ethicon, Somerville, NJ)로 현수 봉합을 한다. 만일 봉합이 지방에서 너무 표층에 위치하게 되면 봉합에 장력이 가해진 후 피부 보조개가 생기게 된다. 계획된 현수 벡터의 방향을 따라 봉합의 양끝을 당겨 봉합 위치의 질을 평가한다(그림 8.3).

봉합의 양끝을 당기는 동안 피부 보조개의 유무 상태에 따라 안면 중간 거상술의 적절함을 평가한다. 결과가 만족스럽지 않으면 봉합을 다른 부위에 위치시키고 재평가한다. 봉합 위치가 만족스러우면 바늘을 실에서 자른다.

측두 지지점의 준비

다음으로 측두 모발선 뒤쪽의 지지점을 준비한다.

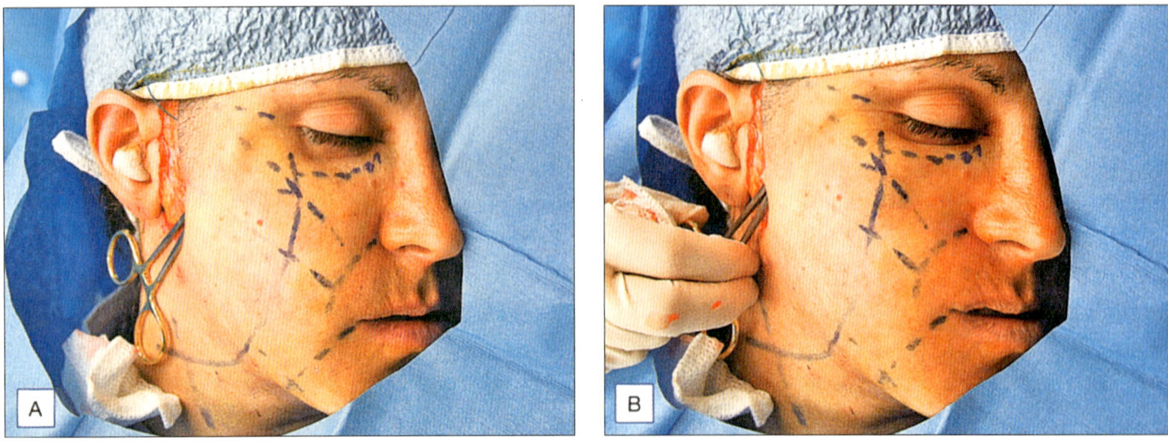

그림 8.3 광대 지방 패드의 현수 봉합 위치 평가. 현수 봉합은 광대 지방 패드의 위 외측 가장자리에 위치해 있다. 봉합의 양 끝은 바늘 잡개의 끝으로 붙잡아져있다 (A). 안면 중간 거상술을 평가하기 위해 봉합의 양끝은 현수 벡터의 방향을 따라 위 외측으로 당겨져 있다 (B). 만일 현수가 부적절하거나 봉합의 장력에 의해 피부보조개가 생기게 되면 봉합을 다른 부위에 위치시키고 재평가한다.

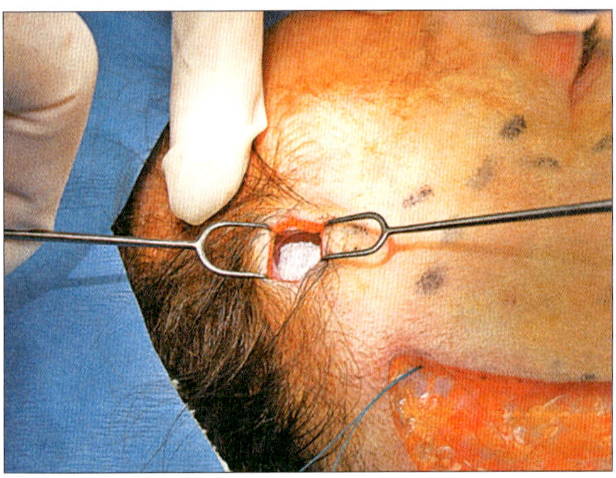

그림 8.4 관자놀이 절개에서 본 깊은 측두 근막. 깊은 근막은 움직이지 않으며 평행하게 주행한다; 이는 밑의 측두근에 단단히 고정되어있다. 얼굴 중간 부위 현수 봉합은 귀 뒤 절개의 표층근건막체계에 위치한다. 봉합은 피부 아래 통로를 통해 당겨지고 관자놀이 절개의 깊은 측두 근막에 고정될 것이다.

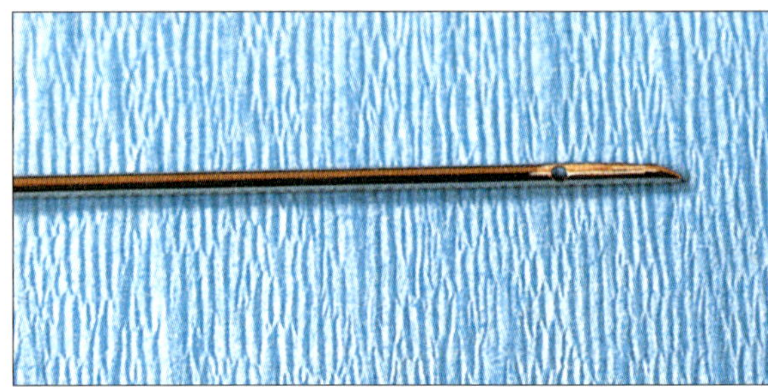

그림 8.5 14 게이지 Guilford 봉합 통과기 끝의 확대 모습. 이 기구의 첨형의 끝은 피부 아래 조직을 뚫고 지나간다. 이 기구는 Capistrano 지방 흡인 미세 삽입관에 쓰이는 관 유치로부터 고안되었다 (HK Surgical, San Juan Capistrano, CA)

절개를 표시하는 작은 수직선을 따라 약 15 mm 길이의 절개를 시행한다. 홍채 가위를 이용하여 피부, 피하 지방, 얕은 측두 근막 층 순으로 점진적으로 절개를 따라 넓힌다. 피부 면에서 약 10 mm 아래에서 깊은 측두 근막이 나타난다. 이 근막은 평행하게 주행하는 결합 조직이 특징적이다(그림 8.4). 겸자로 잡아 움직이지 않는 것으로 깊은 측두 근막을 확인할 수 있다.

측두 지지점에서의 현수 봉합 통과하기

측두 절개에서 시작하여 피하 지방을 통해 14 게이지 Capistrano 미세 삽입관(HK Surgical, San Juan Capistrano, CA)으로 준비한 봉합 통과기를 삽입한다(그림 8.5). 이 기구의 가는 끝은 피하 조직을 통해 통과하기에 유리하게 되어 있다.

봉합 통과기는 광대 지방 패드의 위 외측 가장자리를 향해 현수 벡터의 방향으로 피하 지방을 통해 아래쪽으로 진행한다(그림 8.6). 봉합 통과기의 끝은 현수 봉합이 광대 지방 패드를 통과하는 지점 근처에 위치시킨다. 봉합의 양끝은 구멍을 통해 봉합 통과기의 끝 근처에 위치시킨다(그림 8.7).

다음으로 봉합 통과기를 측두 절개선을 통해 빼고 현수 봉합의 양끝을 머리쪽 방향의 지지점으로 이동시킨다(그림 8.8). 현수 봉합의 효과는 장력을 가해 다시 시험한다(그림 8.9). 6장에 기술된 것과 같이 측경부와

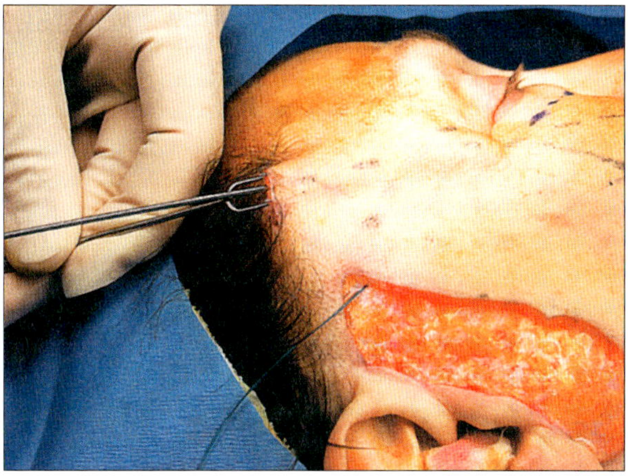

그림 8.6 봉합 통과기는 측두 지지점으로부터 광대 지방 패드로 피하 조직을 통해 통과한다. Joseph 피부 갈고리는 피부 가장자리를 보존하기 위해 사용되었다.

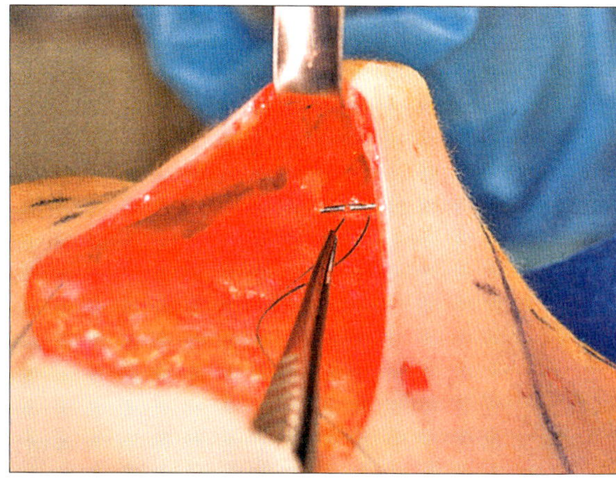

그림 8.7 봉합 통과기 안의 현수 봉합. 봉합이 광대 지방 패드에 만족스러게 위치한 후에 (그리고 바늘이 제거), 봉합 통과기는 측두 지지점으로 봉합을 이동하는데 사용된다. 봉합의 양끝은 Guilford 봉합 통과기의 끝에 있는 구멍을 통해 위치된다.

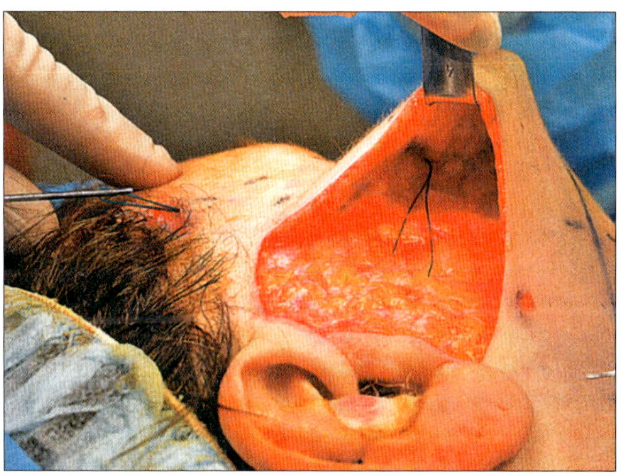

그림 8.8 봉합 통과기를 현수 봉합의 양끝으로 이동하기 위해 당긴다.

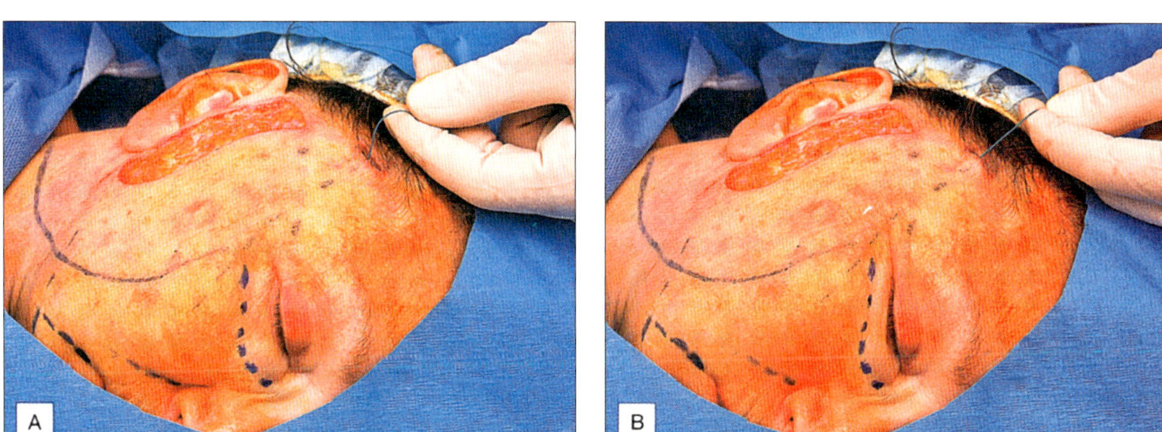

그림 8.9 봉합을 지지점으로 이동시킨 후 (A), 장력을 가해 안면 중앙 현수의 질을 다시 시험한다 (B).

뺨에 표층근건막체계의 주름 형성을 시행한다. 그 다음 광대 지방 패드 현수 봉합의 고정을 완성한다.

봉합의 지지와 현수

측두 지지점에서 현수 봉합의 한쪽 끝은 깊은 측두 근막을 통과시킨다. 이 봉합 끝을 작은 반원 Ferguson needle(Miltex)의 구멍에 끼운다(그림 8.10). 바늘을 깊은 측두 근막을 통과시킨 후 봉합에서 바늘을 제거한다. 스퀘어 매듭으로 현수 봉합의 양끝을 묶는다.

첫 번째 매듭은 광대 지방 패드와 얼굴 중간 부위의 실제적인 현수 상태를 평가하면서 단단히 조인다. 얼굴 중간 부위의 미묘하지만 과도하지 않은 거상술을 하기 위해 상대적으로 경도의 장력을 가해야 한다. 과도한 장력이 가해지면 하안와 부위가 왜곡될 수 있고 광대 지방 패드의 삽입 지점에 피부 보조개가 생길 수 있다.

적절한 장력이 가해지면 조수에게 바늘 잡개로 매듭 부분을 잡도록 한다. 두 번째 스퀘어 매듭은 조수가 바늘 잡개를 동시에 놓고 빼는 동안 만든다(그림 8.11).

피부 정돈과 닫기

안면거상술은 귀 앞 절개의 피부 봉합에 의해 완성된다. 대부분의 환자에서 귀 앞 절개의 머리쪽 끝은 확장되어 측두 지지점에서의 피부 절개와 연결된다. 그래서 뺨피판은 측두 부위로 확장되고 수직 거상술에 의해 생겨난 과잉 피부를 정돈할 수 있게 된다.

3.0 Vicryl (Ethicon, Somerville, NJ) 매몰 봉합과 5.0 Prolene (Ethicon, Somerville, NJ) 얕은 봉합으로 피부 봉합을 시행한다.

이상 부위의 교정

안면 중앙 현수 거상술의 목적은 얼굴 중간의 처진 얕은 연부 조직을 정교하게 올려주는 것이다. 코입술주름을 극적으로 개선시키기 위해 현수 봉합을 지나치게 단단하게 조일 위험이 있다.

여기에서 설명된 현수 거상술의 올리는 힘이 크다 할지라도 합병증의 예방을 위해 경도에서 중등도의 거상술 만을 시행해야 한다.

지나치게 강한 얼굴 중간의 현수 거상은 하안와 부위의 비틀림을 유발할 수 있다. 봉합에 가해지는 장력이 너무 크거나 광대 지방 패드의 삽입점이 너무 얕게 형성될 경우 광대 지방패드의 봉합 삽입점 위에 피부 보조개가 만들어질 수 있다.

수술 시 안와 광대 중격을 침범할 경우 하안와 부위에 광범위하고 지속적인 부종이 만들어질 수 있다. 이 중격은 조직액 이동의 자연적 방어막이며 하안와 꽃줄의 해부학적 토대로 격막의 머리쪽 피하 조직의 만성적인 부종을 만들 수 있고 수술 후 부종의 잠재적 장소이기도 하다.

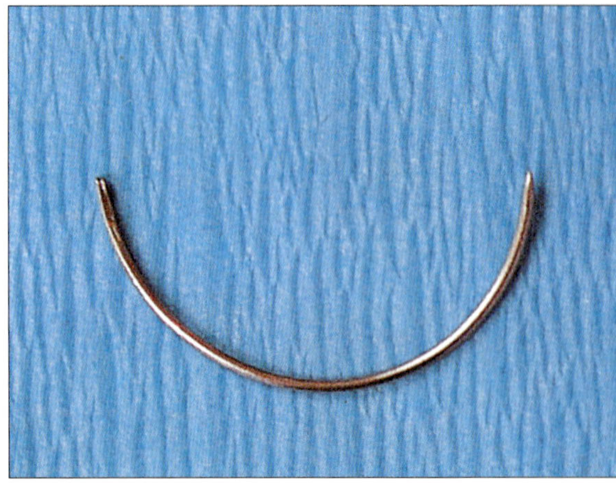

그림 8.10 작은 반원 Ferguson 바늘. 이 재사용이 가능한 바늘은 광대 현수 봉합을 지지점의 깊은 측두 근막에 위치시키기 위해 사용된다. (Reproduced from Langdon RC, Sattler G, Hanke CW. Minimum incision face lift. In Robinson JK, Hanke CW, Siegel DM, Sengelmann RD, eds. 2005. Surgery of the skin, with permission from Elsevier)

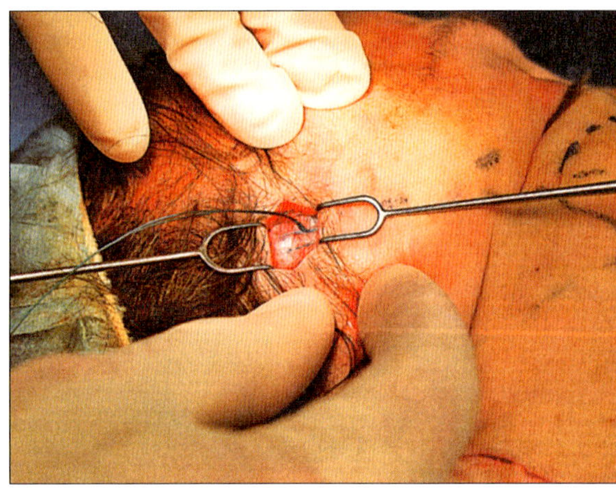

그림 8.11 현수 봉합이 지지점의 깊은 측두 근막을 통과해서 경도 내지는 중간 정도의 장력으로 매듭지어 진다.

합병증

안면 중간 현수법을 포함하지 않는 S자 거상술 주름 절제술과 비교하여 안면 중간 현수법 후에 광대 부위의 부종이 일반적으로 관찰된다.

이러한 부종은 현수 봉합을 광대 지방 패드 보다 깊이 위치시키고 봉합에 과대한 장력을 가하지 않음으로써 최소화할 수 있다.

피부 보조개는 수술 도중 또는 수술 후에 뚜렷하게 보일 수 있다. 이런 보조개는 지방에서 발생한 진피 삽입 부분이 아래 방향으로 당겨지는 것을 나타낸다.

효과적인 치료법은 수술 도중 또는 수술 후에 아래 절개를 하는 것이다. 20 게이지 바늘을 진피 하층으로 경피적으로 삽입한다. 예리하고 경사진 바늘 끝을 좌우로 움직여 진피 삽입 부분이 절단되도록 한다.

현수 봉합의 지지점이 측두 모발선 뒤쪽의 눈에 띄지 않는 절개를 통해 접근할 수 있기 때문에 현수 봉합 자체는 수술 후에 가역적으로 되돌릴 수 있다.

이것은 현수 봉합의 지지점을 확인하고 절단하여 봉합을 모두 제거하거나 제거하지 않고 할 수 있다. 광대 지방 패드 현수의 복원은 경피적인 기술 후에도 일반적으로 가능하다.

그림 8.12와 8.13에 S자 거상술 최소 절개 동안 광대 지방 패드의 현수 봉합을 시행한 대표적인 환자 사진이 있다. 수술 전의 우측 얼굴 반쪽과 수술 후의 반대측 반쪽 얼굴을 보여주는 합성 사진이 포함되어 있다.

이 사진은 같은 반쪽 얼굴의 수술 후의 변화를 나란히 직접 비교할 수 있게 해준다.

전통적인 경부 안면 주름절제술 시의 앞 표층근건막체계 주름 형성

코입술주름과 하안와 오목함을 개선시키는 단순한 방법은 앞 표층근건막체계 주름 형성과 피하 주름절제술을 결합하여 달성할 수 있다. Webster 유형의 안면 거상술을 이용하여 코입술주름 위의 앞 표층근건막체계에 약 1.5 cm 길이로, 교근 위의 표층근건막체계에 90도 각으로 주름 형성을 한다.

표층근건막체계를 통과하는 봉합은 안면 신경의 협부 가지에 평행하게 표면에 위치시킨다. 0.5 cm 간격으로 5개의 4.0 nylon 단속 봉합을 시행한다(그림 8.14). 이 주름 형성은 처진 코하악 융기와 교근 앞 경계의 지방성 직선 팽창을 개선시켜 준다(그림 8.15).

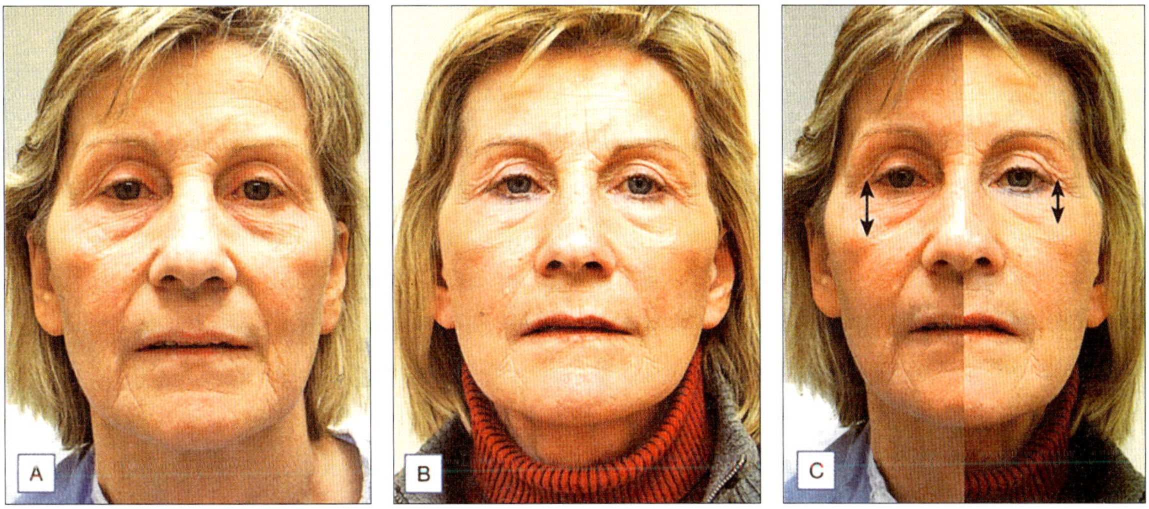

그림 8.12 57세 환자의 안면 중앙 현수를 포함한 S자 거상술 최소 절개 주름절제술의 수술 전 (A)과 수술 후 (B) 사진. 비교된 이미지 (C)는 수술 전의 오른쪽 얼굴(이미지의 좌측)과 수술 후의 반대쪽 얼굴(이미지의 우측)로 구성되어있다. 코입술주름이 개선되어있고 하안와의 오목면의 높이가 줄어들어 있음을 주목해라(수직선으로 비교)

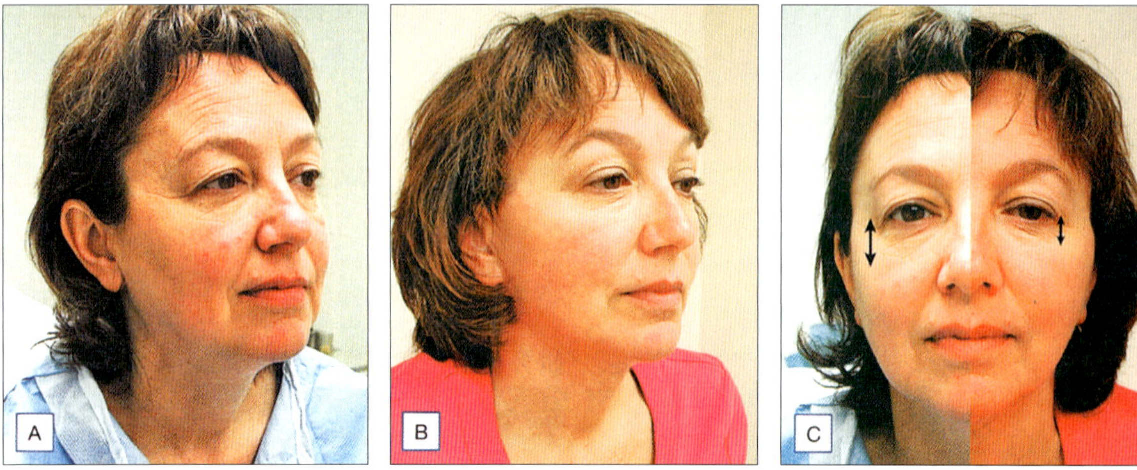

그림 8.13 52세 환자의 안면 중앙 현수를 포함한 S자 거상술 최소 절개 주름절제술의 수술 전 (A)과 수술 후 (B) 사진. 비교된 이미지 (C)는 수술 전의 오른쪽 얼굴(이미지의 좌측)과 수술 후의 반대쪽 얼굴(이미지의 우측)로 구성되어있다. 코입술주름이 개선되어있고 하안와의 오목면의 높이가 줄어들어 있음을 주목해라(수직선으로 비교)

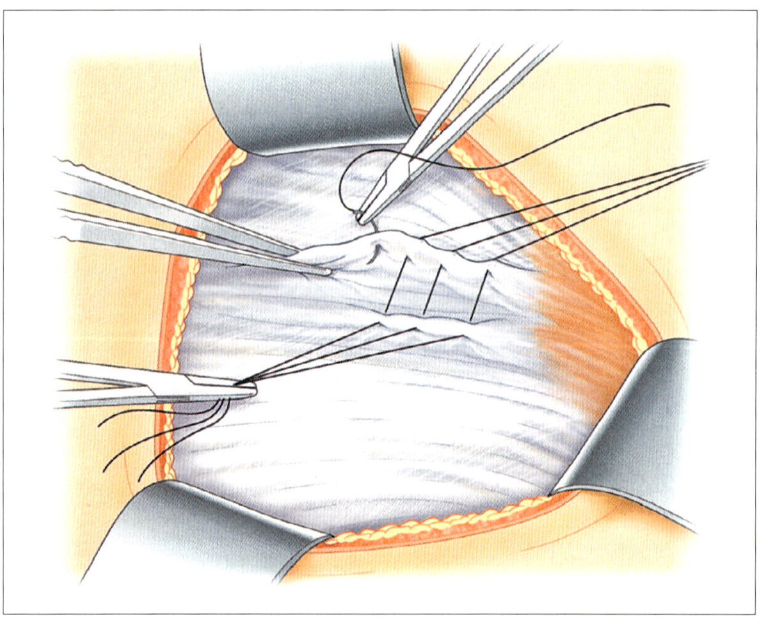

그림 8.14 융기된 빰피판 아래의 앞 표층근건막체계 주름 형성의 위치. 5번의 봉합을 하고 집게로 집은 후 이는 스퀘어 매듭으로 묶여진다.

환자 선택

이 기술은 두드러진 코입술주름과 하안와 오목함을 교정하기 원하는 환자들에게 유용하다. 이것은 전형적인 초기 노화 징후이며 두드러진 턱과 목의 이완을 동반하기도하고 동반하지 않기도 한다(그림 8.16).

전통적인 경부 안면 주름절제술은 두드러진 코입술주름과 하안와 오목함을 개선시키지 못한다. 심지어 일시적으로 코입술주름을 깊게 만들 수 있다(그림 8.17).

이 수술을 받고 얼굴 중간 부위가 마음에 들지 않는 환자가 재수술의 좋은 대상자이다(그림 8.18).

수술 전 표시

절개선은 표준 Webster 안면거상술의 형태로 그린

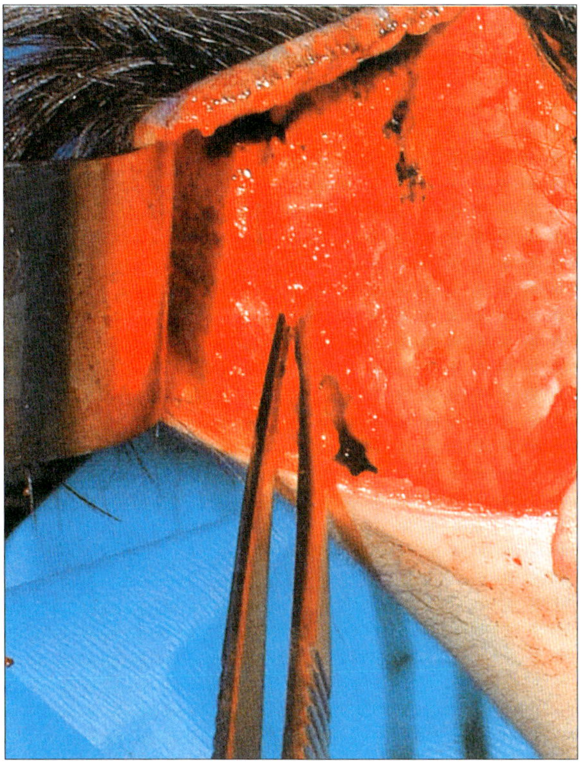

그림 8.15 융기된 뺨피판의 아래의 교근 앞 경계에 처진 지방성 직선 팽창(코하악 융기)

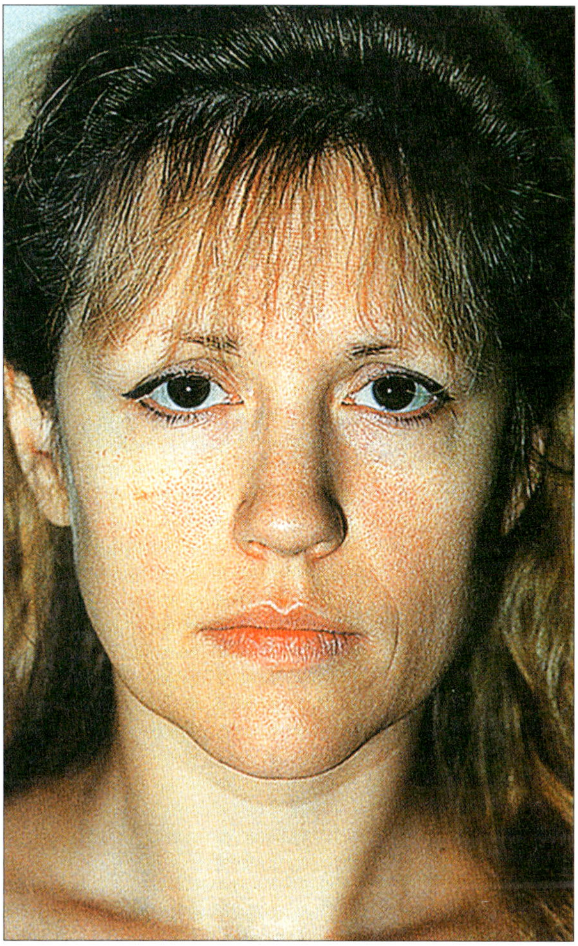

그림 8.16 안면거상술 지원자의 수술 전 사진. 이 여자는 원하지 않는 턱, 하안와의 오목함과 비대칭인 코입술주름을 보인다.

다(그림 8.19). 수술 지표는 환자를 앉힌 상태에서 표시한다. 외안각 부위에서부터 입 경계 0.5 cm 측면을 지나 하악까지 연결하는 선을 그린다.

이것은 예상되는 피하 박리의 내측 범위를 표시하고 입하악 주름와 코입술주름의 아래 1/3을 포함한다. 주름 형성 표시는 코입술주름에 90도 각으로 처진 코하악 융기로부터 하게 된다. 예상되는 주름 형성은 약 1~2 cm이다. 예상되는 피하 박리는 내측으로 광대 융기 위로 수술 전 표시와 목까지 확장된다.

앞 표층근건막체계 주름 형성 봉합의 위치

얼굴과 목의 피하 면에 1:400,000 에피네프린이 포함된 0.25% 리도카인으로 침윤 마취한다. 처진 코하악 융기를 노출하기 위해 적절한 조명 하에서 넓은 박리와 뒷당김이 필요하다. 긴 바늘 잡개와 겸자로 주름 형성을 시행한다(그림 8.20).

피부 정돈과 닫기

피부와 두피 피판을 정돈하고 최소한의 장력을 주어 닫는다. 구레나룻을 과도하게 들지 않도록 주의해야 한다. 많은 피부 절제 없이 앞 표층근건막체계의 주름 형성만으로 얼굴 중간 노화를 일반적으로 교정할 수 있다.

이상 부위의 교정

피부의 보조개 형성은 피하 조직과 피부를 연결하는

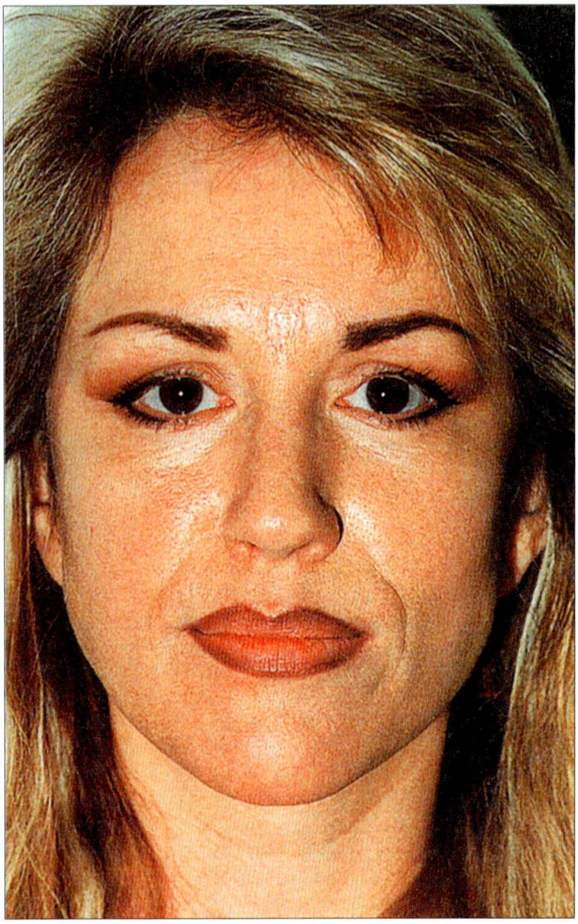

그림 8.17 전통적인 경부 안면 주름절제술 (앞 표층근건막체계의 주름 형성 없이) 후의 사진. 턱의 개선은 보이나 코입술주름이 일시적으로 악화되었으며 눈 아래의 오목함은 개선되지 않았다.

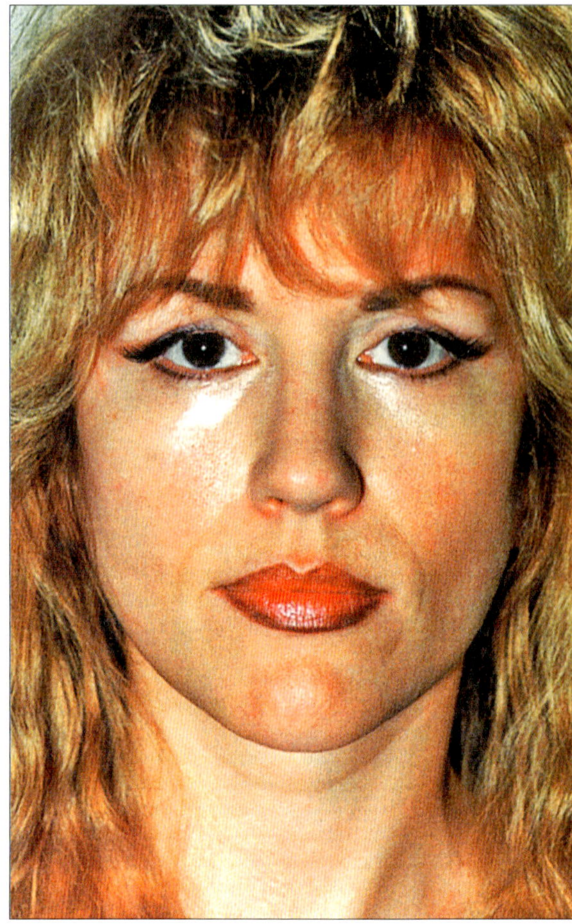

그림 8.18 앞 표층근건막체계 주름 형성 수술 후의 모습. 코입술주름과 하안와의 오목함이 개선된 결과를 보인다.

봉합 때문으로 박리를 좀더 시행하여 교정해야 한다. 주름잡힌 앞 표층근건막체계의 수술 후에 만져질 수 있으나 몇 달 후에 없어진다.

합병증

Robbin 등은 2년 동안 226명의 환자에서 감염, 신경 손상, 또는 결손 등의 합병증이 발생하지 않았다고 보고하였다. 저자들 중의 한 명은 환자들에게 주름절제술의 보고된 잠재적인 합병증과 영구적으로 봉합이 남아 있을 수 있다는 것을 알려주고 있으나 실제로 합병증을 경험하지는 않았다.

참고문헌

Hamra ST 2002 A study of the long-term effect of malar fat repositioning in face lift surgery: short-term success but long-term failure. Plastic and Reconstructive Surgery 110:940

Keller GS, Namazie A, Blackwell K, Rawnsley J, Khan S 2002 Elevation of the malar fat pad with a percutaneous technique. Archives of Facial Plastic Surgery 4:20

Langdon RC 2005 Minimum incision face lift. In: Robinson JK, Hanke CW, Siegel DM, Sengelmann RD (eds) Surgery of the Skin. Elsevier, London, pages 657-672

Langdon, RC, 2005. Advanced FaceLifting, Chapter 6, this volume.

Orentreich DS, Orentreich N 1995 Subcutaneous incisionless (subcision) surgery for the correction of depressed scars and wrinkles. Dermatologic Surgery 21:543

Owsley JQ, Zweifer M 2002 Midface lift of the malar fat pad: technical advances. Plastic and Reconstructive Surgery 110:674

Pessa JE, Garza JR 1997 The malar septum: the anatomic basis of malar mounds and malar edema. Aesthetic Surgery Journal 17:11

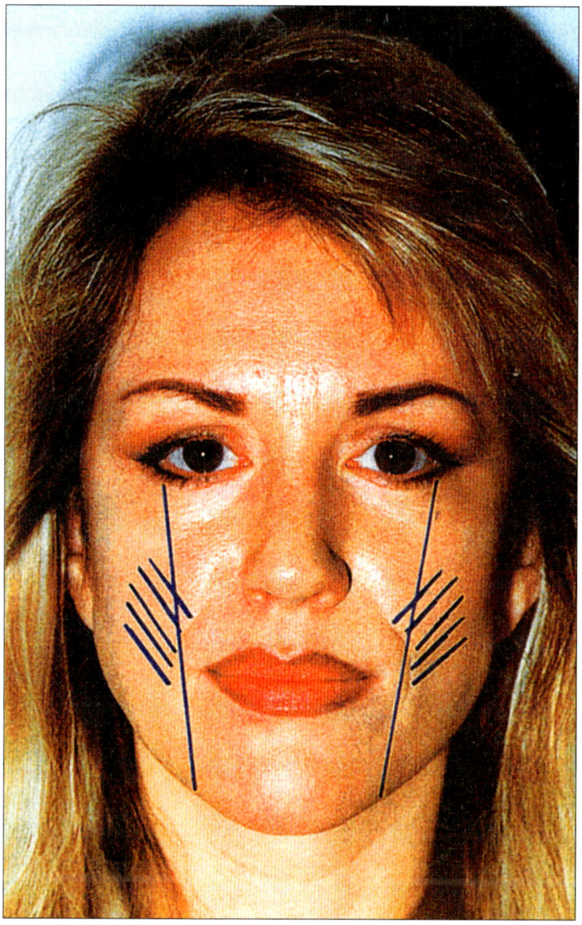

그림 8.19 앞 표층근건막체계 주름 형성의 수술 전 표시 사진. 표시는 교근의 앞쪽 경계의 처진 직선 팽창과 교근 위의 표층근건막체계를 연결하는 진피 아래로 봉합할 부위를 나타내고 있다.

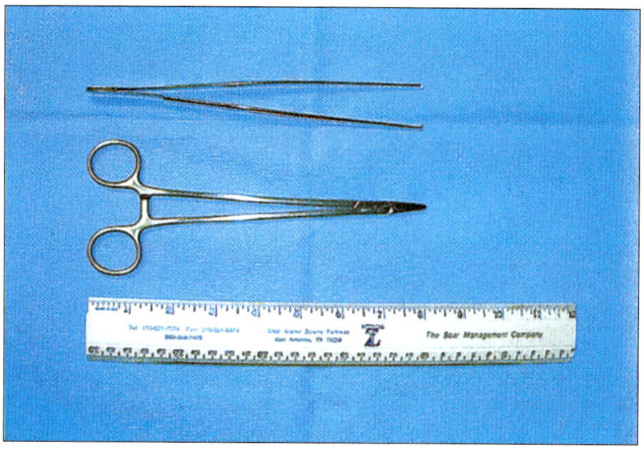

그림 8.20 8인치의 (20.3cm) 1×2 유구 조직 겸자와 8인치 유창 턱이 있는 바늘 잡개

Robbins LB, Brothers DB, Marshall DM 1995 Anterior SMAS plication for the treatment of prominent nasomandibular folds and restoration of normal cheek contour. Plastic and Reconstructive Surgery 96:1279

Sasaki GH, Cohen AT 2002 Meloplication of the malar fat pads by percutaneous cable-suture technique for midface rejuvenation: outcome study (392 cases, 6 years' experience). Plastic and Reconstructive Surgery 110:635

Webster RC, Smith RC, Smith KF 1983 Face lift: 3. Plication of the superficial musculo-aponeurotic system. Head and Neck Surgery 6:696

Yousif NJ, Gosain A, Matloub HS, Sanger JR, Madiedo G, Larson DL 1994 The nasolabial fold: an anatomic and histologic reappraisal. Plastic and Reconstructive Surgery 93:60

9

전체 안면거상술
Full Face Lift

Sorin Eremia, Mark A. Willoughby

서론

한편으로 안면거상술에 있어 덜 침범적이고 대안적인 시술에 대한 요구는 성형 수술 시장에 있어 강하게 일고 있다. 일부 미디어들은 (Exteme Makeover 나 Swan과 같은 텔레비전 쇼) 환자들이 성형 수술에 환상을 갖도록 하고 있다. 안면 성형 수술을 전공한 의사들은 여러 가지 안면거상술을 포함하는 다양한 새로운 술기로 대응하고 있다.

한번의 수술로 지속적이고 두드러진 외모의 향상을 원하는 일부 환자들은 전체 안면거상술에 의해 이득을 보고 있다. 여기서 전체 안면거상술이란 목 앞부분과 외측, 양측 턱, 입 주변, 안면 중앙부와 이마의 옆모습, 측변 눈썹의 성노에 대해 외과적으로 접근하는 것으로 정의된다.

환자 선택

이상적인 환자는 Baker 유형 3,4분류에 속하는 사람들이다. 노화로 인한 변화는 대부분 중력에 의한 것이다(5장 참조, 표 5.1, 그림 5.12). 노화는 주로 중력에 의해 유발된다(그림 9.1). 심각한 화학적 손상과, 주름살 그리고 표면의 진피, 표피의 문제들이 수술 전에 평가된다. 안면거상술을 원하는 환자들을 평가할 때는 전체적인 피부의 질김과 긴장, 표면의 변화, 수술적인 시상에 잘 반응하는 중력에 의한 변화와 박피술의 절차를 통해서 조직과 표면의 변화를 원상태로 돌리는 것을 구분하는 것으로 시작해야 한다. 중력에 의한 변화를 평가하는 것에는 부피를 평가하는 것, 중력에 의한 부피의 변화 정도, 자가 지방 혹은 시중의 용적 충전이나 이식물을 고려하였을 때 할 수 있는 절대적인 부피의 손실을 구분하는 것 등이 포함된다.

우선 처짐과 안검 하수, 조직의 부피 변화 등 중력의 변화에 나타날 수 있는 요소에 초점을 맞춘 후 실제적인 안면거상술의 평가가 시작된다. 앞 이마와 눈썹 부분, 눈꺼풀 등은 중요한 요소지만 그것들은 이 장의 범위에는 포함되지 않는다.

대신 측면 눈썹과 측면과 눈 아래 부위는 이 장에 소개되는 더 광범위한 거상술의 방법으로 개선될 수 있다. 그 이후 어떻게 앞 이마와 눈썹, 눈꺼풀, 안면 중앙, 턱 그리고 목을 처리하는가에 초점을 맞추고 있다.

비록 어느 정도까지는 목 부분에 대한 계획이 안면거상술의 수술 범위를 결정하게 되지만 현재 저자는 목부터 평가하여 위쪽으로 향하는 방식으로 진행한다. 목을 평가하는 것은 피부의 처짐과 그 정도, 활경근의 치짐과 앞쪽으로의 구부러짐, 지방의 위치와 양, 처진 악하선의 존재 등으로 결정된다. 환자를 진찰하고 수술 전의 사진을 정면, 얼굴의 3/4, 측면에서 찍는다. 피부를 꼬집어서 탄탄함과 피하 지방의 존재를 확인한다.

목턱끝 각과 갑상 연골 복합 부위의 모양과 위치를 평가해야 한다. 활경근 아래 지방 특히 턱 아래 부분에 있는 부위도 평가해야 한다. 그리고 환자에게 이를 꽉 물어서 활경근이 수축하게끔 한 다음 활경근 띠와 앞쪽 경계를 확인해서 활경근 앞쪽 시술에 필요한 평가를 해야 한다(그림 9.2). 처진 악하선의 존재 확인을 위해서 위치와 크기를 촉진한다.

다음으로 양측 목 피부의 처짐과 비대가 뒤쪽으로의

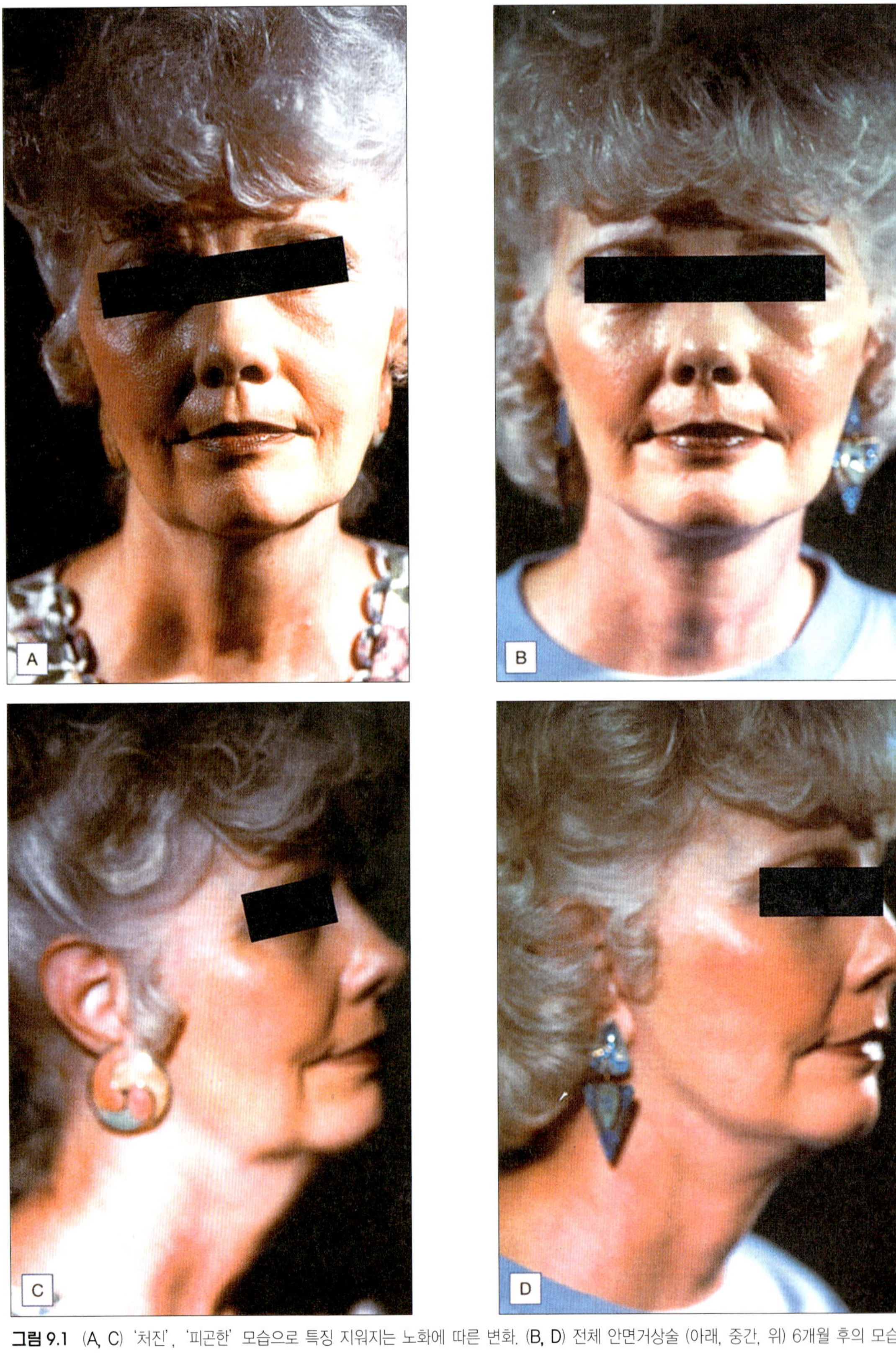

그림 9.1 (A, C) '처진', '피곤한' 모습으로 특징 지워지는 노화에 따른 변화. (B, D) 전체 안면거상술 (아래, 중간, 위) 6개월 후의 모습

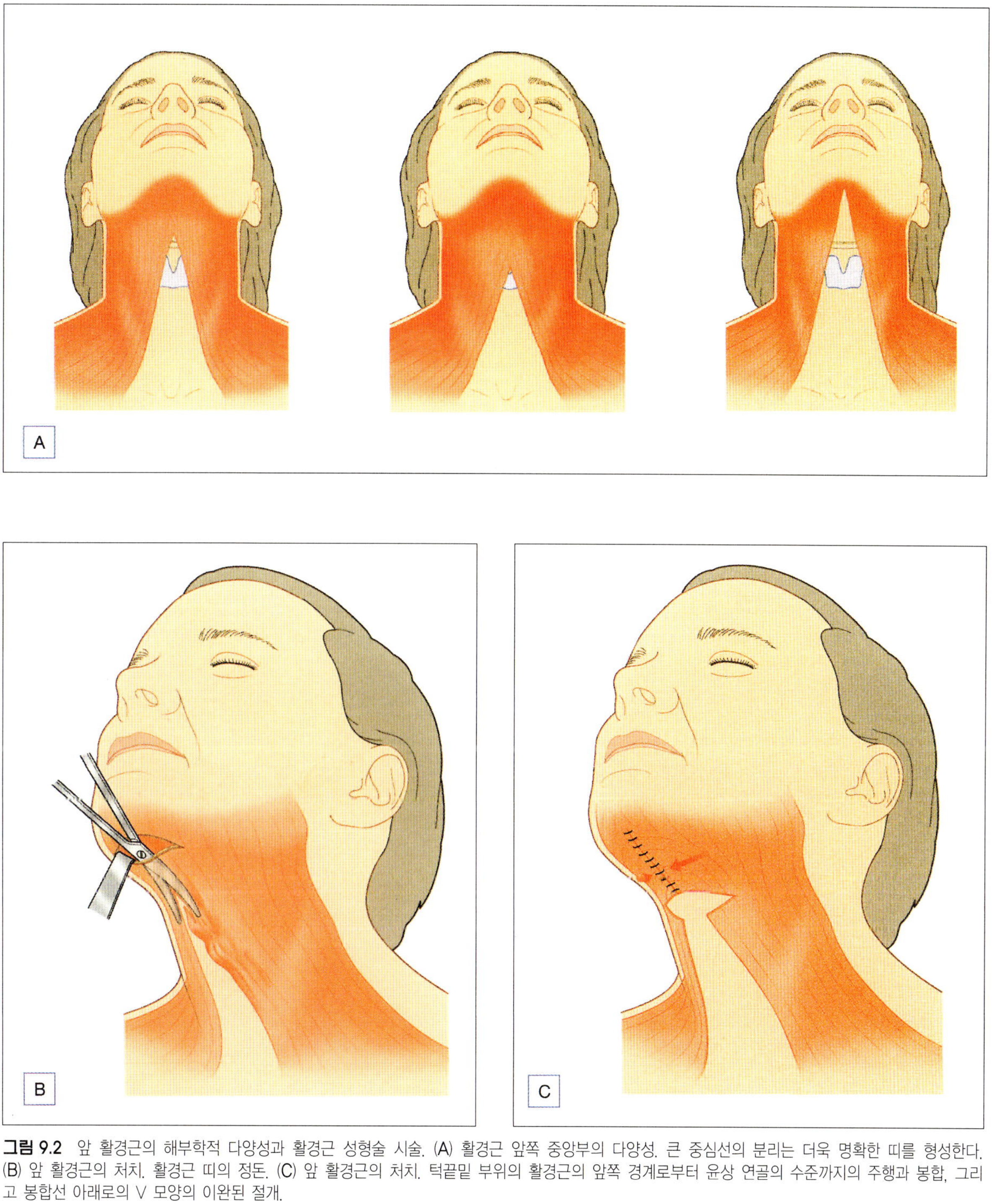

그림 9.2 앞 활경근의 해부학적 다양성과 활경근 성형술 시술. (A) 활경근 앞쪽 중앙부의 다양성. 큰 중심선의 분리는 더욱 명확한 띠를 형성한다. (B) 앞 활경근의 처치. 활경근 띠의 정돈. (C) 앞 활경근의 처치. 턱끝밑 부위의 활경근의 앞쪽 경계로부터 윤상 연골의 수준까지의 주행과 봉합, 그리고 봉합선 아래로의 V 모양의 이완된 절개.

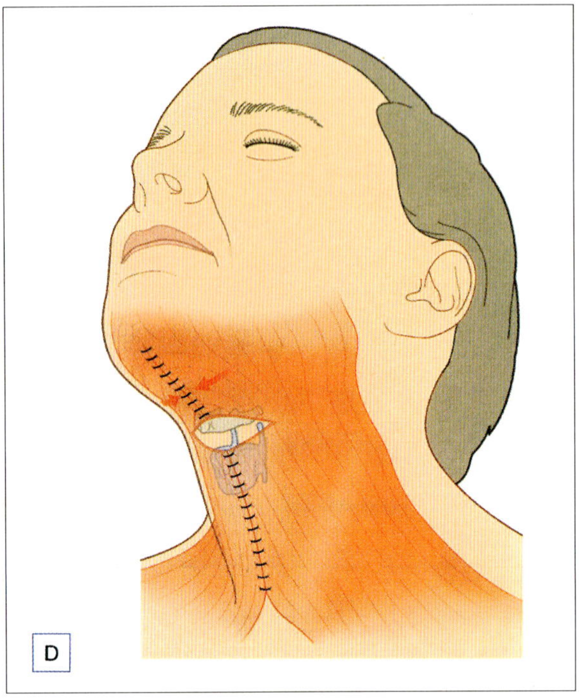

그림 9.2 (D) 보다 광범위한 코르셋 활경근 성형술. 이완된 절개의 실패는 활시위 효과를 유발할 수 있다.

고정 정도를 평가하여야 한다. 귓불의 모양과 귀 뒤쪽 모발선의 위치도 절개를 계획하기 위해서 확인해야 한다. 다음 단계로는 얼굴의 중간과 바깥쪽을 평가하고 코입술주름의 모양과 원인을 조사해야 한다.

결정에는 광대 지방 패드가 코입술주름 깊이에 영향을 미치는 정도와 눈 아래 부위를 통해 광대 지방 패드의 처짐에 의해 형성되는 전형적인 아고랑을 평가하는 것이 포함된다. 다음으로 뺨의 뼈의 해부학적 구조를 조사한다. 눈 아래 부위 바깥 부위에 존재하는 부종성 주머니인 가성 광대 주머니의 존재를 체크하고 환자에게 알려주어야 한다. 이러한 주머니는 치료하기가 매우 힘들다. 환자들은 아래 눈꺼풀 안검성형술이나 안면거상술이 그것을 완화할 것이라고 기대한다.

아래 눈꺼풀의 상황을 진짜 아래 눈꺼풀 주머니가 눈 아래의 지방 구성에 존재하는가를 확인하고 눈 아래 지역에 눈물구(tear though) 주름의 변형이 있는지 확인한다. 노인 환자에서는 입과 입 가장자리의 위치를 지나는 코입술주름의 아래쪽을 평가한다. 다음으로 턱 부위를 본다. 과도한 양의 지방이 있어서 약간의 지방 흡인술로 해결할 수 있는지 아니면 보정 턱 인대로 얼굴 조직을 덮으면서 나타나는 처짐으로 인한 것인지를 정한다. 외측 안면의 피부 처짐을 평가한다. 다시 측두부위로 돌아와서 눈썹의 외측과 외측 눈 테두리(까마귀발 주름 부위)를 조사한다. 마지막으로 구레나룻과 측두 부위 모발선을 평가한다.

전체 안면거상술의 대상자는 다음 조건을 갖는다.

1. 앞쪽과 외측에 명확한 목 피부와 활경근 늘어짐을 갖는다. 피부에 과잉으로 있는 양은 짧은 반흔 유형의 거상술을 통해 간단히 제거될 수 없다. 턱밑 절개는 앞쪽의 활경근 경계를 처리하는데 쓰인다.
2. 얼굴 중앙의 광대 지방 패드의 처짐과 입의 가장자리까지 연장되는 깊은 코입술주름이 존재한다.
3. 턱과 얼굴의 외측 피부에 상당한 처짐이 있다.
4. 눈썹 외측의 처짐이 있다(그림 9.3).

안면 중앙의 도전

어린 사람 얼굴의 특징적인 점은 풍부하고 높은 뺨과 아주 부드러운 코입술주름이다. 코입술주름의 해부

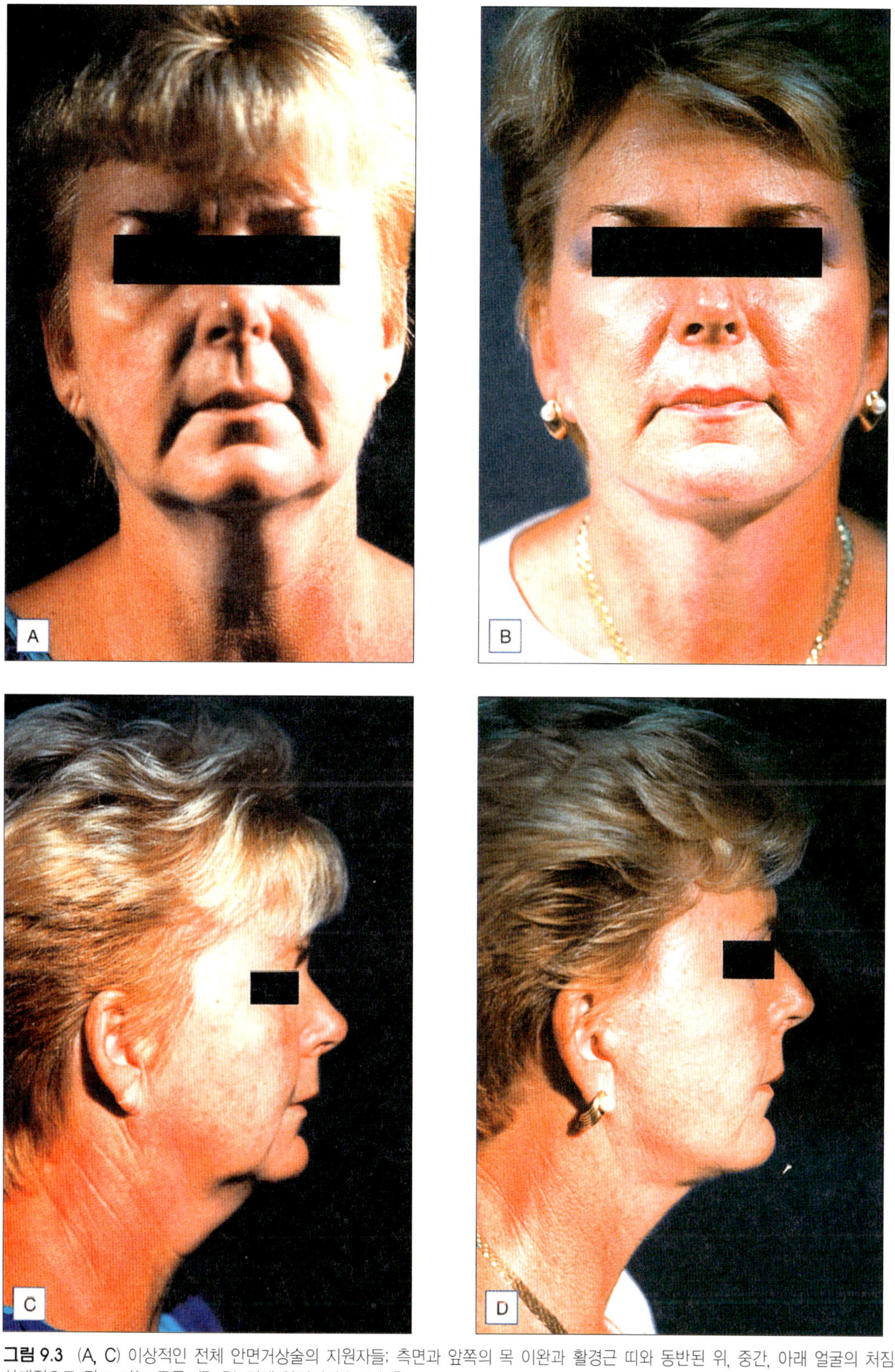

그림 9.3 (A, C) 이상적인 전체 안면거상술의 지원자들; 측면과 앞쪽의 목 이완과 활경근 띠와 동반된 위, 중간, 아래 얼굴의 처짐으로 인한 큰 주름. 상대적으로 작고 가는 주름. (B, D) 전체 안면거상술 1년 후

적 구조에 대한 많은 이론과 연구들이 있지만 한 가지가 매우 중요하다. 그것은 장벽으로서 역할을 하는데 특히 광대 지방 패드에서 피부와 연부 조직이 처진 뺨 연부 조직에서 고정되는 부분으로써 헐렁한 셔츠와 같은 역할을 한다. 이것이 없으면 얼굴 중앙의 처진 조직은 윗입술과 입 가장자리로 처질 것이다. 표층근건막체계가 내측 그리고 위 외측 부분으로 얇아지고 안면 신경의 가지가 내측으로 갈수록 더 얕게 위치하면서 손상받기 쉽기 때문에 피부 피판을 융기하는 것은 어렵고 광대 지방 패드를 융기시키고 재위치 시키는데 표층근건막체계의 기술은 위험하고 비효율적이다.

1990년대에는 Hamra에 의해 옹호된 깊은 면과 복합 안면거상술 방법과, Psillakis에 의해 시행되고 Ramirez에 의해 교정되었으며 프랑스의 Tessier의 중요 업적에 바탕을 둔 골막하 거상술이 시행되었다.

Mendelson과 Stuzin은 그동안 어려움으로 남아있던 코입술주름과 광대 지방 패드까지 교정하려는 시도로 뺨에서부터 광대의 주요 근육 넘어서까지 절개를 하는 광범위 표층근건막체계 절개를 옹호했다. Owsley는 피하/표층근건막체계 면의 접근법을 통해서 광대 지방 패드의 상승과 지탱을 더욱 정교하게 다듬었다.

이전의 저자는 두껍고 긴 피부를 이용해 대부분의 피하 지방을 손상시키지 않으면서 피부 피판에 붙여 그 아래에 있는 표층근건막체계/활경근 면으로부터 분리시키게 하면서 Owsley의 접근법을 포함하고 연습했다. 프랑스의 Trepsat과 미국의 Hoefflin이 이러한 개념을 세우는데 큰 역할을 했다. Sasaki에 의한 지지 봉합 기술도 광대 지방 패드를 공부하는 학생들에게 큰 관심이었다.

2001년에 Sasaki는 Gore-Tex 봉합 현수 기술을 이용해 경피적 거상술과 광대 지방 패드를 재위치 시키는 그의 6년간의 경험을 책으로 펴냈다. 원래의 방법은 측두 부위부터 코입술주름의 위쪽까지 향하는 2개의 '선 봉합'을 이용해서 광대 지방을 융기시키고 깊은 측두 근막에 고정시키는 것이었다.

2003년에 그는 이 원래의 방법을 결막을 통한 절개로 코입술주름 중간부터 중앙 안와연 아래쪽의 가장자리 궁에 이르는 이차적인 봉합을 하는 변형된 방법을 출판했다. 이 교정된 방법으로 광대 지방 패드의 더 위쪽 방향의 당김이 가능했고 동시에 움직임도 증가시켰다. Sasaki는 조직을 융기시키고 현수하기 위한 지지를 위해 '선' 체계 봉합을 이용한 작은 Gore-Tex 이식을 사용하였다.

보고된 대부분의 증례들은 현수 봉합을 전통적인 표층근건막체계 피판법이나 전통적인 광범위 표층근건막체계 피판 주름성형술과 혼합해서 가능하게 하였다. 2003년에 출판된 것에 따르면 단지 10명의 어린 환자(5%)에서만 순수한 현수 거상술을 시행하였다. Sasaki 방법의 문제점은 그것이 복잡해서 시간이 많이 필요하고 기술적으로 현수 체계를 고정하기가 어렵다는 데에 있다. 그래서 널리 받아들여지지는 못하였다.

1990년대 후반에는 안면 중앙의 골막하에 접근하는, 특히 내시경의 도움을 이용하는 방법이 소개되었다. 요즘에도 널리 사용되고 있는 이 방법은 최근에 광대 지방 패드와 턱의 흡수성 2.0 봉합법을 통해서 깊은 피하 위치와 관련된 상위 저자들의 지지 거상술을 포함한 다양한 현수 봉합 기술이 소개되었다(그림 9.4).

각각의 긴 봉합은 매듭에 의해서 긴 2.0 봉합에 부착되는 여러 개의(5~7), 가로지르는, 딱딱한, 두꺼운, 짧은 (6~9 mm) 1.0 교차 봉합을 가진다. 교차 봉합은 긴 봉합이 위로 당겨지면서 측두 근막에 고정될 때 여러 개의 지지대 같은 기능을 한다.

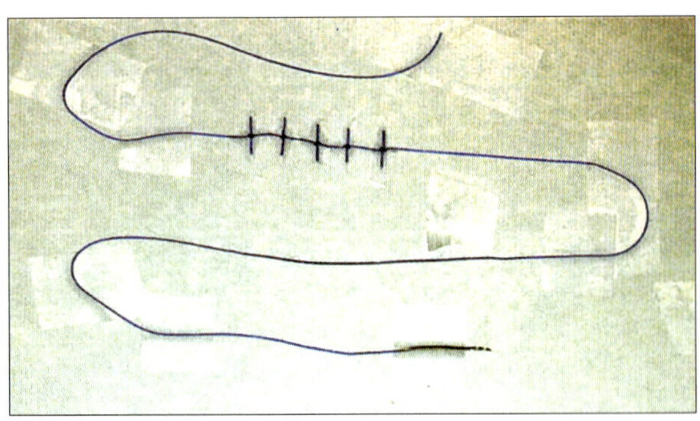

그림 9.4 Dr Sorin Eremia로부터 고안된 지지 봉합. 여러 개의 1.0 단일사의 흡수성 봉합의 짧은(8mm) 교합들은 부착된 바늘을 이용한 9~10mm 간격의 2.0 봉합으로 된 간단한 매듭으로 유지된다. 특별한 기구에 의해 표층근건막체계 바로 위의 깊은 피하 면으로 들어갔다가 나올 때 교차 봉합은 조직으로 들어가 위로 당겨지면서 고정되기에 충분한 매우 강력한 지지대 같은 역할을 한다. 장력은 여러 지지점으로 균등하게 분배됨으로써 주름의 위험성을 감소시킨다.

이 봉합들은 부착되는 바늘이 있고 고정 부분은 APTOS의 방법의변형인 Contour Thread Lift and Wuffles이나 actual Feather lift version보다 더 튼튼하고 더 깊게 고정된다. 불행히도 이러한 '빠르고 쉬운' 방법들은 장기간 추적 관찰에서 좋지 않은 결과를 보였다. 비록 이것들이 환자에게 크게 각광받지는 못하였으나 이 방법들의 정확한 역할에 대해서는 좀더 생각해 보아야 할 것이다.

필수적인 안면과 경부의 해부

진피의 콜라젠-탄력소의 구성 성분 부족은 외피와 그 내용물이 느슨해지는데 확실히 중요한 역할을 한다. 피부는 피부가 보유하고 있는 일련의 인대들에 의해 깊은 구조물들에 붙어있다. 이런 섬유 구조물은 진피와 깊은 근막 또는 골막 사이에서 피부로 수직으로 뻗는다. 광대 인대 혹은 McGregor' s patch, 이하선, 그리고 교근 인대는 수술적으로 매우 중요하다. 더 광범위한 시술 시에는 협골의 먼 부분, 턱끝 부분, 그리고 하악 인대까지도 포함된다. 피부 피판이 깊은 구조물로부터 분리되어 위로 올라가게 되면, 그러한 구조물들을 필수적으로 분리시킨다(5장, 그림 5.1C).

지방 조직은 젊은 외형의 외모에 필수적이다. 광대 지방 패드(그림 9.5)는 코입술주름을 따라 기저 부분이 자리 잡고 있는 삼각형 모양의 섬유-지방 구조이다. 그것은 대개 뺨의 융기를 나타내고 그 위를 덮고 있는 진피에 단단하게 부착하고 있다. 광대 지방 패드는 입술거상근 군으로부터 그것을 분리하는 매우 얇은 표층근건막체계 층에서 정지하고 입술거상근군 중 큰 광대근이 수술적 해부 구조에서 제일 중요하다.

위쪽의 광대 지방 패드는 눈 둘레근 아래쪽과 아래 바깥쪽 면과 합쳐진다. 코입술주름을 형성하는 피부의 인대 구성물에 인접한 광대 지방 패드의 처짐은 대개 주름이 깊어짐을 설명한다. 지방 패드의 바깥쪽 연장 부분 또한 하강하고 그것은 교근, 그리고 이하선의 요소들, 아래턱을 형성하는 턱끝과 하악 인대에 의해 유지된다. 목에서, 특히 턱끝 부위에서, 위쪽 활경근 지방의 다양한 축적은 날카로운 각과 젊은 목의 외형적 특징을 무디게 하는 보기 흉한 무거움, 충만감을 준다.

안면에서 눈 둘레근의 뒤와 아래의 지방 구획들(ROOF와 SOOF)은 눈 주위 고려 시 중요하다. Bichat의 뺨 지방 패드로 인해 아래 뺨의 충만함의 정도가 다양하고, 선택된 경우들에서의 이것의 제거는 매우 제한적으로 이용된다. 목에서 턱끝 활경근 뒤쪽 지방 구획은 적극적인 외과 의사들이 그것을 다루도록 유도할 경우에 충분히 중요할 수 있다. 탈수된 혹은 확대된 악하선은 또한 활경근 뒤쪽에 있어 적극적인 의사는 부분 절제를 주장한다.

표층근건막체계와 활경근의 해부는 5장에서 더 자세히 다뤄진다. 저자는 활경근의 앞쪽 경계를 이해하고 적절히 다루는 것은 경부에서 좋은 결과를 좋은 결과를 얻는 데 중요하다고 생각한다.

마취

전신 마취는 다양한 종류의 주름절제술을 위한 마취의 전통적인 방법이 되어왔다. 희석된 국소 마취의 추가 사용은 피부 피판을 올리기 전에 조직의 수력 분리를 돕고 지혈을 위해 에피네프린 1:400,000과 0.25%의 리도카인 200~250 cc를 사용하는 것인데 이 시술법은 오래전에 알려진 것이나. 더 희석된 더 많은 용량(300~500 cc)의 리도카인의 사용은 보통 0.15~0.20%가 시술을 더 용이하게 한다.

저자의 의견으로는 대략 5시간 정도 이하의 대부분의 안면거상술은 단지 경구 투약과 근육 내 주사로 국소 마취를 시행한 후 시행할 수 있다. 저자는 다음의 마취 프로토콜을 주름제거술의 90% 이상에 사용한다: 국소 마취 투여 전에 시작 용량 각각 trizolam(Halcion) 0.25~0.50 mg p.o., butorphenol tartrate(Stadol) 2 mg IM 과 diphenhydramine(Benadryl) 50 mg IM. 수술 중에 경도의 마취 효과를 유지하기 위해서 추가 용량 trizolam 0.25 mg p.o., butorphenol tartrate 1 mg과 diphenhydramine 25 mg IM.을 추가로 줄 수 있다.

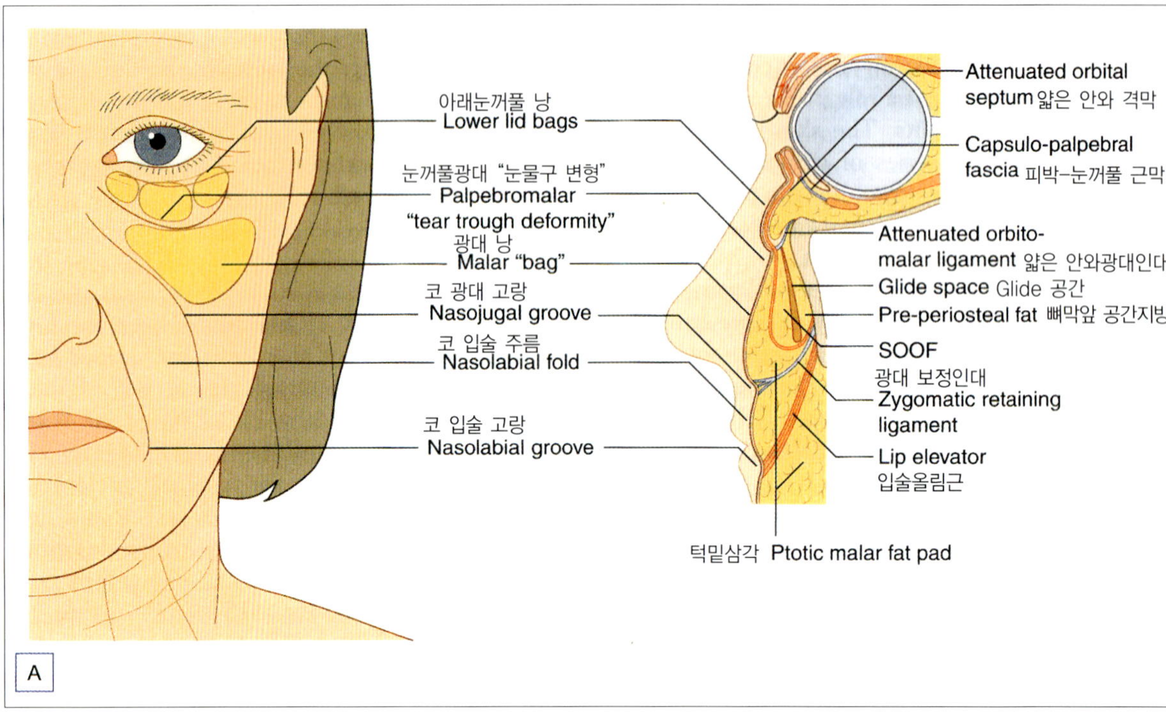

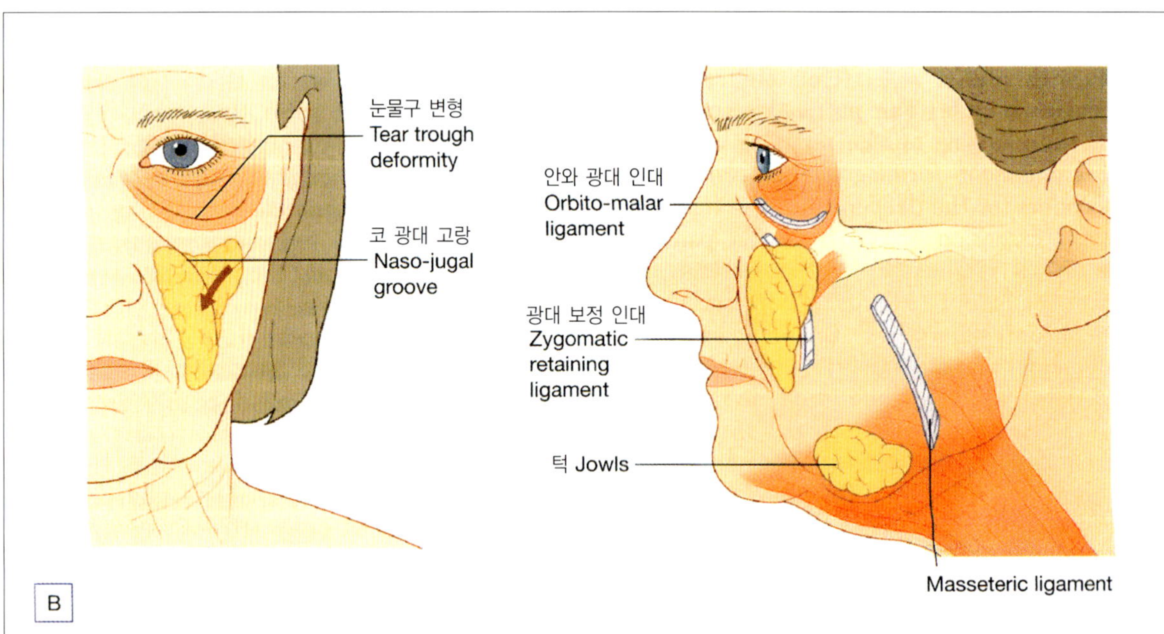

그림 9.5 (A, B) 광대 지방 패드. 노화는 보정 인대의 늘어남과 광대 지방 패드의 아래로 처짐을 유발하여 코입술주름과 아래 턱을 두드러지게 만든다.

4 mg 이상의 butorphenol의 투여는 거의 필요하지 않다. Butorphenol tartrate는 합성의 아편 유사 약물 효현제-길항제 마취제이고, 유일한 마약성 정맥 내 주사 제재이다. butorphenol tartrate 2 mg의 용량은 morphine 10 mg과 Demerol 80 mg과 동일하다. Butorphenol tartrate의 임상적 효과는 30~60분에 절정을 이루고 3~4시간 정도 매우 효과적으로 지속된다. 이것은 대부분의 아편 유사 약물보다 상대적으로 덜한 호흡 저하와 오심을 일으키고 저혈압과 요 정체의 비율도 1%보다 적다. Triazolam은 최면성의 단 시간 작용하는 benzodiazephine이다.

그 반감기는 1.5~5시간이고 과 복용의 첫 임상소견은 2 mg 이후부터 일어난다. 저자는 lorazepam같은 다른 benzodiazephine들보다 이것을 더 선호하는데 이는 triazolam이 환자 중 매우 많은 경우에 수술 시 심각한 기억 상실을 야기할 수 있기 때문이다.

안면 경부 전체 주름제거술의 수술 수기

수술이 계획되고 환자가 앉아 있는 자세를 유지한 채 안면거상술 절개의 윤곽을 그린다. 턱끝밑 부위, 귀 앞 그리고 귀 뒤 부위, 그리고 두피와 손상될 수 있는 확장된 부분의 수술 절개 윤곽을 겐티아나 바이올렌 펜으로(그림 9.6, 9.7)로 그릴 수 있다.

목의 피부 이완의 범위와 제거될 필요가 있는 상응하는 피부의 양이 뒤쪽 두피의 절개 길이를 결정한다. 절개는 현저히 개의 귀(dog ear) 모양 형성과 이개 뒤 부위에서 피부의 과도한 주름 잡힘을 예방할 만큼 충분히 길어야 한다. 선호되는 측두 두피 절개는 측두의 머리카락이 난 선의 뒤쪽 3~4 mm정도에 위치한다.

대체로 더 뒤쪽 곡선의 절개도 두피에 할 수 있는데 측두의 모발선의 매우 뒤쪽이다. 그러나 그것은 측두 탈모증과 모발선의 뒤틀림에 대한 어느 정도의 위험을 가지는 피판의 길이와 박리를 증가시킨다.

귀에서 절개는 이주 뒤의 앞쪽이고 뒤의 보정 인대를 지나 고랑으로부터 귀 뒤의 면으로 5~9 mm 정도 연장된다. V 모양의 절흔은 반흔 구축을 방지하기 위해 인대를 가로 지를 때 절개한다.

절개는 모발선의 뒤에 5~7 cm 정도 평행하고 머리카락이 반흔을 통해 자랄 수 있도록 몇 mm 뒤에 위치하도록 한다.

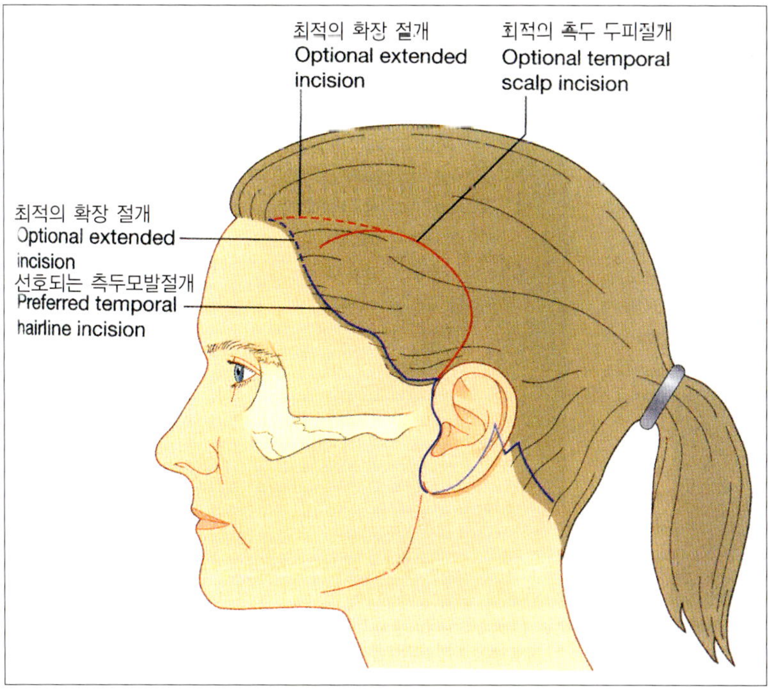

그림 9.6 절개. 선호되는 앞쪽의 절개는 측두의 모발선의 뒤쪽 3~4mm 정도에 위치하며 경사지게 하여 머리카락이 반흔 뒤로 자라도록 한다. 피부 피판은 외측 눈썹의 피하 융기를 위하여 외측 눈썹 수준의 앞쪽이나 외안검의 앞쪽으로 연장되어 있다. 귀에서 절개는 이주 뒤의 앞쪽이고 귀의 뒷면을 따라서 고랑으로부터 5~9mm, 뒤쪽의 보정 인대를 지나서 귀 뒤 표면까지 계속된다. V 모양의 절흔은 반흔 구축을 방지하기 위해 인대를 가로 지를 때 절개한다. 절개는 귀 뒤로 5~7cm 정도 연장되고 반흔을 통해 머리카락이 다시 자랄 수 있도록 모발선에서 몇 mm 이내에서 경지지게 잘라지도록 한다.

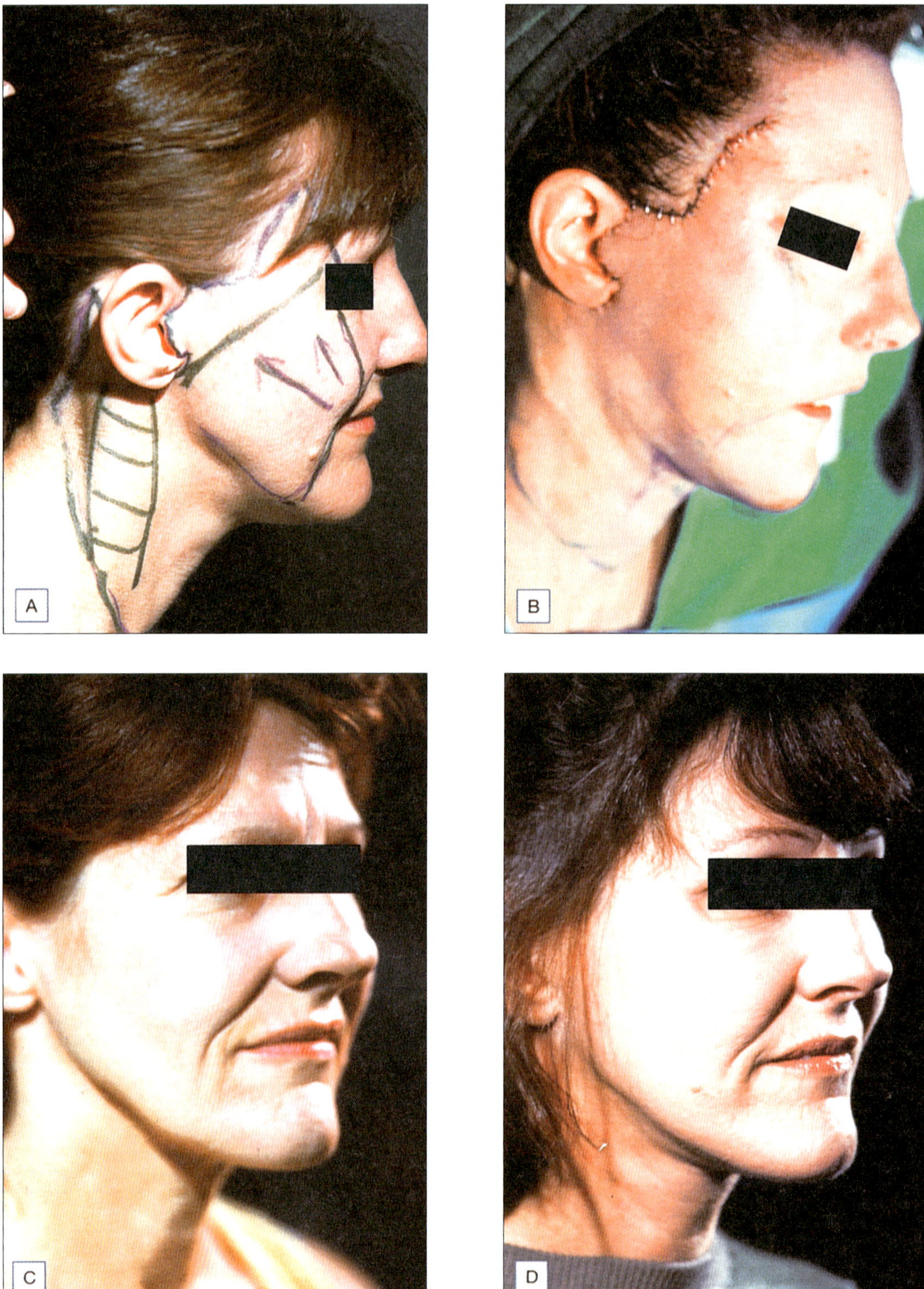

그림 9.7 (A) 절개를 위한 계획. (B) 피부 피판은 장력 없이 5.0 nylon과 작은 금속 봉합기를 이용하여 닫는다. (C, D) 수술 전과 수술 후 결과. 귓불의 위치는 변경되어있지 않으며 추가로 외측 눈썹이 융기되어 있다.

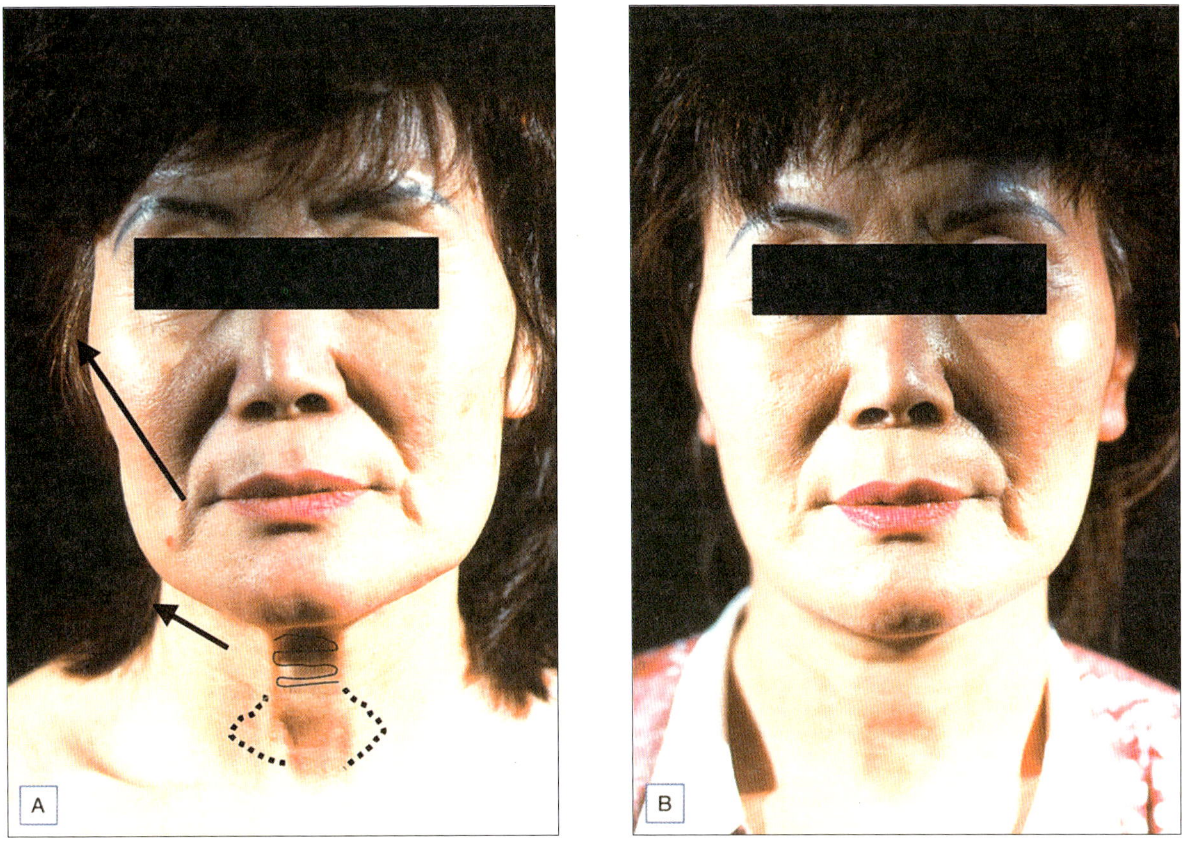

그림 9.8 (A), 수술 전 전형적인 앞 활경근 성형술과 (B), 수술 1년 후

환자를 수술 준비시키고 멸균된 천으로 덮고 목과 얼굴은 에피네프린 1:4~500,000을 섞은 리도카인 용액 0.17~0.25%로 종창시킨다. 절개되는 피부 부위는 1% 리노카인과 1:100,000 에피네프린으로 마취한다.

에피네프린 유도성 혈관 수축이 최대로 일어나는 시간이 지난 뒤, 필요한 경우라면, 보존적 지방 흡인술을 목과 아래 턱부위에 시행한다.

비록 고품질의 긴 안면거상술 가위가 선호되기는 하지만, 끝이 납작한 지방 흡인술 삽입관은 지방 조직이 제거될 필요가 없는 부위에서 최소 손상을 위해 사용되는 흡인 펌프 없이 사용될 수도 있다.

적극적인 지방 흡인술이 때때로 경부 피부 피판 융기 시와 활경근 성형술을 할 때에 사용되기도 한다. 저자는 매우 강하게 이 기술을 반대한다. 오랜 기간의 추적 관찰에서 적극적 지방 흡인술은 진피가 활경근에 보기 흉하게 붙은 골격만 남은 목과 육안으로 보이는 다양한 줄 모양의 턱끝밑 활경근 띠와 같은 결과를 종종 일으키기도 한다. 대다수의 나이든 환자들을 위해 피부와 활경근은 각각의 치료가 필요하다.

과도한 피부는 쉽게 멸균된 천으로 덮고 뒤쪽에서 절제할 수 있는데 반면 활경근의 해부학 구조상 대부분이 중간선 근처의 앞쪽에서 이루어 져야 한다. 그러므로 광범위한 박리는 피부의 피판을 활경근으로부터 상승시키는데 필요하다. 뒤쪽에서 멸균된 천으로 덮고 필요한 피부 절제의 정도는 모발선 뒤의 반흔의 길이를 결정하는 경향이 있다.

우선 절개는 처음 턱끝밑 부위에 가한다. 앞쪽 목은 둔한 가위를 이용해 박리한다. 대부분 박리는 조직을 자르기보다는 가위의 끝부분을 넣고 벌리는 것으로 행한다. 띠는 일반적으로 수술 전에 표시되어야 한다.

그리고 불이 켜진 견인기의 도움으로 직접 시야가 확보되어 분리하거나 절제한다. 특수한 양극성 응고를 포함한 적당한 기구 사용 또한 필수적이다.

일반적으로 턱끝밑 부위를 가로질러 단단한 코르셋을 형성하기 위해 활경근의 앞쪽 경계와 같이 봉합한다. 그리고 어떤 경우에서는 턱끝밑 부위 훨씬 아래에서 시행한다. 이것은 때때로 활시위 효과(그림 9.8)를 피하기 위해 윤상 연골의 수준에서 앞쪽 경계에 V자 모양의 뒤 절개를 만드는 것이 필요할 수 있다.

경우에 따라 뒤활경근 턱끝밑 구획에서 여분의 지방을 제거할 필요가 있다. 활경근 뒤쪽 지방 절제는 보기 흉한 함몰의 위험을 피하기 위해 조심스럽게 해야 한다. 종종 간과된 검사 등이 드러나게 되거나 악하선 처짐으로 나타날 수 있는데, 이는 눈에 보이고 만져지는 융기를 만들어 수술 후 환자가 불만족스러울 수 있다.

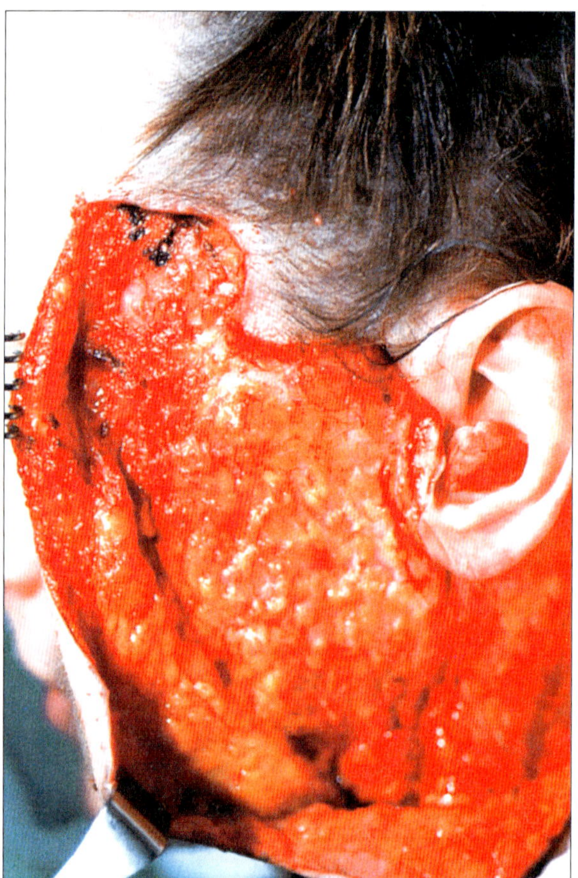

그림 9.9 표층근건막체계 위, 활경근 위 피부 피판. 특히 마른 환자의 경우 피부 피판에 붙어있는 대부분의 지방을 남기기 위해 모든 노력이 필요하다. 질이 좋고 둥글거나 스파츌라 모양의 끝을 가진 안면거상술 가위를 이용하여 비절개 박리하는 것이 제일 좋다. 적어도 4-6mm의 피판 두께를 유지한다.

악하선(턱밑침샘)의 부분적 절제는 아마도 유일하게 장기간 효과가 있는 방법일 것이다. 그러나 혀의 신경손상, 나머지 선(타액류)으로부터의 배액의 위험이 있고, 그에 더하여 연장된 회복 시간이 쉽게 정당화될 수 없다. 악하선(턱밑침샘)의 봉합 현수 혹은 전체 악하선(턱밑침샘)에 대한 활경근의 수평의 주름 형성의 적당한 장기간 교정에 실패한다.

절개는 작은 칼을 이용해 얼굴의 한쪽 부분에 한다. 이개 앞 절개는 눈에 보이는 반흔을 줄이기 위해 보통 이주 뒤에서 시행한다. 머리카락이 있는 부위의 절개는 반흔을 통해 절제된 모낭에서부터 머리카락이 자라도록 비스듬한 각도로 작은 칼을 이용해 시행한다.

피부 피판은 대부분 둔한 가위의 끝 부위를 근막 위에서 누르고 끝 부분을 넓게 벌리는 비절개 박리를 이용해 진행한다. 그 동안 최대(적어도 4.0~6.0 mm)의 피판 두께를 유지한다(그림 9.9). 피부 피판이 박리되고 표층근건막체계와 활경근이 확인된다. 활경근의 위, 바깥쪽 경계는 이제 활경근 피판을 올리거나 단순 주름 형성에 의해 뒤로 당겨진다. 그것은 흉쇄유돌근 위에 늘어져 있는 유돌 근막에 단단히 고정되어 있다. 이 수기는 현수 효과를 내는 앞활경근 성형술과 결합되어 있고 턱 선과 턱끝밑 부위에 대해 확실히 구별해준다.

저자는 전형적으로 두 면 세 방향 안면거상술(그림 9.10)을 사용한다. 첫째 면은 표층근건막체계 위, 활경근 피부 피판 위이고 보통 목의 중간선을 가로질러 계속된다. 피부 피판의 융기 후에 두 번째 면이 상승되고 전형적으로 표층근건막체계 피판과 같다. 이는 협골궁 아래에서 시작하고 평행하게 주행한다.

그리고 이하선의 앞쪽 경계선 다음으로 오는 귀를 따라 아래쪽으로 비스듬하게 각을 이룬다. 표층근건막체계 피판은 보통 귓불을 지나서 확장되고 활경근 피판(그림 9.11)처럼 4~5 cm 아래로 계속 된다.

표층근건막체계-활경근 피판은 중간으로 3~5 cm 정도 확장될 수 있고 때때로 아래턱을 따라 조금 더 중간 쪽으로 확장될 수도 있다. 위의 피판은 큰 광대근의 바깥쪽 앞부분에서 끝나는데 안면 신경의 분지들이 더 얕게 위치하고 취약한 부분이다.

절개선은 고주파(Ellman Dual Frequency,

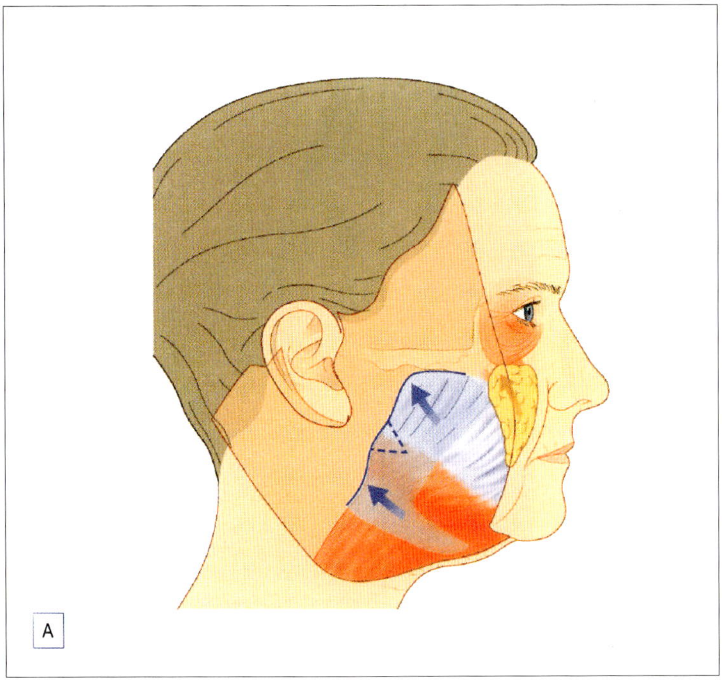

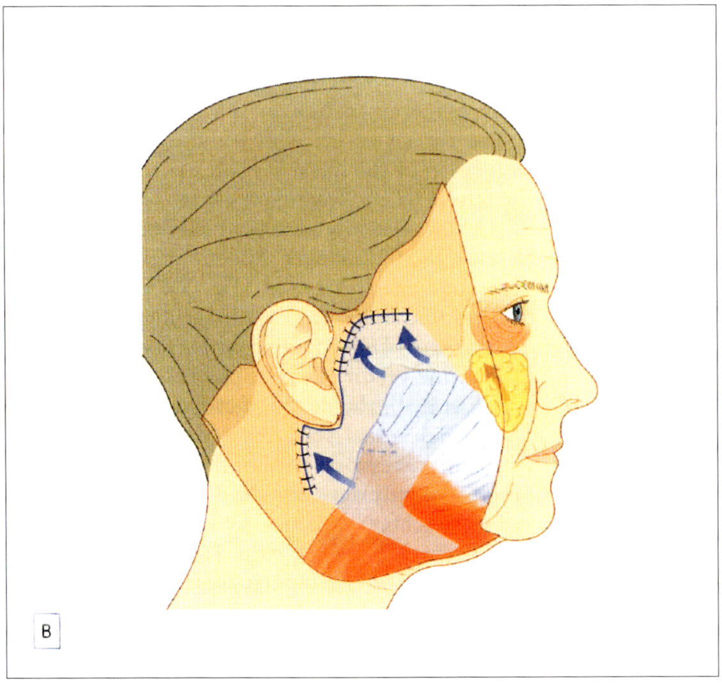

그림 9.10 두 면 세 방향 안면거상술. (A) 첫째 면은 긴 활경근 위, 표층근건막체계 위 피부 피판이며 내부분의 피하 지방을 포함하여 표층근건막체계-활경근 층으로부터 들어올려진다(어두운 부위). 두 번째 면은 표층근건막체계-활경근 피판이며 협골궁의 아래 경계로부터 시작되어 이하선을 넘어서 앞쪽 경계를 따라 계속되며 하악골의 4~5cm 뒤에서 흉쇄유돌근의 안쪽 방향의 활경근의 뒤쪽 경계로 이어진다. 이 피판은 귓불 수준에서 나뉘어 진다. (B) 표층근건막체계/활경근 피판과 광대 지방 패드의 재위치. 첫 번째 벡터는 뒤쪽이며 이는 피판의 아래쪽이다(대부분 활경근 요소). 두 번째 벡터는 뒤위쪽이며 표층근건막체계 피판의 위쪽이다. 세 번째 벡터는 위쪽이며 광대 지방 패드와 추가로 외측 눈썹을 올려주고 재위치 해준다.

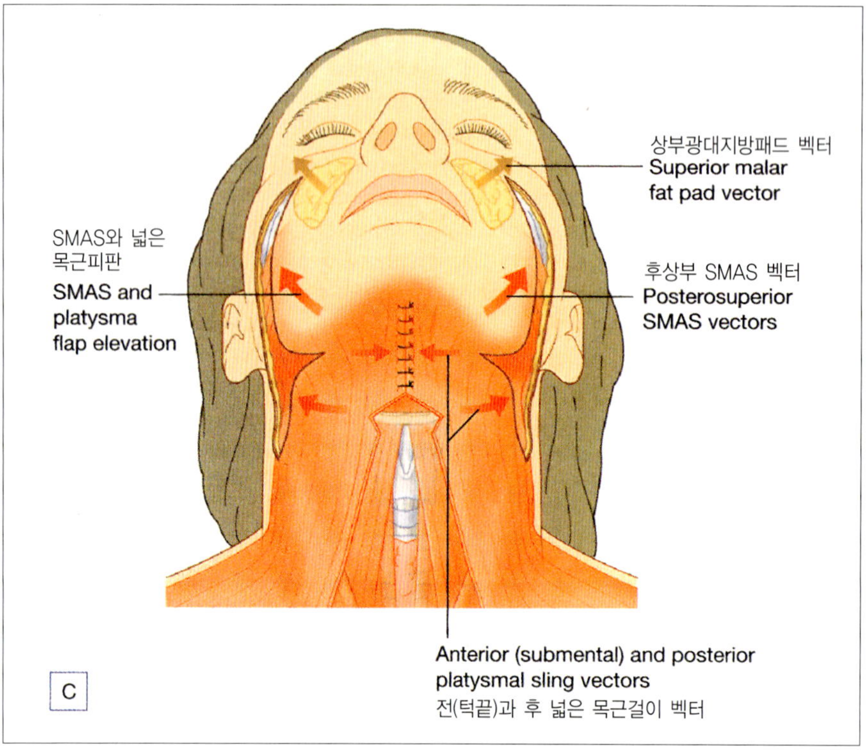

그림 9.10 (C) 표층근건막체계의 앞쪽 모습(앞/턱끝밑 활경근 성형술로 인한 양측 외측과 내측 당김), 활경근과 광대 지방 패드가 재위치 되기 위한 벡터

Oceanside, NY)를 사용하여 양극의 눌어붙지 않는 겸자(Silverglide Surgical, Boulder, CO)로 표시하고 시작한다. 이 방법은 사실상 무혈의 표층근건막체계 피판의 시작을 제공한다. 피판은 이하선의 앞쪽 경계 근처에서 둔한 가위로 시작하고 이하선 근막 위에 확실히 머물러 있게 한다. 이하선의 작은 노란 소엽은 근막이 통과되면 보일 수 있다. 이하선의 침투는 선이 쉽게 출혈한다는 점으로 특징지어진다. 그리고 만약 매우 큰 손상이 일어나면 침 분비가 자극되는 식사 후에 커지는 이하선 장액종(타액류)이 수술 후 생기게 될 수 있다.

안면 신경의 가지들과 주요 이하선관은 이하선(귀밑 침샘) 안에 상당히 깊이 놓여 있다. 그러나 그럼에도 불구하고 가위의 끝은 항상 상대적으로 안면 평면에 평행하게 유지되어야 한다. 그리고 오직 양극 응고만이 추천된다. 피판의 표층근건막체계 부분은 일반적으로 피부 피판에 비해 위로 향한 벡터로 진행하고 근막에 봉합하여 단단히 고정된다.

전체 안면거상술은 전형적으로 세 벡터를 가진다(그림 9.12). 첫 벡터는 뒤쪽, 피판의 아래 면(활경근 요소)에 있다. 두 번째 벡터는 뒤 상방, 피판의 위쪽 면 (표층근건막체계 요소)에 있다. 이 벡터는 아래턱을 줄이고 경도의 당김과 아래쪽 중간 얼굴의 지지를 제공한다.

표층근건막체계 절제술과 표층근건막체계와 활경근의 단순 주름 형성은 매우 흔하고 이에 대해 다양한 보존적 방법이 있다. 이 접근법의 결과는 아래턱과 아래 얼굴에는 매우 좋으나 얼굴 중간 부분이 더 젊어보이게 복구하는 데에는 효과가 없다. 세 번째 벡터는 위쪽의 상승한 그리고 재위치한 광대 지방 패드이고 선택적으로 외측 눈썹도 융기되고 재위치된다. 이것이 전체 안면거상술을 세 번째 벡터이다.

전체 안면거상술을 시행하는 동안 광대 지방 패드를 재위치로 되돌리는 수술적 선택

광대 지방 패드를 들어올리는 5가지 기본 접근법이 있다.

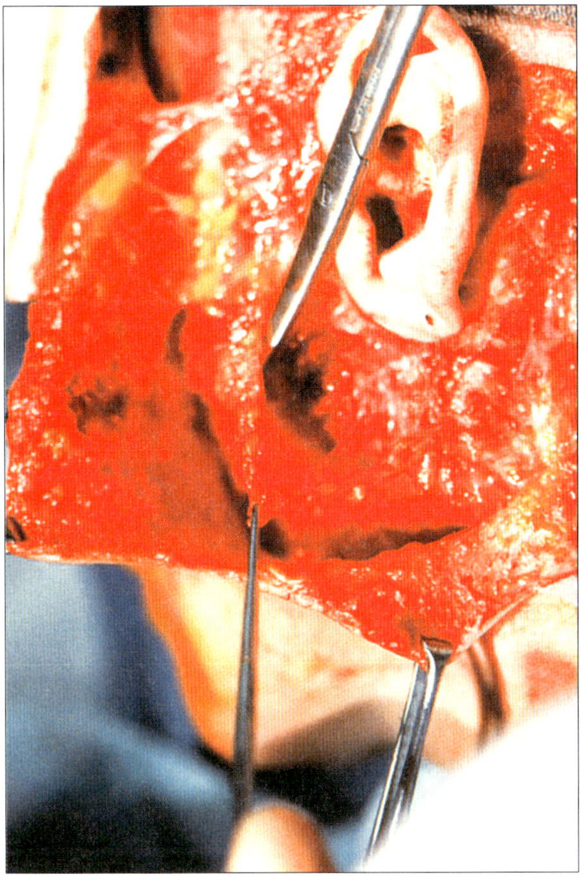

그림 9.11 이하선 근막 부위 위로 표층근건막체계-이하선 피판의 융기. 또한 경부 부위에서 뒤쪽으로, 안면부위에서 위쪽으로 힘을 받기 위해 귓불 수준에서 박리된 피부 그 위의 피부 피판의 두께를 주목해야 한다.

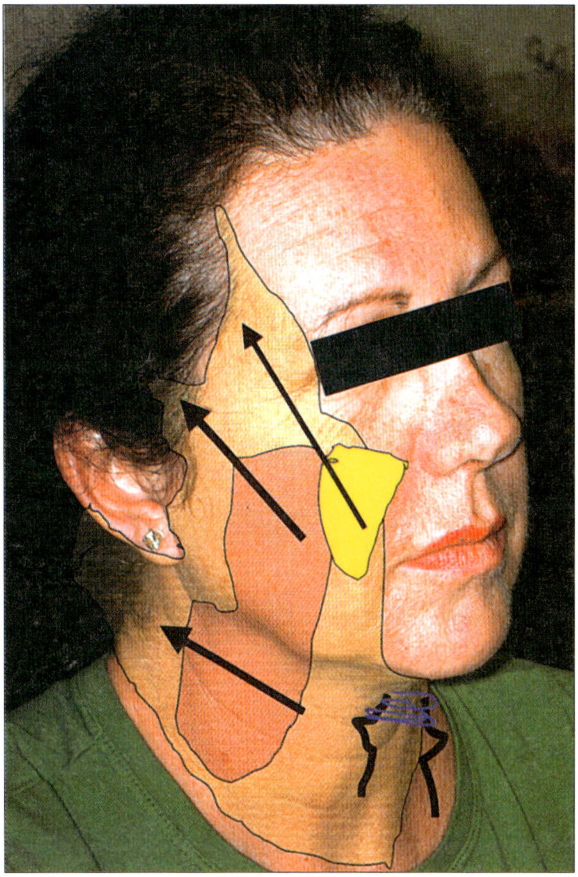

그림 9.12 세 방향 안면거상술. 첫 벡터는 뒤쪽, 피판의 아래면(활경근 요소)이다. 이 벡터는 목을 뚜렷하게 해준다. 두 번째 벡터는 뒤 상방, 피판의 위쪽 면(표층근건막체계 요소)이다. 이 벡터는 턱을 줄이고 경도의 융기와 아래쪽 중간 얼굴의 지지를 제공한다. 세 번째 벡터는 위쪽의 상승한 그리고 재위치한 광대 지방 패드이고 선택적으로 외측 눈썹도 상승, 재위치 된다.

1. 골막하
2. 표층근건막체계 아래: (1) '확장' 표층근건막체계 피판 방법을 통해; 혹은 (2) '복합/깊은 면' 방법을 통해
3. 분리된 진입으로서 표층근건막체계 위와 피하의 가동화
4. 분리된 가동화 없이 봉합 현수
5. 긴 피부 피판에 부착된 표층근건막체계 위 융기

근막하 깊은 면 거상술의 방법은 추후에 설명하겠다. 광범위 표층근건막체계 피판 지지자들은 협골궁 근육 위로 표층근건막체계 피판을 내측으로 연장함으로써, 코입술주름의 장기간 개선을 이룰 수 있고 그 결과로서 안면 중앙부의 개선을 이룰 수 있다고 주장한다.

협골궁 근육으로 분지하는 안면 신경의 분지들에 대한 손상이 거의 없다고 할지라도 윗입술 둘레근으로의 분지들은 광대 지방 패드의 아래에서 상처받기가 쉽고 표층근건막체계는 종종 내측으로 너무 얇아서 그 위의 뒤 상방향의 견인은 거의 이루어지기 어렵다.

광대 지방 패드의 부가적인 가동화/현수를 동반한 두 면 거상술은 Owsley에 의해 안면 중앙부의 치료로 제시되었다(그림 9.13A). 상대적으로 확장 피부 피판은 도달을 위해 융기되있고 처진 광대 지방 패드를 가동화하기 위해 손가락을 이용한 비절개 박리가 사용되었다(그림 9.14). 그것은 재위치 되었고 측두 근막과의 봉합으로 현수되었다. 표층근건막체계는 이전에 기술한 것

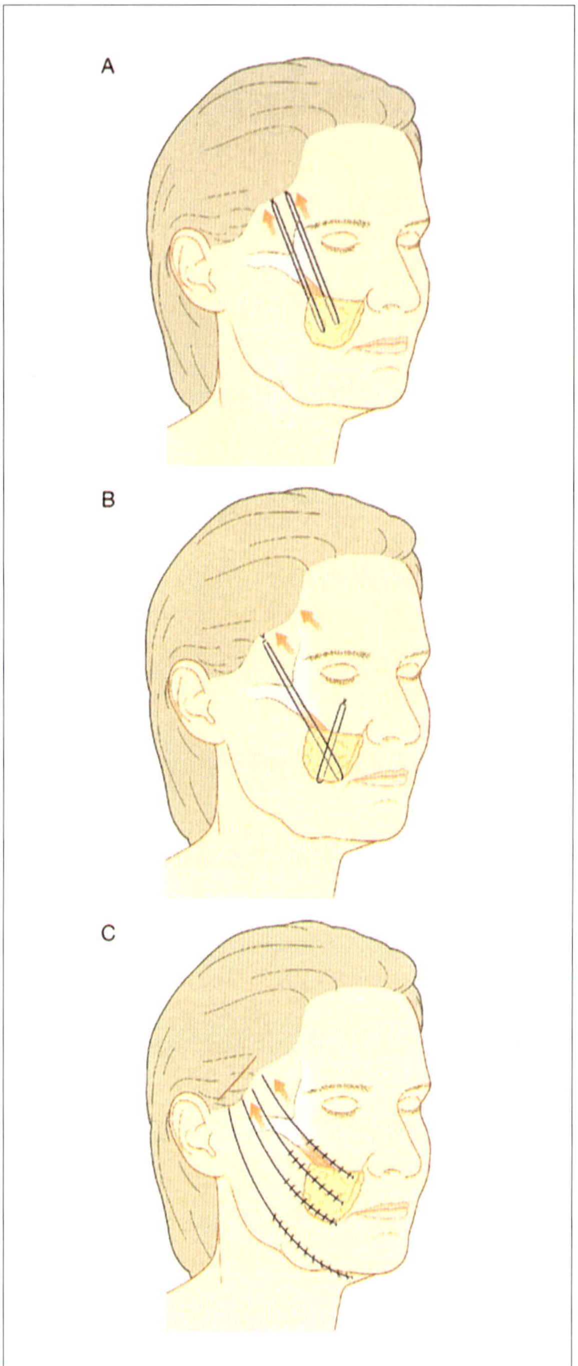

그림 9.13 광대 지방 패드의 재배치. (A) 'Owsley 유형' 패드의 단순 봉합 재현수. 위 표층근건막체계의 손가락 박리 후 광대 지방 패드를 재지지 하기 위해 한 번 내지 두 번 봉합이 이루어진다. (B) 'Sasaki 유형' 선 봉합 재현수. 가장 최근 2개의 Gore-Tex 선 봉합이 사용되었다. (C) 'Eremia 유형' 지지 봉합의 재현수. 2개의 가장 위쪽의 여러 지지들은 광대 지방 패드 덩어리와 실제 코입술주름을 잡아준다. 세 번째 봉합은 지방 패드의 아래 면과 노화에 의해 처진 입술 끝 부분을 올려준다. 네 번째 봉합은 턱을 올려주고 추가적으로 안면 중앙부와 표층근건막체계의 교정 부분을 지지해준다.

처럼 피판으로 처치되었다. 광대 지방 패드의 융기 방향은 (세번 째 벡터) 표층근건막체계와 바깥쪽 피부보다 더 위에 있어야 한다.

이 방법은 다음과 같은 사항 때문에 문제가 생긴다. 그것은 바로 지속적인 부종을 야기하는 눈 둘레근 아래면의 파괴와 둘레근의 '까마귀 발 주름' 의 어려운 절개와 함께 이마의 측면으로부터 긴 피부 피판의 상승을 필요로 하며 또한 외안검의 뒤틀림도 유발할 수 있는, 아래 눈꺼풀 외측과 눈 가장자리를 지나서 있는 다량의 피부가 있기 때문이다.

상위 저자들은 나중에 논의될 활경근 위 피부 피판과 함께 이러한 접근법에 많은 경험을 가지고 있다. 안면 중앙부의 장기간의 결과는 훌륭하지만 그 수술은 힘들고 위험도 존재한다(그림 9.15).

과거의 순수한 광대 지방 패드 현수 봉합술은 봉합이 적당하고 안정되도록 당겨 위치시키는 것이 용이하지 않는 면이 있었다. Sasaki는 매우 복잡한 광대 패드를 융기하기 위한 '선' ePTFE (GoreTex) 현수 봉합법을 소개하였다. 그리고 앞서 논의되었던 방향들에 관한 같은 몇 개의 장애물에 직면했다(그림 9.13B).

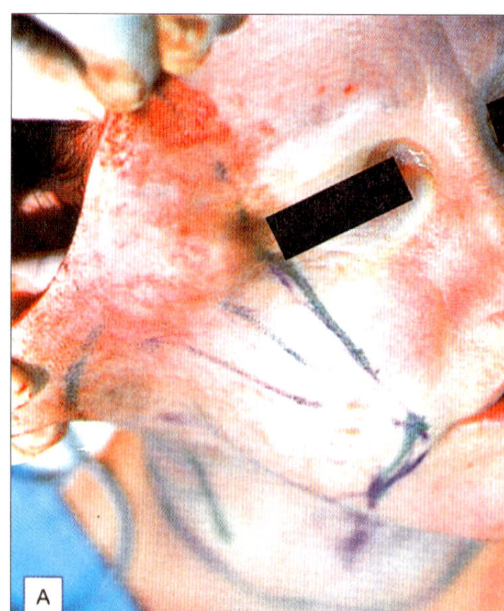

그림 9.14 (A) 광대 지방 패드의 가동화: 상대적으로 확장된 피부 피판은 눈 둘레근 위로 융기되고 얇은 표층근건막체계는 광대를 지나 도달하게 되며 손가락을 이용한 비절개 박리로 처진 광대 지방 패드를 가동화 한다.

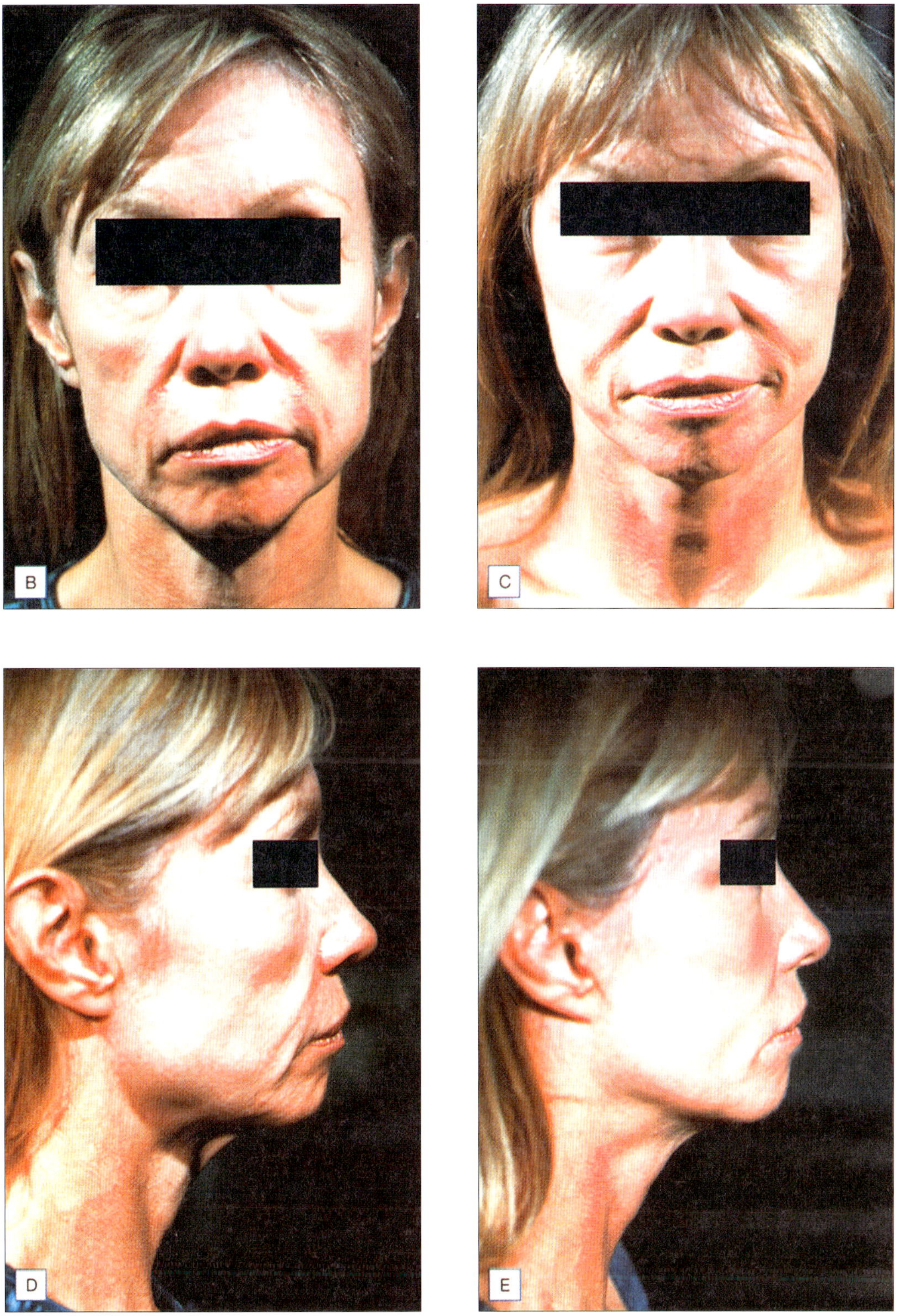

그림 9.14 B) & D), C) & E), 수술 전 모습과 표층근건막체계를 이용한 안면거상술과 활경근 주름 형성, 그리고 피하 올림과 광대 지방 패드의 재배치 수술 1년 후의 모습. ('용적이 적은 환자'에서 더 유리) 안면 중앙부 충만감의 복원과 보다 젊게 보이는 모습에 주목하라.

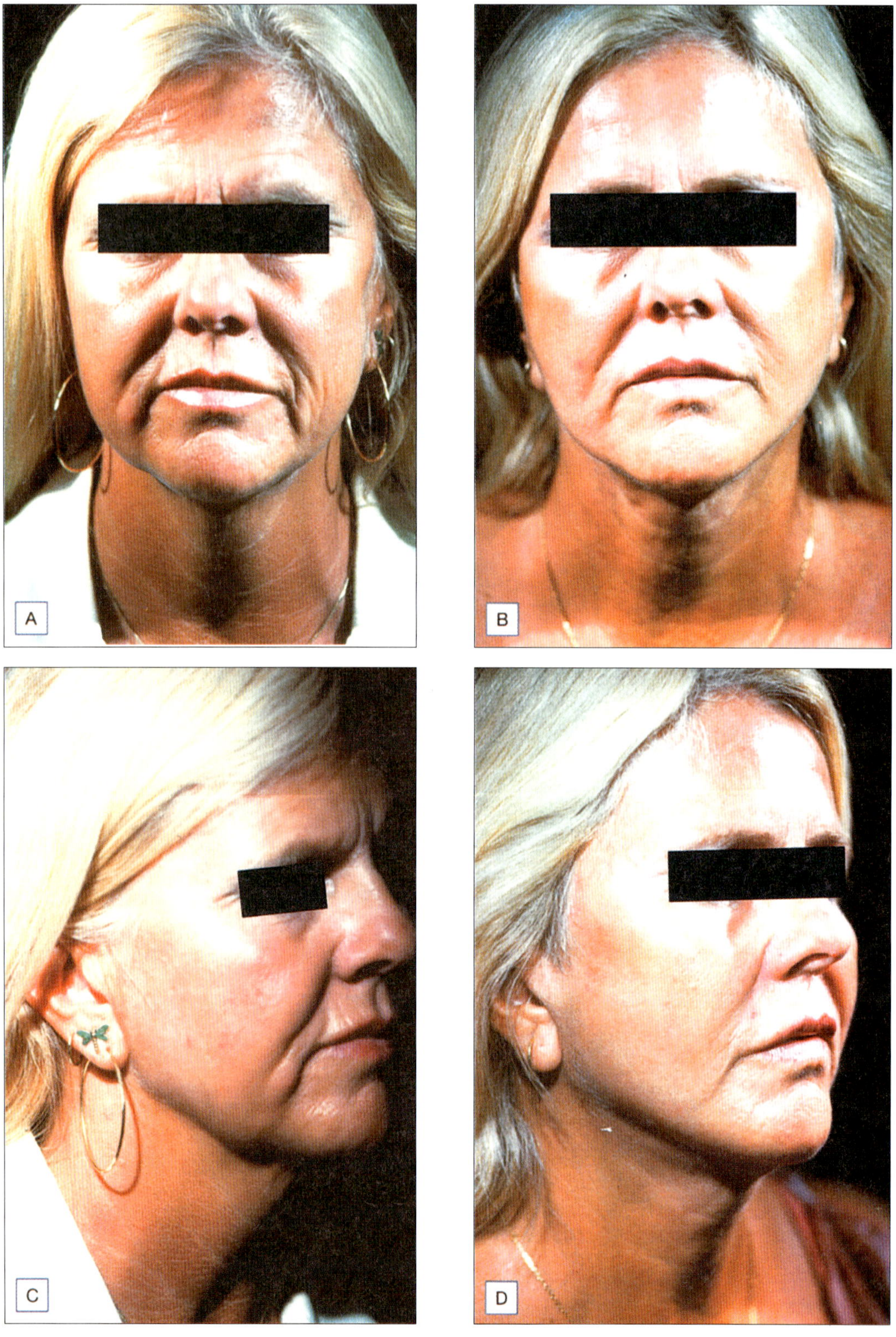

그림 9.15 (A, C) 세 방향 안면거상술: 앞 활경근 성형술, 길고 두꺼운 피부 피판, 중간 표층근건막체계-활경근 피판 등을 귓불에서 분리하고 2.0 PDS로 융기된 피하 광대 지방 패드에 단순 직접 봉합 현수를 시행한다. 수술 2년이 지난 후에도 상당히 개선된 소견 보이고 있다 (B, D)

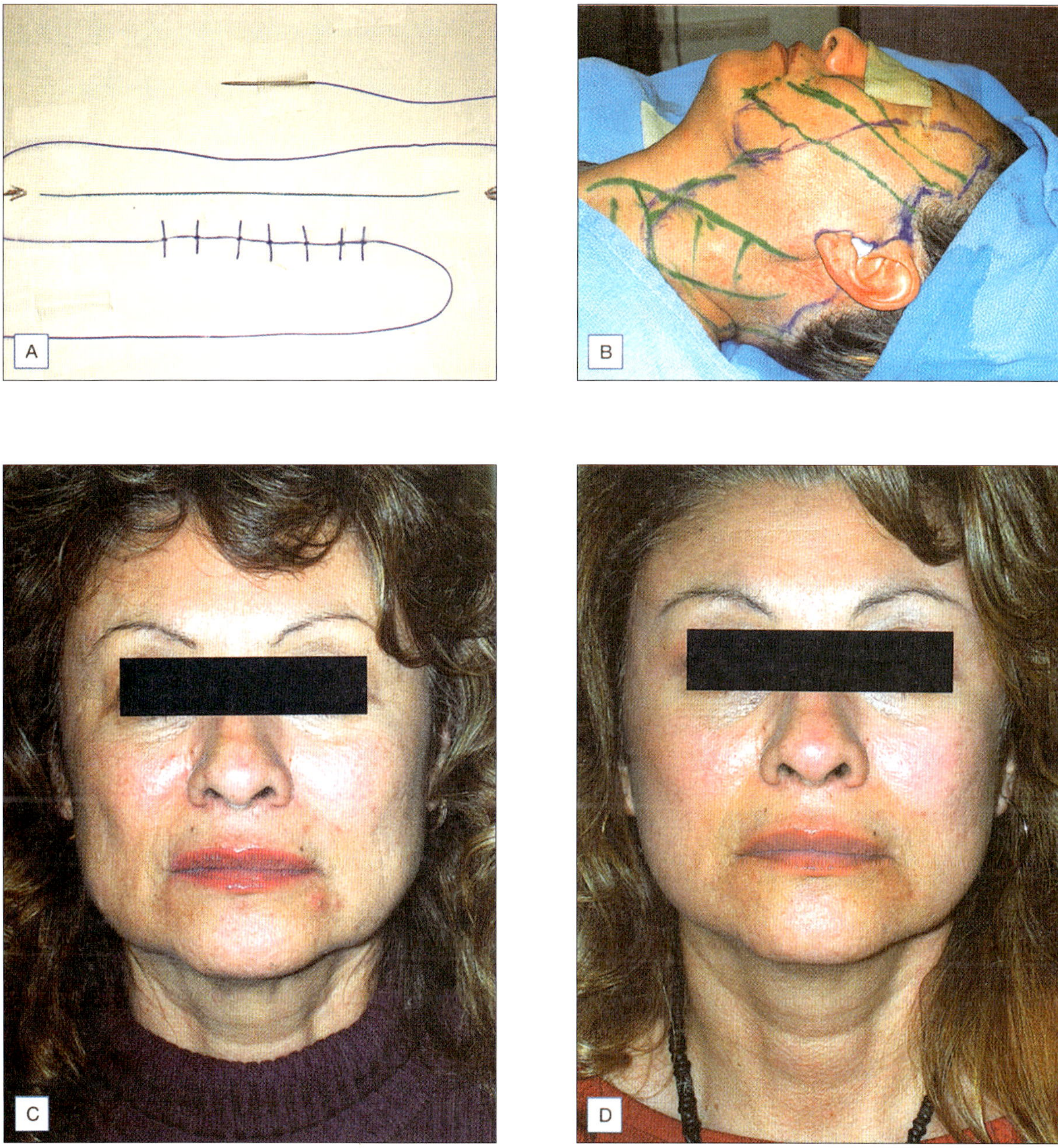

그림 9.16 (A) APTOS 실 다음에 있는 Eremia에 의해 고안된 지지 봉합. 작은 APTOS (and the similar ContourThreads) 봉합의 바늘에 비해 큰 지지 봉합에 주목하라. (B) 세 개의 고정 봉합은 다음과 같이 계획될 수 있다 (얼굴에 녹색으로 표시된 부분): 하나는 코입술주름 위로, 다른 하나는 입술 외측 위로 고정 봉합 된다. 또한 상대적으로 짧은 피부 피판으로 고안된 것에 주목하라 (보라색으로 표시된 부분), 그러나 중앙부 눈썹 바깥쪽 부위와 측두 부위 모발선 가장자리 뒤까지 확장되었다. (C,E & D,F) 54세 환자의 안면 중앙 부위를 올리는 고정 현수 봉합을 이용한 상대적으로 짧은 피부 피판과 작은 표층근건막체계-활경근 피판 안면거상술의 수술 전, 수술 후 모습. 광대 지방 패드와 턱 지방의 극적인 융기와 재배치로 보다 젊게 보이는 모습에 주목하라.

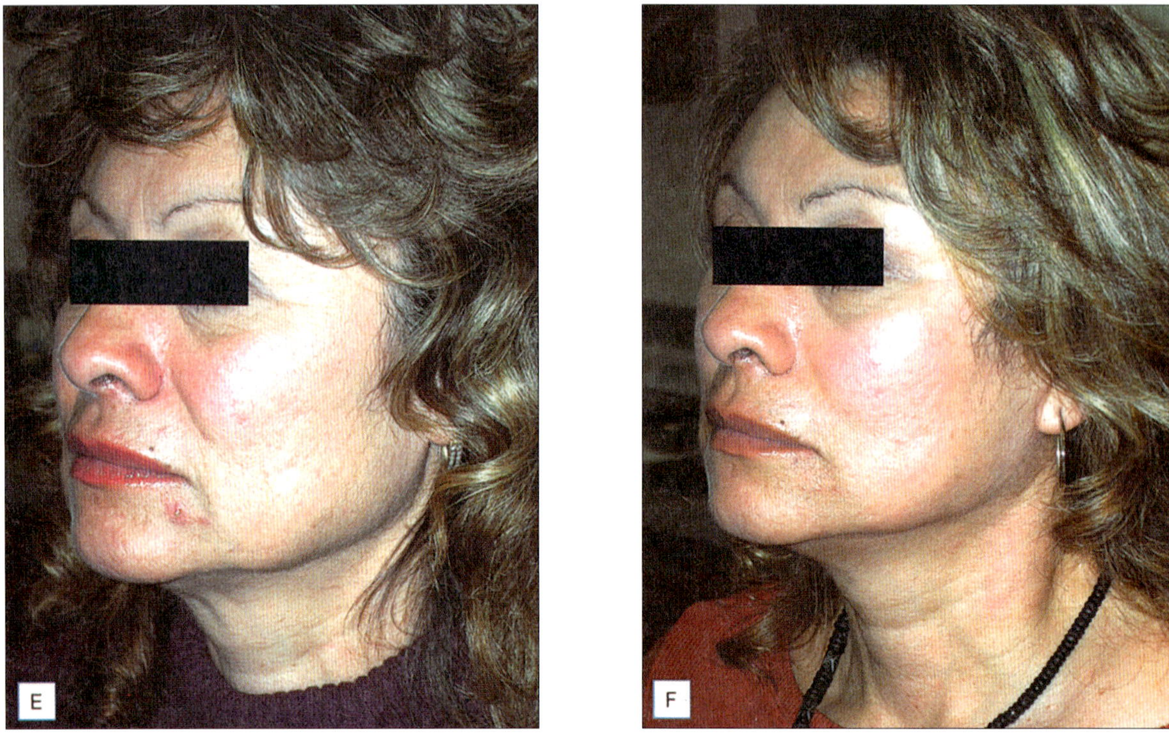

그림 9.16 (E, F) 보다 젊게 보이기 위해 턱 지방과 바깥쪽 광대 지방 패드의 위쪽 방향으로 재배치된 것에 주목하라. 지지 현수 봉합은 용적을 유지하고 재배치시키는 데 유용한 도구이며 이로 인해 환자의 외형이 보다 지각할 수 없을 정도로 자연스럽게 보이게 된다.

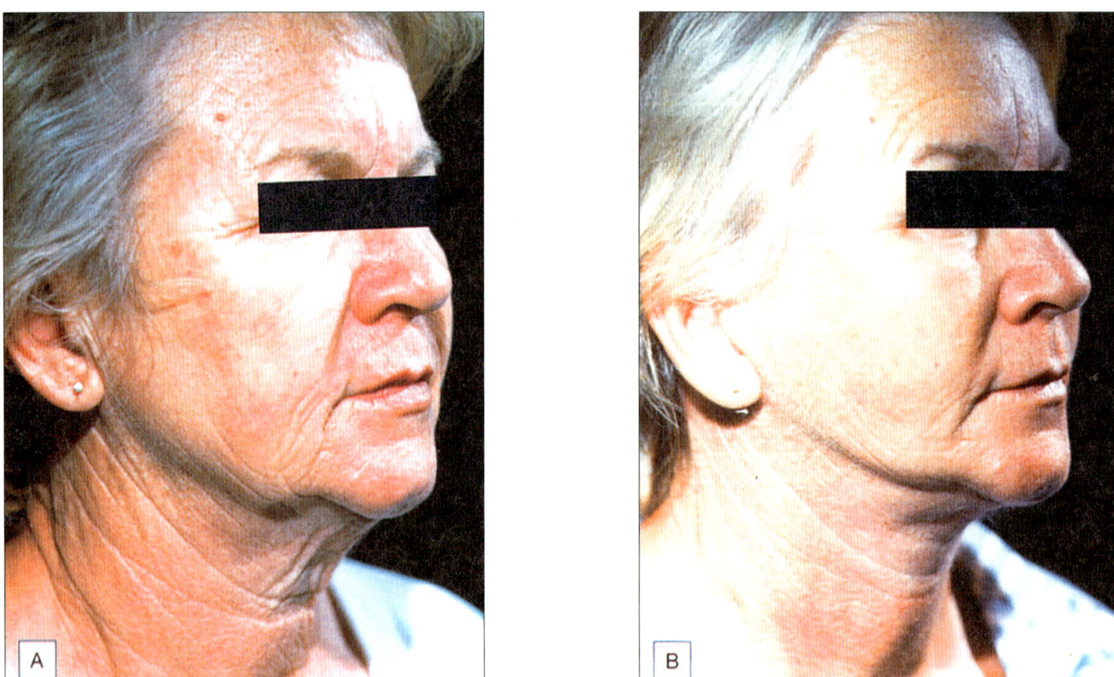

그림 9.17 확장 위 활경근 면 피부 피판, 보존적 표층근건막체계-활경근 피판과 단순 2.0 PDS로 광대 지방 패드의 현수 봉합술을 이용한 안면거상술 수술 전과 수술 2년 반 후의 68세 환자의 모습. 긴 앞쪽, 뒤쪽 모발선 절개로 많은 양의 피부를 절개함으로써 자연스러운 모습을 얻을 수 있다. 수술 전 후를 비교해 보았을 때 피부 주름은 기본적으로 바뀌지는 않았다. 의사 Baker에 의해 기술된 수직 거상술은 이러한 환자들에서는 전체적으로 왜곡된 모습을 보인다.

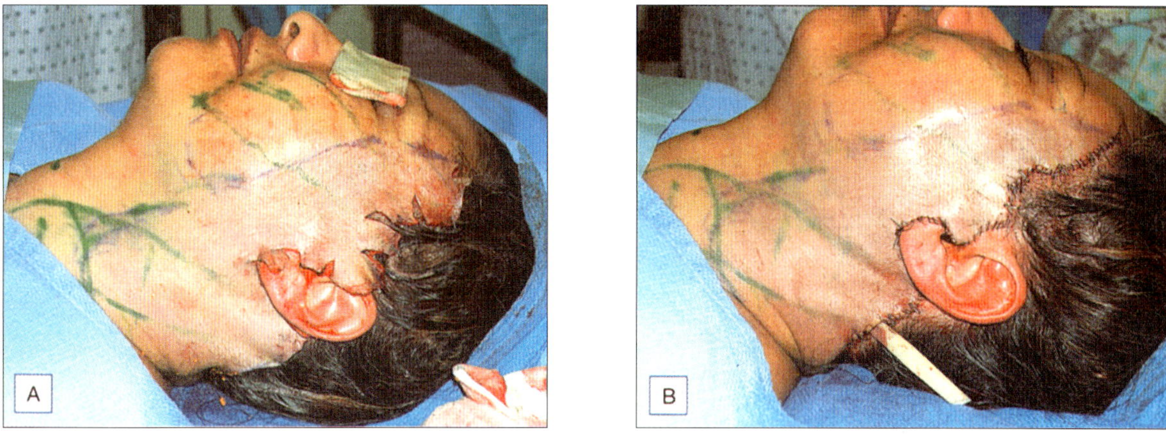

그림 9.18 (A) 표층근건막체계와 활경근이 재배치된 후 이 경우 안면 중앙부를 좀 더 올리고 턱에서 표층근건막체계 융기를 지지하고 장력 없이 피부를 다시 겹치게 위해 지지 봉합이 위치되고 적어도 네 개의 고정 꺾쇠가 사용된다. 각각 절개 부분까지 도달할 때까지 작고 많은 절개들이 이루어지고 꺾쇠와 봉합은 그러한 점들에 위치한다. 여분의 피부는 정돈되어 제거된다. (B) 이주 뒤쪽 봉합은 머리카락이 보존된 부위에서 작은 꺾쇠를 이용하여 시행될 수 있고 이 경우 단순 Penrose 배출관을 위치시킨다.

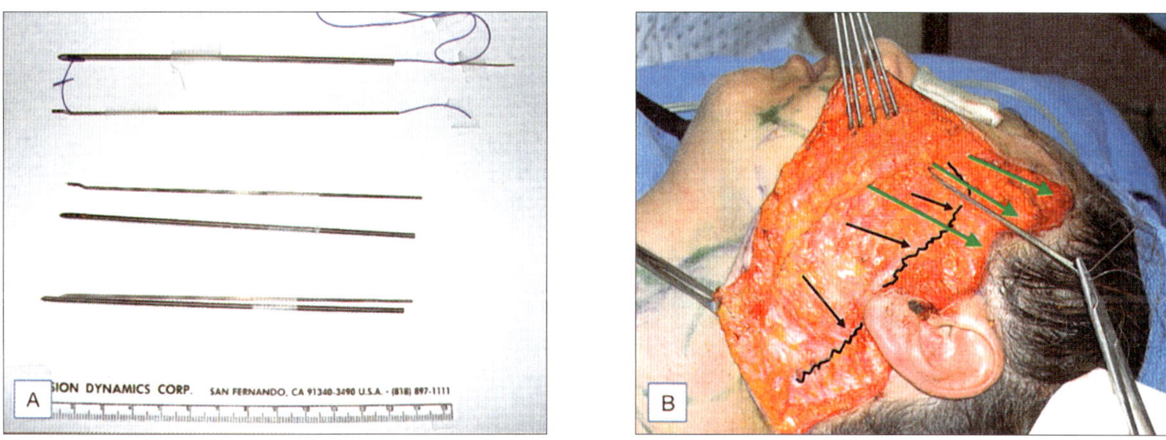

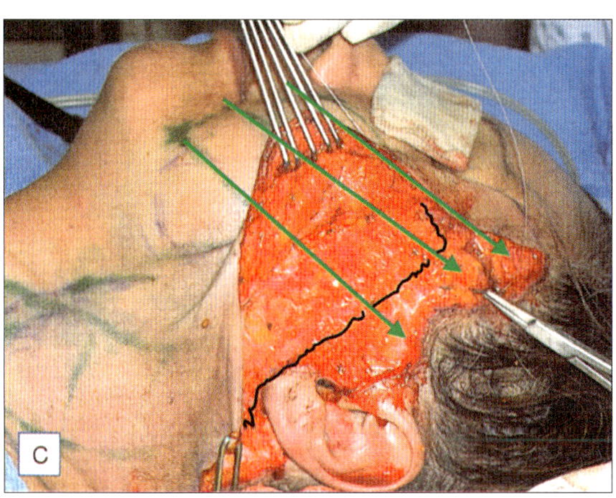

그림 9.19 (A) 흡수성의 2.0 단일사 봉합은 1cm 간격으로 5개에서 7개 정도 연속으로 매듭지어 진다. 각각의 매듭은 짧고 두껍고, 단단한 6~9 mm 1.0 교차 봉합에 의해 묶인다. 삽입 기구는 5~6인치의 길고 무딘 끝과 먼 끝에 측구가 있는 14 게이지의 관 모양의 삽입관으로 되어있다. 두 번째 19 게이지 관은 삽입 과정에서 먼 쪽에 부착되고 큰 삽입관의 끝 사이에 적절하도록 도안되어 있으며 삽입관이 당겨지고 지지 봉합이 열려 조직이 드러나더라도 봉합을 유지한다. (B) 지지 봉합술의 삽입. 표층근건막체계 피판 (검은색 표시) 혹은 주름제거술 후 내부에 봉합사가 있으며 두 개의 관 형태의 요소로 이루어진 무딘 끝을 가진 삽입 기구가 표층근건막체계 위쪽 면에 얼굴 중앙부 조직을 통해 코입술주름에 끝이 닿을 때 까지 밀어 넣어진다. (C) 삽입 기구가 제거된 후 지지 봉합이 이루어지고 (녹색 화살표) 바늘 끝은 측두 근막과 표층근건막체계의 치유 봉합선 뒤까지 올려진 부분을 보호하는데 사용된다.

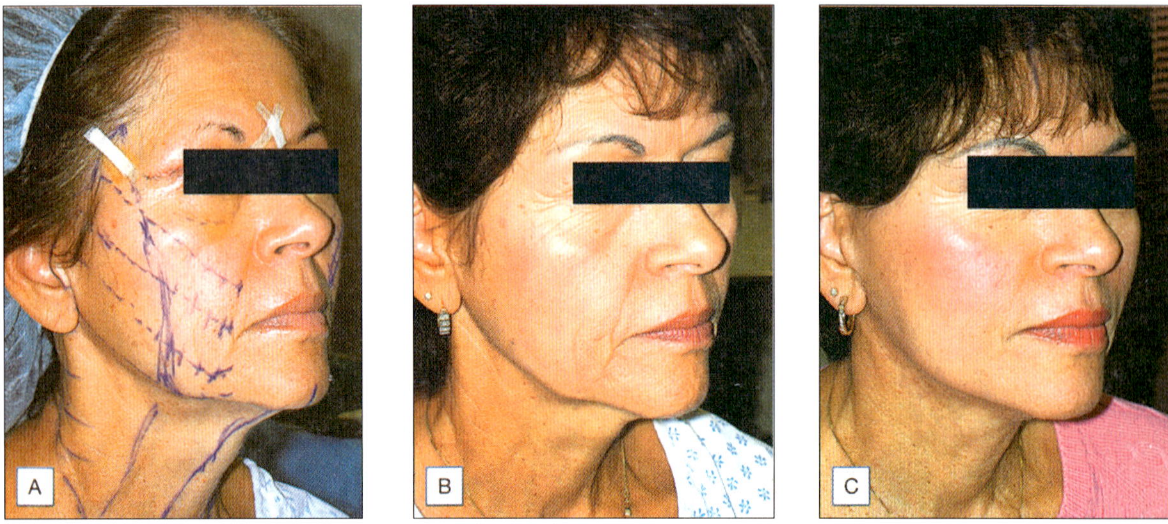

그림 9.20 (A) 모두 4개의 계획된 지지 봉합들을 위해 5-7개의 교차 봉합의 실제적인 위치에 현수 봉합 직교절선을 보여주는 표시들. (B, C) '용적이 부족한' 62세 환자에게서 지지 봉합을 보조적으로 이용한 안면거상술의 결과

상위의 저자들은 보다 더 단순한 지지 현수 봉합을 하였지만 단지 2003년 후기부터 사용되고 있다(그림 9.13C, 9.16).

순수한 광범위 위 활경근 면 피부 피판(Trepsat, Hoefflin)은 아마 얼굴 중앙부를 들어 올리는 것을 돕기 위해 이용될 것이다. 길고 두꺼운 피부 피판은 거기에 부착된 모든 지방은 남겨두고 표층근건막체계 활경근 복합체로부터 들어올려진다.

이 시술은 표층근건막체계 가 얇아지는 내측으로는 어려워진다. 안면을 유지하고 있는 모든 인대는 풀어지고 피부 피판은 더 혹은 덜 뒤쪽으로 그리고 위쪽으로 들어 올려진다. 표층근건막체계와 활경근은 또한 추가적인 지지를 위해 주름을 형성하거나 표층근건막체계 피판이 충분히 두꺼운 경우 표층근건막체계 제거술을 할 수도 있다. 피부 피판의 아래쪽에 부착된 채 남겨진 광대 지방 패드는 이론상 피부 피판을 따라서 들어올려진다. 저자들은 광범위 위 활경근 피부 피판 기술, 즉 짧은 표층근건막체계/활경근 피판과 광대 지방 패드의 추가적 현수 봉합술을 주로 시행한다.

상위 저자들은 광대 지방 패드를 위한 현수 봉합술의 사용이 피부 피판 봉합에 장력을 감소시킨다고 믿고 있으며 또한 광대 지방 패드의 보다 더 영구적인 재배

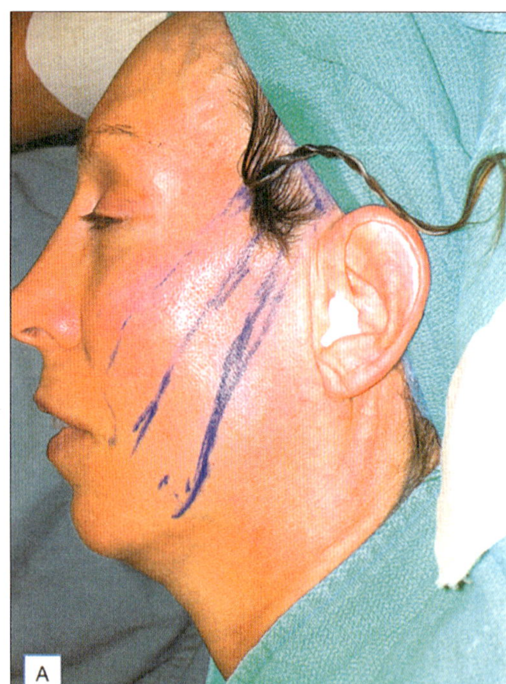

그림 9.21 고주파로 피부를 팽팽하게 하고 최소 절개 (피부 절제가 아닌) 3 지지 봉합 현수 거상술과 동시에 이루어진 Baker 유형 I에서 II 초기 환자. (A) 고주파 치료는 신경 차단과 국소 마취하에 이루어진다. 측두 모발선 뒤쪽(얕은 측두 근막 수준)에서 계획된 짧은 절개와 세 개의 현수 봉합의 계획된 경로에 주목하라.

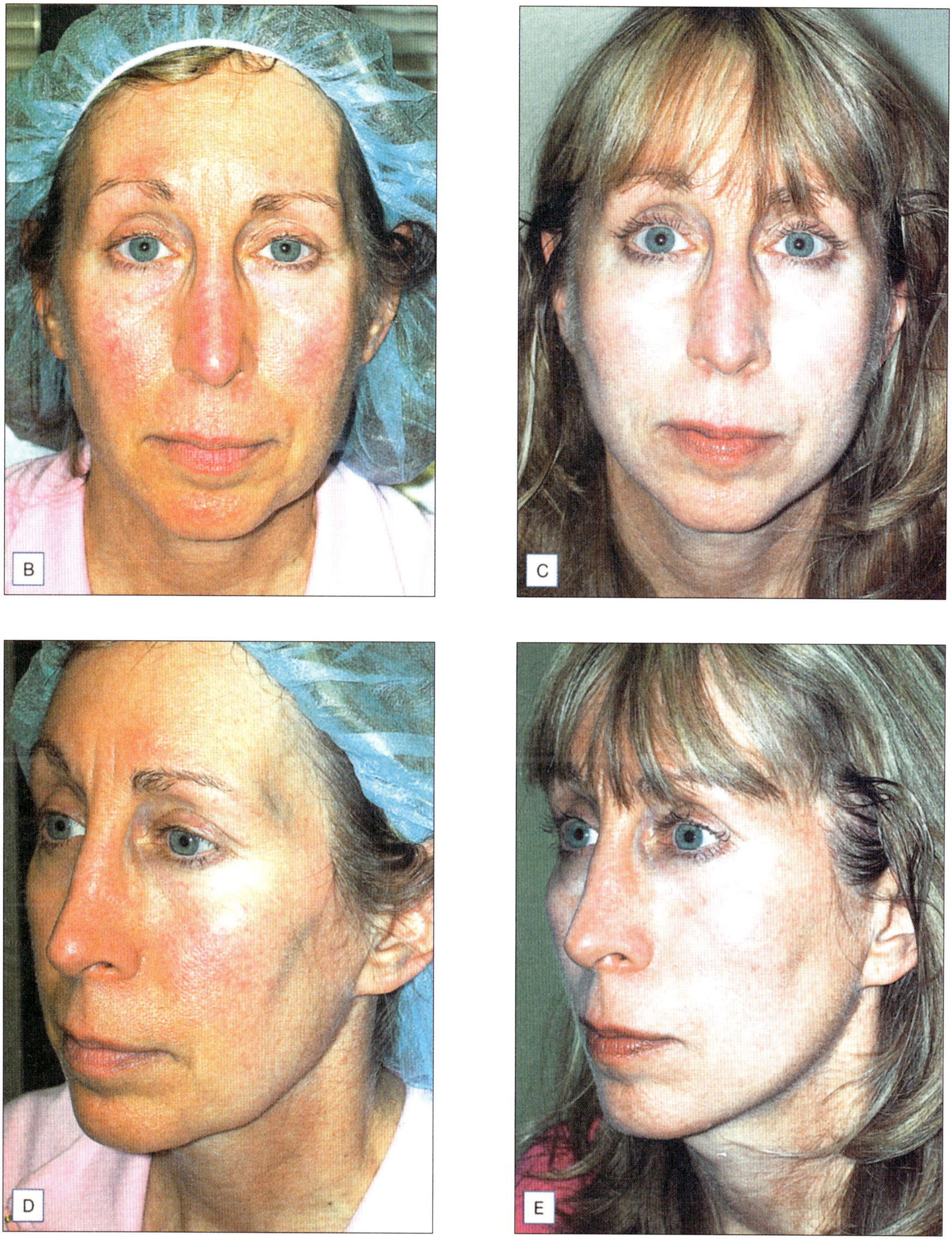

그림 9.21 (B–E) 결과. 양측 턱과 얼굴 중앙부에서 개선된 점에 주목하라. '밝은' 피부색은 환자가 화장을 한 것이다. 초기의 극적인 결과에도 불구하고 피부 절제 없는 '순수한' 현수 거상술을 위해 흡수성 지지 봉합을 단독으로 사용되었을 때 12개월 후에 대부분 교정이 사라진다. 절개 혹은 잠재적 절개 가능한 기구를 사용한 적절한 치료는 보다 교정을 오래 지속하게 한다.

치라 생각한다(그림 9.17).

활경근, 표층근건막체계와 광대 지방 패드에 대한 작업이 완성된 후에, 피부 피판은 새로이 당겨지고 고정 봉합과 꺾쇠는 귀의 앞과 뒤에 놓여진다. 여분의 피부는 봉합을 고려해서 장력 없이 잘라낸다. 턱밑, 귓 주위, 그리고 귓 뒤의 피부는 5.0 nylon으로 봉합된다.

피판은 이주 뒤 절개에 맞게 잘라내서 이주를 덮는 작고, 얇은 피판을 만든다. 머리카락을 함유한 부분도 잘라지고 작은 강철 꺾쇠로 닫는다.

뒤쪽 두피 절개를 통해 내측 목으로부터 돌출된 배출관이 놓인다(그림 9.18).

지지 현수 봉합을 이용한 전체 안면거상술

2003년 후반부터 상위의 저자들과 함께 보다 최근의 하위의 저자들은 안면 중앙부를 들어올리고 광대 지방 패드를 재배치시키고 입의 가장자리 주변 부위를 포함한 깊고 확장된 코입술주름을 교정하기 위해 새롭게 개발된 현수 봉합 체계를 사용하기 시작했다.

저자들의 의해 개발된 이 새로운 형태의 현수 봉합(AnchorSuture, GramsMed, WI)과 발전된 기구로 하나의 삽입점을 통해 간단한 배치가 가능하게 되었다(그림 9.19A,B). 이러한 천천히 흡수되는 2.0 단일사 봉합은 1cm 간격으로 5개에서 7개의 연속된 매듭을 갖는다. 각각의 매듭은 짧지만 더욱 견고한 6~9 mm 1.0 교차 봉합으로 유지 된다. 삽입하는 과정동안 이 짧은 교차 봉합은 특수화된 기구에 의해 긴 봉합과 인접하고 평행한 위치가 된다.

조직 안으로 삽입되고 방출되어 긴 봉합에 견인력이 가해진 후에 짧은 교차 봉합은 긴 2.0 봉합에 대해 90도 이상 혹은 이하로 (수직의) 넓어져서 강한 지지 장치처럼 작용한다.

삽입하는 도구 (Byron Medical, Phoenix, AZ)는 5~6인치 길이의 끝이 둔하고 끝에 측구가 있는 14 게이지 관 모양의 삽입관으로 이루어져 있다. 2번째 19 게이지 튜브는 먼 쪽에서 삽입되는 과정에서 한 치수 넓은 끝 안에 부착되고 맞도록 도안되어 있는데 삽입 튜브가 빼내어지고 지지 장치가 넓어지고 조직으로 삽입하는 과정에서 재배치를 유지하도록 한다. 두 번째 튜브는 그 후에 제거된다.

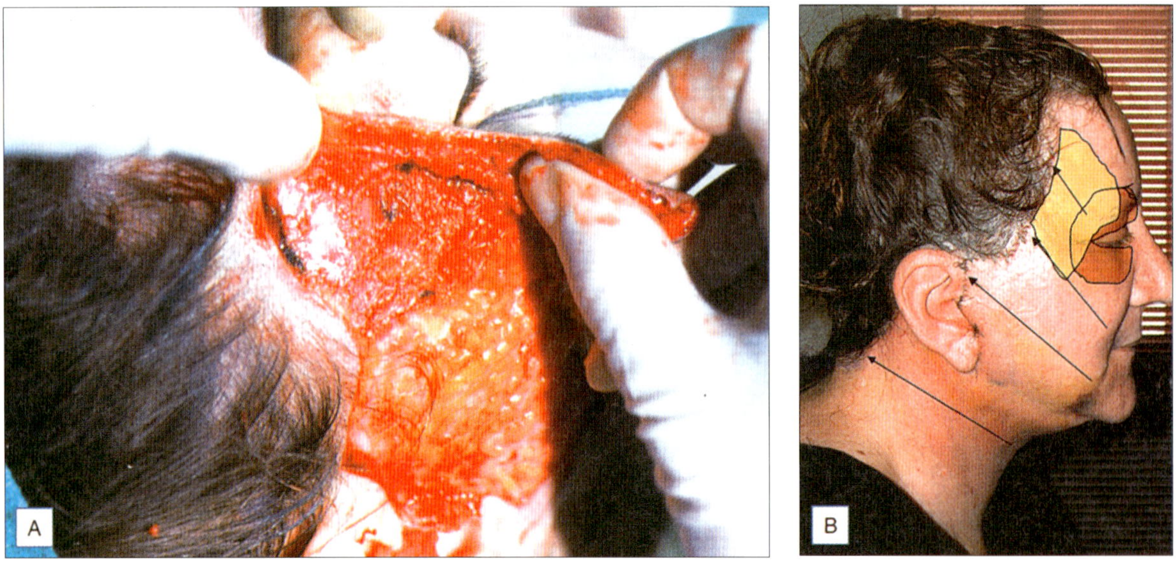

그림 9.22 (A) 바깥쪽 눈썹 피하 거상술. 눈썹 가장자리 가까이에서 시행될 때는 전두근 면 위에서 시행되어야 그 아래 근육을 지배하는 측두 신경 분지의 손상을 막을 수 있다. 안와연 부위의 박리는 다소 어려움이 있는 데 이곳은 눈 둘레근이 피부에 단단히 부착되어 있기 때문이다. (B) 수술 48시간 후.

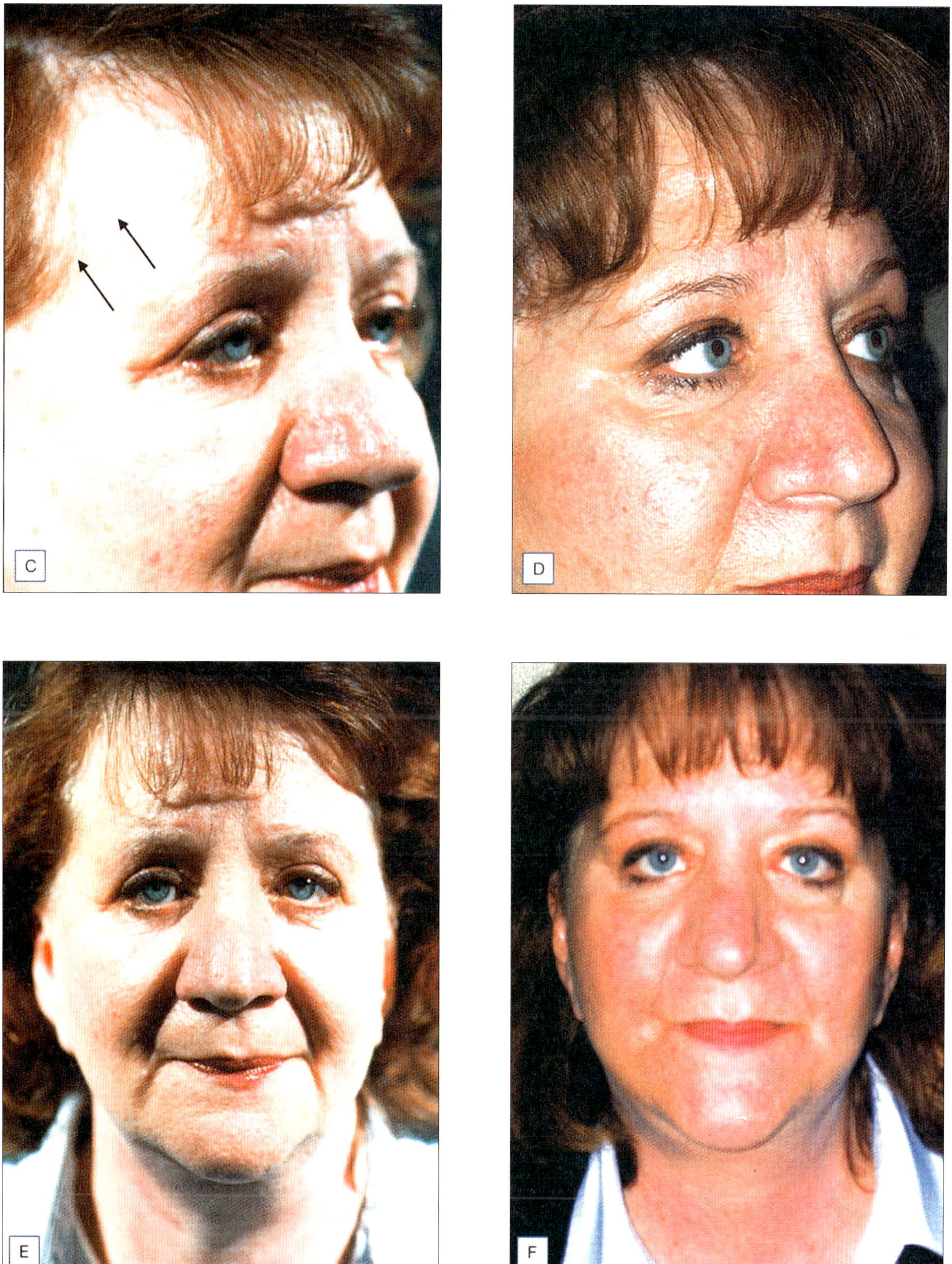

그림 9.22 (C, E) 수술 전과 (D, F) 수술 1년 후, 지각할 수 없을 정도이지만 효과적으로 양측 눈썹이 올라갔다.

그 기구를 봉합에 위치하면 쉽게 삽입되고 빼낼 때 하나의 삽입점을 통해 상처 없이 쉽게 뺄 수 있다 (주목할 것은 바늘 봉합 기술을 이용한 증례에서처럼 이차적인 삽입점이 없는다 것이다). 그 조직은 여러 번의 지지 봉합에 의해 원하는 위치를 유지할 수 있다. 끝은 자리를 잡고 그 조직에서 자유롭게 움직일 수 있다.

바늘에 연결된 봉합의 끝은 안정되게 측 두 근막에 고정되어 있다(그림 9.19C,D). 다른 몇 개의 봉합으로도 가능하며 이는 얼굴 중앙부와 턱 부위를 광범위하게 당길 수 있고 유지 할 수 있다. 개방성 안면거상술을 사용했을 때 2~4개의 현수 봉합은 과도한 피부와 표층근건막체계 피판 융기를 줄일 수 있다(그림 9.20).

전체 안면거상술과 동반되어 사용시 2~3개의 지지 현수 봉합의 사용은 광대 지방 패드의 피하 박리를 줄여준다. 보다 짧게 만들어진 위 표층근건막체계 피부 피판은 외안검에서 바깥쪽으로 5~6 cm 부분, 입 가장자리에서 바깥부위 선까지 펼쳐져 확장된다. 이 선은 코입술주름에 평행하다. 표준 표층근건막체계-활경근 피판은 앞서 설명과 같이 개발되었다. 안면 중앙부위의 개선의 효과는 적지만 표층근건막체계 피판은 아래쪽 안면-턱-목 부위에 효과적이다.

이 현수 봉합은 전체 얼굴 중앙 부위를 뒤쪽 위쪽 방향으로 당길 수 있게 해준다. 위쪽 벡터의 이점들 때문에 측두 부위, 외측 이마, 외측 안와연의 수준에서 윤상근육 위와 외측 안와연의 약간 아래 부위에서 피부 피판을 융기하는 것이 여전히 중요하다. 위쪽 코입술주름부터 입의 가장자리 아래 1-2cm까지 얼굴 중앙 부위가 올려지고 지지 현수 봉합에 의해 표층근건막체계 피판의 봉합선 아래 근막까지 확보한다.

이 융기는 극적이고 표준 표층근건막체계 피판 융기와 분리되어 진다(그림 9.16A-C, 9.19 C,D, 9.20A-C). 거상술에 있어 Stuzin과 mendelson에 의해 소개된 광범위 표층근건막체계 피판, 혹은 Owsley형 광대 지방 패드 융기와 동반된 매우 긴 위 활경근 피부 피판으로 거상술은 매우 비교된다. 더욱 밑으로 조직이 고정되고 입 가장자리를 지나기 때문에 골막하 거상보다 우수하다. 결과는 좋았고 12~15개월 동안 추적 관찰을 하였다. 그 과정은 sasaki의 선 현수봉합보다 더욱 간단하였다; 이는 보다 넓은 부위에 긴장을 유지하고 많은 조직을 융기한다.

상대적으로 적고 늘어진 피부를 가진 경우 2~5개의 현수 봉합은 또한 작은 절개로 시행될 수 있고 조직의 절제 없이 순수한 현수가 가능하다(그림 9.21).

바깥쪽 눈썹

바깥쪽 눈썹 거상술의 작은 이점은 바깥쪽 눈썹 부위를 지나는 측두 모발선 절개의 확장과 전두근의 바깥쪽 경계를 지나는 피하 측두 전두의 작은 박리에 있다(그림 9.22). 전두근의 바깥쪽 면 절제는 매우 쉽다고 하지만 눈썹 바깥쪽 부위 시술은 근육 밑으로 들어오는 측두 신경의 분지들을 피하기 위해 전두 면 위에 있어야 한다. 이 박리는 윤상 근육이 피부와 견고하게 붙어 있어 출혈이 쉽기 때문에 안와연의 수준에서는 어렵다.

최근 과거에 시행되었던 피하 눈썹 거상술이 다시 대중화 되고 있다. 중요한 광대 지방 패드 거상술과 함께 측두 전두 피부 피판을 안면거상술 피판과 합하기 위해 아래 눈꺼풀의 외측 부위(까마귀 발 주름)를 융기하여 외측 안와연 위로 확장하는데 도움이 된다. 이것은 뺨의 피부를 거상에 따르는 바깥쪽 눈썹 피부의 뭉침을 방지한다.

수술 후 드레싱과 간호

수술 후 드레싱은 몇 가지 목적이 있다. 보다 안정화하고 상처로부터 보호하고 흘러나온 체액을 흡수한다.

저자는 봉합된 절개선 위에 항생제 연고와 비유착성 Telfa 패드를 사용한다. 4×4 거즈 패딩을 박리된 앞뒤 귀 주위를 덮는다. 두껍게 말린 면 패드를 이용해서 kerlex, 테이프와 함께 턱밑 주위의 전체를 보호한다.

드레싱을 견고하게 해야 하나 너무 팽팽하게 하면 피판이 괴사된다. 배출관은 일반적으로 대부분 경부 얼굴 주름제거술에 보편적으로 쓰인다. 그러나 배출관은 짧은 피판 시술 시에 필요한 것은 아니다. Penrose 고무 배출관 또는 Jackson-Pratt 흡인 배출관은 뒤쪽 두피 절개 뒤에 둔다. 그리고 턱의 중앙 아래에 둔다. 배출관은 24~48시간 후에 제거한다.

안면거상술 후 관리는 안면거상술의 정도에 따라 다양하다. 저자들은 자주 경부 박리와 활경근에 대한 작업이 확장된 경향이 있는 경우 배출관을 위치시킨다.

부드럽고 가벼운 머리 덮개는 피판을 보호하기 위해 필요하다. 환자는 베개 두 개 정도로 머리를 올리고 (최소 30도) 자야한다. 그리고 환자는 안정을 취해야 한다. 저자는 5~7일 동안 예방적 항생제 Keflex를 사용하고 통증 약물과 benzodiazepines이나 다른 진정제를 필요에 따라 사용한다. Minoxidil(2~5%)을 수술 1주일 전에 사용하기 시작해서 모발선 절개술 후 1-2개월 동안 사용한다. 이것은 절개선에서 머리가 다시 자라도록 하며 휴지기 탈모를 줄여준다.

봉합선 (5~7 nylon)은 일반적으로 7일 이내에 제거되어야 한다. 작은 3M 강철 꺾쇠를 모발선 절개에 적용한다. 꺾쇠의 절반은 10일 후에 제거하고 나머지는 2주 후에 제거한다. 피하 봉합은 시행하지 않는다.

참고문헌

Baker DC 1997 Lateral SMASectomy. Plastic and Reconstructive Surgery 100:509-513

Baker DC 1983 Complication of cervicofacial rhytidectomy: Clinical Plastic Surgery 10:543-562

Baker DC 2001 Minimal incision rhytidectomy (short scar face lift) with lateral SMASectomy: evolution and application. Aesthetic Surgery Journal 21:14-26

Brennan G, Totti KM, Dunham BP 1999 Prevention and correction of temporal hair loss in rhytidectomy. Plastic and Reconstructive Surgery 7:2219-2225

Cardoso de Castro C 1980 The anatomy of the platysma muscle. Plastic and Reconstructive Surgery 66:680-687

De Cordier BC, 2002 Rejuvenation of the mid face by elevating the malar fat pad: review of technique, cases, and complications (458 patients). Plastic and Reconstructive Surgery 110:1526-1536

Ellenbogen R 2004 The volumetric face lift. Aestheic Surgery Journal 24:514-522

Eremia S, Umar SH, Li CY 2002 Prevention of temporal alopecia following rhytidectomy: the prophylactic use of minoxidil. A study of 60 patients. Dermatologic Surgery 28:66-74

Eremia S. A novel face lift suspension suture and inserting instrument: The use of large anchors knotted into a suture with an attached needle, and an inserting device for single entry point placement of the suspension suture. Preliminary report of 20 cases with 6-12 month follow up. Dermatologic Surgery

Eremia S 2004 The use of a newly designed suspension suture for no-, minimal-, limited- and, standard incision facelifts. AACS 21st Annual Meeting Abstracts. American Journal of Cosmetic Surgery 21:254-255

Hoefflin SM 1998 The extended supraplatysmal plane (ESP) face lift. Plastic and Reconstructive Surgery 101:494-503

Isse NG 2005 Elevating the mid face with barbed polypropylene sutures. Aesthetic Surgery Journal 25:301-303

Lyka B, Bazan C, Poletti E, Treen E 2004 The emerging technique of the APTOS thread. Dermatologic Surgery 30:41-44

Mendelson BC 1992 Correction of the nasolabial fold: extended SMAS dissection with periosteal fixation. Plastic and Reconstructive Surgery 89:822-833

Owsley JQ Jr 1993 Lifting the malar fat pad for correction of prominent nasolabial folds. Plastic and Reconstructive Surgery 91:463-474

Owsley JQ Jr 1983 SMAS-platysma facelift. Plastic and Reconstructive Surgery 71:573-576

Owsley JQ, Fiala TG 1997 Update: Lifting the malar fat pad for correction of prominent nasolabial folds. Plastic and Reconstructive Surgery 100:715-722

Psillakis JF, Rumley TO, Camargos A 1988 Subperiosteal approach as an improved concept for correction of the aging face. Plastic and Reconstructive Surgery 82:383-392

Ramirez OM 1992 The subperiosteal rhytidectomy: the third generation face lift. Annals of Plastic Surgery 28:218-312

Rees TD, Aston SJ 1978 Complications of rhytidectomy. Clinical Plastic Surgery 5:109-119

Sasaki GH, Cohen AT 2002 Meloplication of the malar fat pads by percutaneous cable-suture technique for midface rejuvenation: outcome study (392 cases, 6 years' experience). Plastic and Reconstructive Surgery 110:635-654

Stuzin JM, Baker TJ, Gordon HL, Baker TM 1995 Extended SMAS dissection as an approach to midface rejuvenation. Clinical Plastic Surgery 22:295-311

Stuzin JM, Baker TJ, Gordon HL 1992 The relationship of superficial and deep facial fascias: Relevance to rhytidectomy and aging. Plastic and Reconstructive Surgery 89(3):441

Sulamanidze MA 2000 Removal of facial soft tissue ptosis with special threads. Dermatologic Surgery 28:367-371

Trespat F 1994 Face lifts of the malar, jugal and nasolabial area. Annals of Chirurgie Plastique Esthetique 39:597

Trespat F 1996 Pathogenesis and treatment of the nasolabial fat pad: Nasolabial dermolipoplexy. Annals of Chirurgie Plastique Esthetitique 41:613

Ullman Y, Levy Y 2004 Superextended facelift: our experience with 3580 patients. Annals of Plastic Surgery 52:8-14

Wu WTL 2004 Barbed sutures in facial rejuvenation. Aesthetic Surgery Journal 24:582-587

Yousif NG, et al 2002 The midface sling: a new technique to rejuvenate the midface. Plastic and Reconstructive Surgery 110:1541-1553

10 노화된 목의 관리: Gore-Tex (ePTTE) 경부 현수 걸이와 코르셋 활경근 복구

Management of the Aging Neck: Gore-Tex (ePTFE) Cervical Suspension Sling and Corset Platysma Repair

Sachin Bhardwaj, Nathan S. Uebelhoer, Michael

서론

다루어지고 있는 문제

노화 과정은 목의 연부 조직의 예측할 수 있는 변화를 유발하고 종종 목턱끝각을 아름답지 않게 만든다. 이런 변화는 턱끝밑 지방의 축적, 이완 또는 늘어진 턱, 활경근 띠를 동반하거나 동반하지 않은 과잉의 목 피부에 의해 발생한다. 다른 면에서는 건강한 젊은 환자들은 태어날 때부터 또는 체중이 증가하여 목턱끝각이 둔각이 되면서 아름답지 않게 될 수 있다.

젊은이의 목은 명확한 하악 선과 90~120도의 목턱끝각을 가지고 있다. 적절한 수술적 기술을 평가하고 선택하기 위해서는 매력적인 목의 모양에 관여하는 골성과 비골성 구조에 대한 해부학적 이해가 필요하다.

이러한 해부학에 대한 완전한 검토는 이 책의 기술 영역에 포함되어 있지 않다. 간단하게 골성 구조물에서 고려해야 할 것은 설골의 위치, 갑상 연골의 높이, 턱의 융기 등이다. 목턱끝각은 하악골과 목의 앞쪽 경계의 연결부위이며 3~4번째 경추 높이에 있다. 비골성 구조물에는 피부의 모양, 지방의 축적, 활경근 띠, 표층근건막체계의 처짐 등이 있다.

노화된 목에 대한 전통적인 접근법은 안면거상술 또는 고전적 주름절제술이다. 최근에 개발된 많은 변형되고 최소한의 침습성을 가진 보조 시술의 발달로 의사와 환자 모두 선택의 폭이 증가하였다. 이들 방법에는 경부 지방 흡인, 절단, 활경근의 절제 또는 주름 형성, 코르셋 활경근 성형술, 표층근건막체계 피판, 현수 걸이 등이 있다. 이번 장에서는 이들 시술 가운데 목의 아름다움을 개선하기 위해 사용되는 Gore-Tex(ePTFE: expanded polytetrafluorofluorodthylene, W.L. Gore, Flagstaff, AZ) 경부 걸이 기술과 코르셋 활경근 복구에 대해 중점을 두어 설명하겠다.

환자 선택

노화된 목의 치료를 위해 내원한 환자의 평가는 이미 기술한 많은 고려 사항에 기초하여 평가해야 한다. ePTFE 경부걸이 또는 코르셋 활경근 성형술의 적절한 대상 환자들 선택하는 것이 수술 후 결과를 결정하는 가장 중요한 결정 요소이다. 이전에 언급했듯이 적절한 목턱끝각은 90도에서 120도 사이이고 설골의 높이는 턱끝점과 같거나 보다 높다. 설골의 높이가 낮은 환자들은 해부학적 구조가 지지할 수 없기 때문에 예리한 목턱끝각을 형성하기 어렵다.

목의 분류는 발전하고 있는 개념이다. Dedo의 수술 전 목의 분류는 노화와 연관된 변화의 심각성을 평가하는 데 유용한 체계이다. 이 체계는 가장 깊게 영향 받은 조직의 연관성에 근거하여 6개의 범주로 구성되어 있다. I형은 좋은 근육의 장력과 최소한의 지방이 축적된 피부 탄력성을 갖고 있는 정상적인 젊은이의 목이다.

II형은 초기 노화의 증거와 피부 이완을 가진 목이다. III형은 피부이완과 턱끝밑 지방 축적을 갖고 있으며 활경근의 이완을 갖고 있을 수 있는 목이다.

IV형은 앞 활경근 띠를 갖고 있다. V형은 선천적 또는 후천적 하악후퇴증을 갖고 있다. VI형은 설골의 높이가 낮은 목이다.

특히, ePTFE 경부 걸이는 신장에 의해 앞 활경근의 수축력이 손실된 환자와 다른 피부 탄력성은 좋으나 표층근건막체계가 신장된 환자들의 목턱끝각과 턱 선을 분명하게 해주는데 이상적이다. 이들 환자들은 임상적으로 목턱끝각이 둔각화되고 측면 하악의 선명도가 감소되어 있다(그림 10.1). 이 기술은 설골이 낮게 위치한 환자에서 연부 조직의 지지를 개선시켜줄 수 있다.

과잉 피부와 탄력 섬유와 히알루론산의 함량이 감소되어 탄력성이 소실된 피부 변화를 특징으로 내원한 환자들은 외과적인 거상술로 잘 치료될 수 있다. 이 환자들은 전형적으로 목 피부의 수평 처짐과 주름을 호소한다. 한편 코르셋 활경근 복구의 대상은 목 앞에서 보다 두드러진 수직의 띠를 갖고 있다. 이것은 활경근의 교차가 결여된 환자들에게는 중요한 미용적인 문제가 되고 이 띠는 점점 눈에 띄게 된다(그림 10.2). 턱끝의 지방에 의해 경도에서 중등도로 턱이 강조된 환자들은 이 앞쪽에 기초를 둔 시술의 대상이 된다.

피부 감촉과 탄력성의 통합성이 화학선의 또는 광노화로 손상되지 않은 환자들이 이상적인 대상이 된다(그림 10.3A, 10.3B). 그러나 심각한 목의 지방 턱살 고정된 주름이 매우 강조된 환자는 전통적인 안면거상술이 더 유용하다.

기대되는 이점들

이들 시술의 주요한 효과는 목턱끝각의 선명도를 개선시켜주는 것이다. ePTFE 경부 걸이를 사용하여 믿을 만한 재현성을 가지고 경미한 턱을 개선시키면서 측면 하악각을 뚜렷하게 개선시킬 수 있다(그림 10.1B).

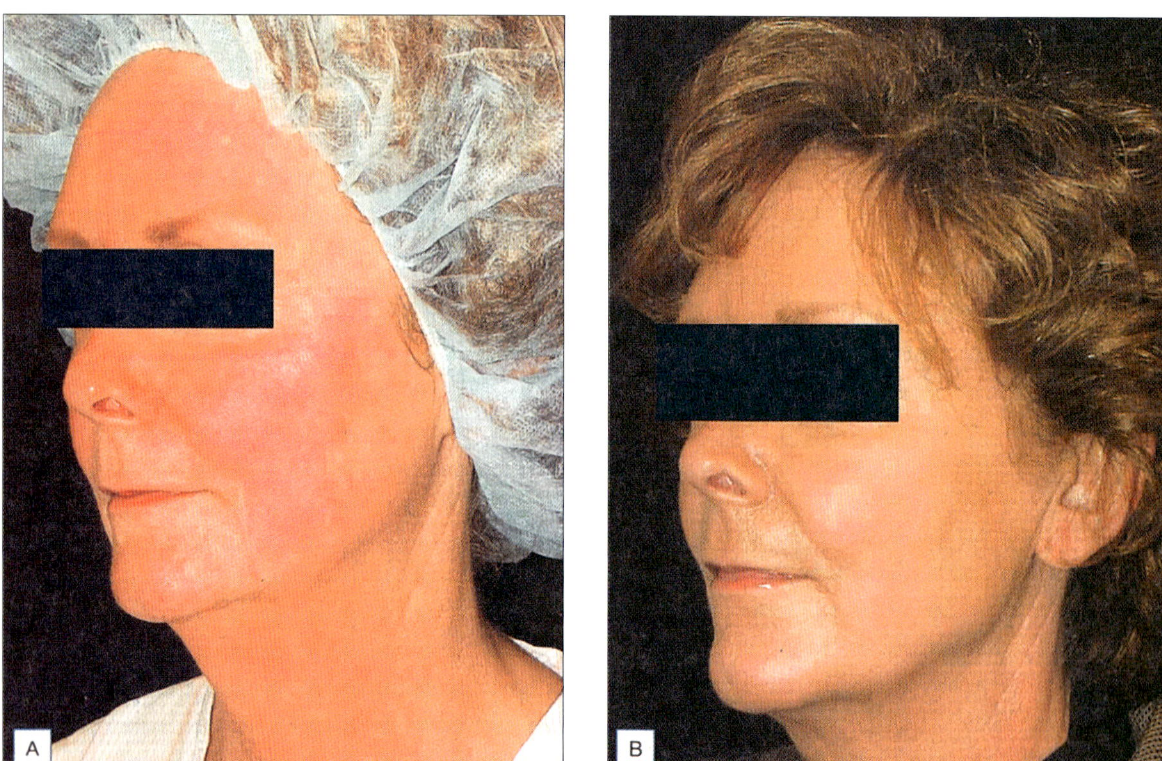

그림 10.1 (A) 수술 전 사진으로 목턱끝각이 둔각화되고 측면 하악의 선명도가 감소되어 있다. (B) 수술 3개월 후 사진으로 목턱끝각과 측면 하악의 선명도가 개선되어있다. 이 환자는 경부 걸이 배치만 시행하였다.

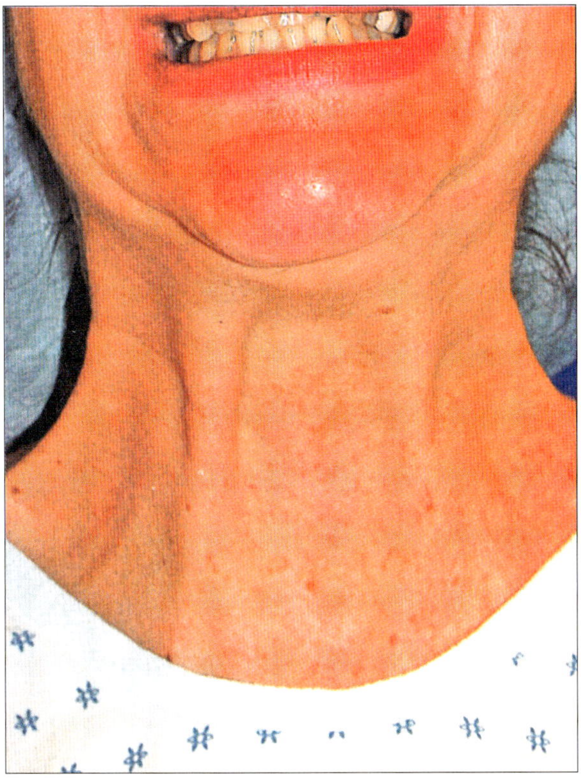

그림 10.2 활경근의 교차가 결여된 환자의 앞 모습. 띠를 보여주기 위해 이를 악물고 있다.

이것은 측면 하악의 개선에 실패할 수 있는 정중선과 앞쪽에 기초한 접근법보다 뚜렷한 이점이 있다.

코르셋 활경근 성형술에 관해서는 턱끝밑 부위의 조각과 턱밑 처짐의 교정이 정중선 과주름 형성 연속 봉합으로 가능해질 수 있다(그림 10.4A, 10.4B). Dr Joel Feldman에 의해 처음 기술된 이 방법은 미용적으로 단순 주름 형성과 비교할 수 없는 어느 정도의 활경근의 측면 팽팽함과 턱밑 부위의 예리함을 얻을 수 있다.

환자에 대해 이상적인 시술법을 선택하는 중요한 점은 반응의 상대적인 내구성이다. Gore-Tex 걸이와 같은 영구적인 물질을 삽입하여 연부 조직 고유의 반동 이완이 경감하고 지체될 수 있다.

예상할 수 있는 개선 정도는 다양하고 내부의 해부학적 구조에 크게 좌우된다. 개개의 환자에 대해 증상 지향적 접근법을 이용하여 적절한 시술법을 조합하여 최선의 결과를 얻을 수 있다. 턱끝밑 지방이 과도한 환자는 코르셋 복구나 ePTFE 걸이를 같이 사용하면서 경부 지방 흡인과 목의 지방 윤곽 형성을 하여 효과를 볼 수 있다. 마찬가지로 두드러진 활경근 띠를 가진 환자들은 활경근 주름 형성 또는 코르셋 활경근 성형술을

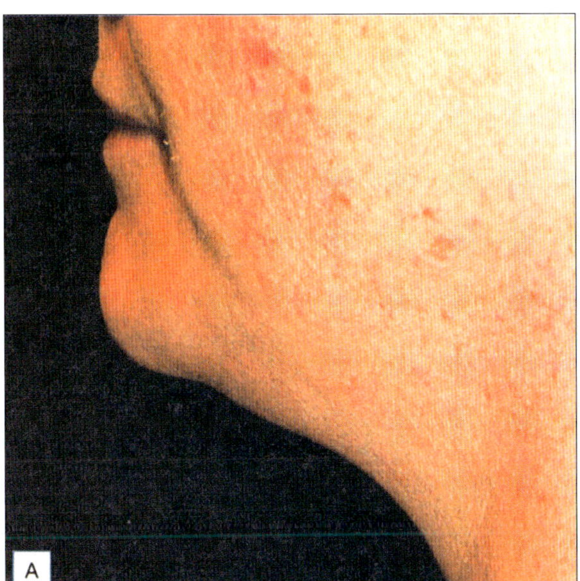

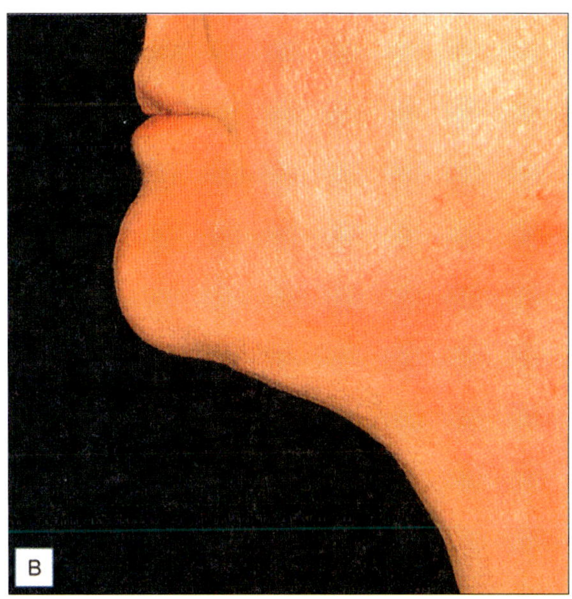

그림 10.3 (A) 54세 여자의 경부 지방 흡인술과 코르셋 활경근 복구 수술 전 사진. (B) 경부 지방 흡인술과 코르셋 활경근 복구 수술 6개월 후 사진. 목턱끝각과 턱 선이 개선되어있다.

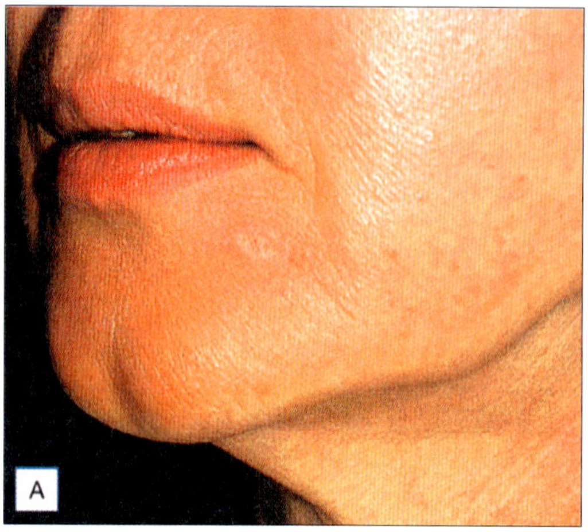

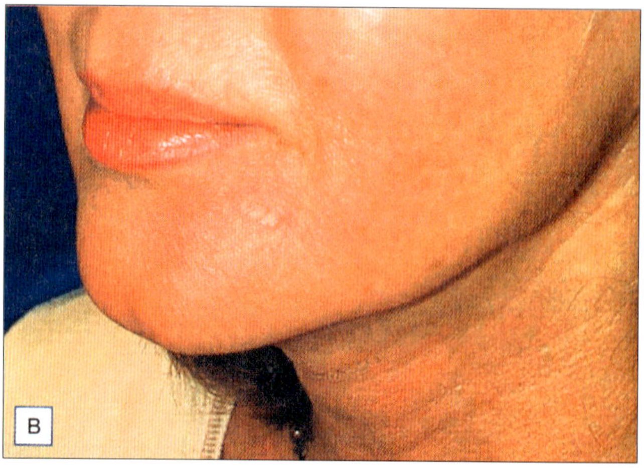

그림 10.4 (A) 49세 여자의 경부 지방 흡인술과 코르셋 활경근 복구의 수술 전 비스듬 촬영 사진. (B) 경부 지방 흡인술과 코르셋 활경근 복구 수술 6개월 후 비스듬 촬영 사진. 목턱끝각과 턱과 턱 선의 윤곽이 개선되어있다.

조합하여 효과를 얻을 수 있다. 피부 이완을 가진 환자는 보조적인 주름절제술 또는 고주파 장치의 사용 적응증이 된다.

두 시술 모두 국소 마취 하에서 시행되므로 부위 또는 전신 마취에 동반된 위험과 이환률 없이 젊어질 수 있다. 국소 마취의 사용으로 수술 직후 회복 시간이 적어 이러한 시술을 외래 환자들에게 시행할 수 있다.

더욱이 ePTFE 걸이에 작은 절개와 터널 기술을 사용하여 변연 하악 신경을 포함한 경부의 생명 구조물의 손상을 최소화할 수 있다.

이 시술은 긴 절개선과 복잡한 상처 간호 등이 필요 없고 절차가 전반적으로 편리하다. 평균 수술 시간은 2시간으로 걸이 배치와/또는 활경근 복구를 외래 환자들에게 시행한다. 걸이 배치 후에 환자들은 경부 압박 옷을 처음 1주간은 하루 23시간 착용하고 그 다음 3주간은 하루 8시간을 착용한다.

평균 비용은 수술 후 간호와 외래 관찰 비용까지 포함하여 전통적인 안면과 경부 거상술의 절반 이하인 경우가 많다. 전신 마취와 병원 수술실을 사용하지 않고 이 시술을 시행하여 경부의 외과적 거상술에 비해 경제적으로 상당한 이점이 있다.

환자들이 상당히 오래 지속되는 개선효과를 가진 시술을 외래에서 받기 때문에 비용-이점의 비율에 있어 거의 이상적이다.

치료 전략의 개관

치료 접근법과 주요 결정 인자

환자 면담

노화된 목의 미적 개선을 원하는 환자를 평가할 때 현실적 기대가 명확해야 한다. 이상적인 환자는 최소한의 목의 주름과 좋은 피부 긴장도, 걸이를 사용했을 때 CV-0 ePTFE 봉합이 안보일 정도로 턱끝밑이 약간 충만해야 한다. 이 시술에 의해 목의 윤곽이 뚜렷해지고 피부 이완은 개선되지 못하는 점을 잠재적인 환자들에게 강조해야 한다. 아스피린을 포함한 모든 항 응고 약물은 시술 7~10일 전에 사용을 중단해야 한다. 출혈 위험을 높이는 것으로 알려진 비타민 E와 ginko biloba 같은 일반 판매약 또는 생약제의 복용을 멈춰야 한다.

환자는 수술 후 경부 압박 옷을 처음 1주간은 하루 23시간 착용하고 그 다음 3주간은 하루 8시간을 착용해야 하는 필요성을 인식해야 한다.

치료 기술

ePTFE 경부 걸이 배치

최소 장비를 필요로 한다. CV-0 ePTFE(Gore-Tex), 11번과 15번 칼, 봉합 통과기, 지방 흡인용 삽입관, 피부 봉합을 위한 봉합 재료 등이 필요하다. 시술은 장비가 잘 갖추어진 통원 수술 센터에서 적절한 무균 기술과 간호 보조를 받으며 시행해야 한다.

환자는 앉은 자세에서 초기에 평가를 받고 표시를 해야 한다. 턱선, 턱, 활경근, 갑상 연골과 현수 걸이의 경로를 표시해야 한다. 마취는 0.9% 생리 식염수 500 cc, 2% 리도카인 25 cc, 1:1000 에피네프린 0.5 cc, 8.45% 중탄산염나트륨 7.25 cc, triamcinolone acetonide 5 mg으로 구성된 국소 0.1% 종창성 마취를 이용하여 한다. 직경 6인치 스프링클러 끝으로된 주입 삽입관을 이용하여 턱끝밑과 귓 아래 절개를 통해 턱을 올리고 목으로 확장시킨다.

목과 턱선을 마취하는데 대략 300~500 cc의 팽창액이 필요한다. 1:100,000 에피네프린이 포함된 1% 리도카인을 이용하여 귀 뒤 부위에 추가적인 마취를 한다. 경부 지방 흡인 또는 활경근 띠의 교정이 필요하면 이 시점에 하나 또는 두개의 시술을 시행한다.

지방 흡인은 11번 칼을 이용하여 찌름 절개를 가한 후 2 mm 단일 입구를 가진 스파츌라 삽입관을 이용한 기계 흡인으로 시행한다. 지방 흡인 후 목이 해골화 되지 않도록 소량의 턱끝밑 지방을 남겨두어야 한다. 활경근 띠는 코르셋 이중층 활경근 복구나 띠의 위내측면을 직접 간단하게 주름 형성을 시키는 방법 등의 여러 기술 가운데 하나로 교정할 수 있다. 어느 방법이든지 3 cm의 턱끝밑 수평 절개를 통해 확대경과 머리등을 사용하여 활경근 복구를 시행한다. 지혈은 중요하다.

현수 걸이를 삽입하기 위해 양측 귀 뒤 주름에 15번 칼을 사용하여 2 cm 절개를 가하고 앞 유돌 근막까지 박리를 한다. 유돌 부와 목의 정중선 사이의 중간점에서 양측으로 턱끝밑 부위에 11번 칼로 두개의 추가적인 수평 절개를 한다. 피하 조직에 지방 흡인 삽입관을 넣고 비절개 박리하여 터널을 만들어 양측에서 귀 뒤 절개와 턱끝밑 절개를 연결하고 양측 턱끝밑 절개를 서로 연결한다. 필요하면 중간선 찌름 절개를 이용할 수 있다. 걸이가 진피와 바로 접촉하지 않도록 박리된 터널 위쪽으로 어느 정도의 지방이 남아 있어야 한다.

CV-0 ePTFE를 좌측 귀 뒤 절개로 삽입하고 한쪽 끝을 앞 유돌 근막에 봉합한다(그림 10.5). 바늘을 봉합에서 제거하고 다른 쪽 끝을 봉합 통과기를 이용하여 좌측 턱끝밑 절개로 이동시킨다(그림 10.6). 이 봉합 통과는 수술 전에 그려진 걸이의 주행을 따라 ePTFE 걸이가 우측 귀 뒤 절개까지 진행한다. ePTFE 봉합의 고정되지 않은 끝을 적절한 크기의 곡선 바늘의 구멍에 끼우고(그림 10.7) 걸이를 우측 유돌 근막에 봉합한다.

ePTFE 걸이는 환자가 죄이는 느낌이 들지 않으면서 미용적으로 만족스러운 턱끝밑 윤곽을 만들도록 충분한 긴장을 주어야 한다(그림 10.8A, 10.8B). 목을 신전과 굴전 시킨 상태에서 걸이의 긴장을 평가하도록 권한다. 일단 유돌 근막에 봉합하면 남은 ePTFE는 잘라버린다. 충분히 지혈한 후 귀 뒤 절개 부위는 5-0 polyglactin 910 매몰 봉합과 단속 6-0 polypropylene 표피 봉합으로 닫는다(그림 10.9).

절개 부위에 bacitracin 연고를 바르고 유착되지 않도록 거즈로 덮는다. 시술 후 바로 외래에서 지방 흡인 경부 압박 옷을 입혀 처음 1주간은 하루 23시간 착용하고 그 다음 3주간은 하루 8시간을 착용한다. 수술 7일째 봉합을 제거한다. 수술 1일 전부터 7일간 cephalixin 또는 적당한 대체 약물을 사용한다.

코르셋 활경근 복구

생명 구조물을 확인하고 표시하여 종창 후에도 명확한 방향감을 잃지 않도록 해야 한다(그림 10.10). 이것은 또한 주름 형성 길이가 갑상 연골에 닿도록 길잡이 역할을 해준다. 여기에는 양측 흉쇄유돌근 경계, 활경근의 수직 띠, 갑상 연골, 하악 변연, 턱 등이 포함된다. 무균적 기술, 장비와 유능한 시술실 임원이 필수적이다. 수술 전에 적당한 장비를 선택한다.

- 6인치의 스프링클러 끝의 주입 삽입관
- 20 게이지, 31/2인치의 척수 바늘(Becton Dickinson and Co. Franklin Lakes, NJ)
- 2 mm 스파츌라 끝의 삽입관
- 3 mm 스파츌라 끝의 삽입관
- 흡인기(Hercules Aspirator, Wells Johnson, Tucson, AZ)
- 종창성 마취(500 cc 0.9% 생리 식염수, 2% 리도카인 25 cc, 1:1000 에피네프린 0.5 cc, 8.45% 중탄산염나트륨 7.25 cc 그리고 5 mg의 triamcinolone acetonide로 구성)

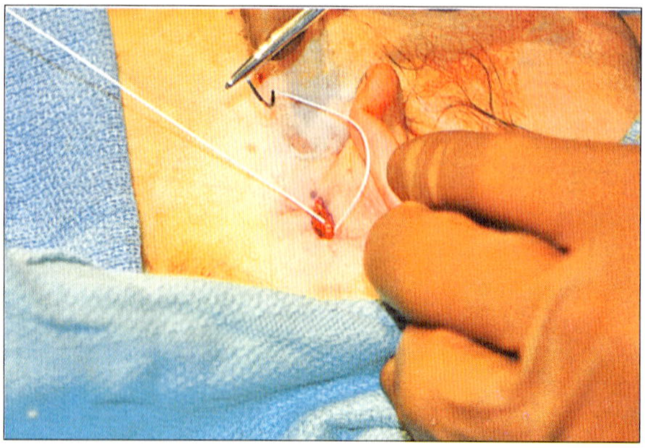

그림 10.5 CV-0 ePTFE를 유돌 부위에 삽입한다.

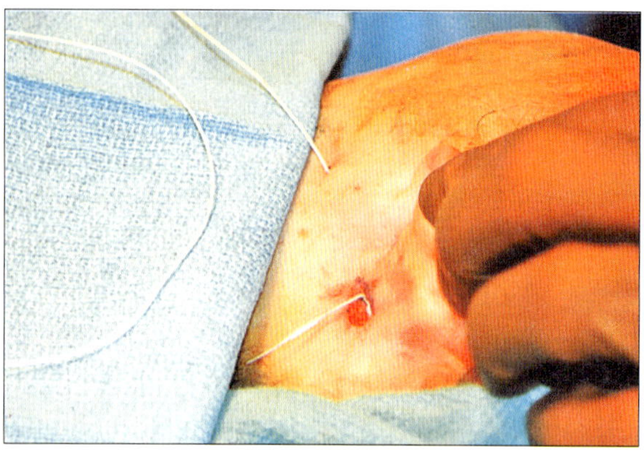

그림 10.6 바늘의 고정되지 않은 끝을 봉합 통과기를 이용하여 좌측 귀 뒤 절개에서 좌측 턱끝 밑까지 11번 칼 찌름 절개로 이동 시킨다.

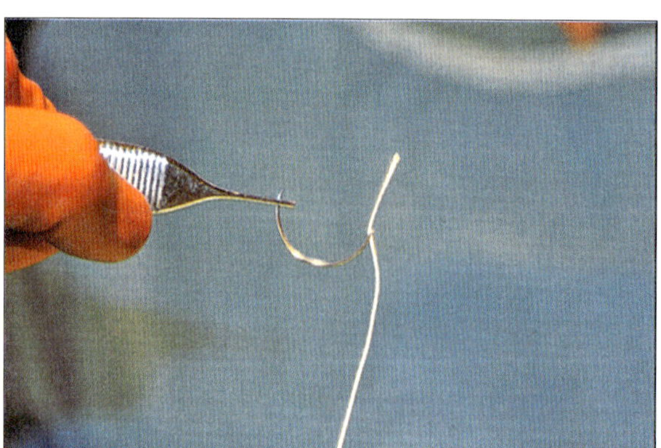

그림 10.7 우측 유돌 근막에 봉합하기위해 ePTFE 봉합의 고정되지 않은 끝을 곡선 바늘의 구멍에 끼운다.

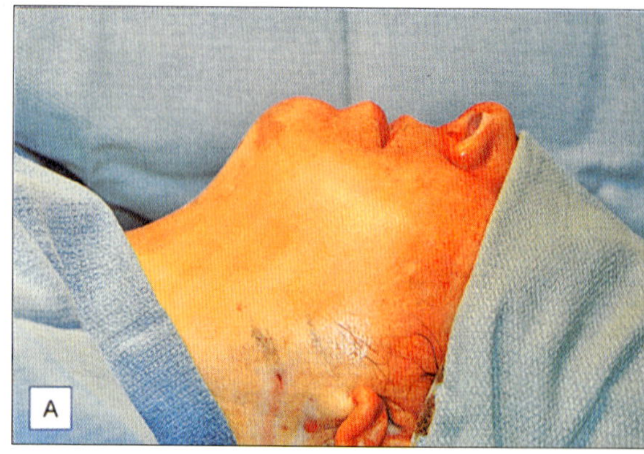

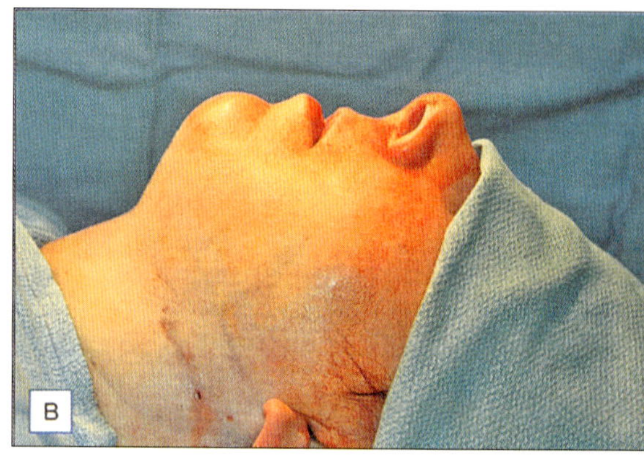

그림 10.8 (A, B) 누워있는 수술 중 환자의 사진. (A) 걸이 배치 직전과 (B) 걸이 배치 직후. 목을 신전과 굴전 시킨 상태에서 걸이의 긴장을 평가해야한다.

- 4 mm 비절개 경부 박리기
  (Byron Medical, Tucson, AZ)
- 수술 확대경(SurgiTel Systems, Ann Arbor, MI)과 광섬유 머리등
- 디버 당김기
  (Sklar Instruments, Westchester, PA)
- 긴 멧젠움 가위
  (Sklar Instruments, Westchester, PA)
- 13 cm 곧은 전극 확장 연결기를 가진 전기 소작기
  (Surgistat, Valley Labs, Boulder, CO)
- 3-0 polydioxanone
  (PDS, Ethicon, Inc., Somerville, NJ)
- 5-0 polyglactin 910
  (Vicryl, Ethicon, Inc., Somerville, NJ)
- 6-0 polypropylene

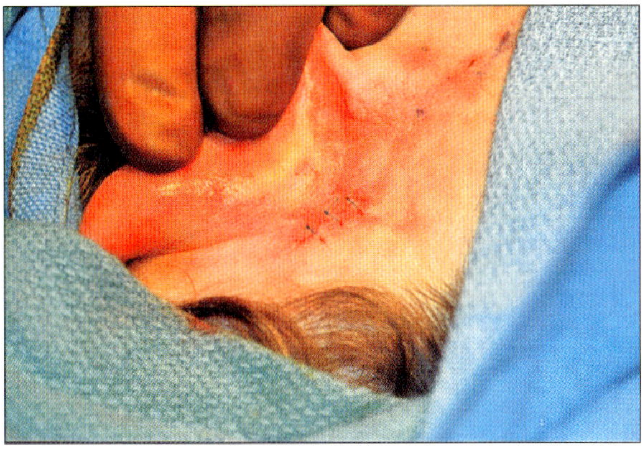

그림 10.9 귀 뒤 절개는 마지막으로 단속 6-0 polypropylene 봉합으로 닫는다.

(Prolene, Ethicon, Inc., Somerville, NJ)
- 7인치 바늘 잡개
- 7인치 DeBakey 비외상성 조직 겸자
(Sklar Instruments, Westchester, PA)
- Bacitracin
- 4×4 거즈
- 압박 경부 지방 흡인 옷

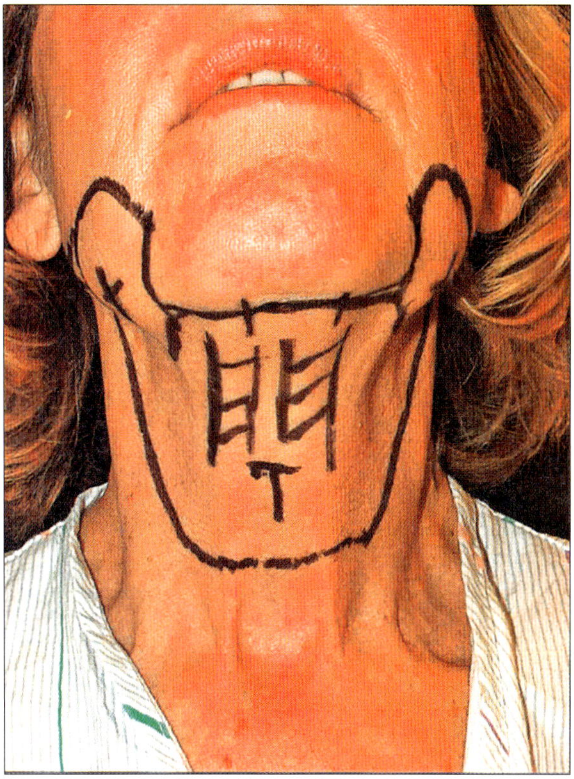

그림 10.10 수술 전 표시는 턱선, 하악 변연, 흉쇄유돌근의 앞쪽 경계, 활경근의 수직 띠, 갑상 연골을 보여준다.

이 부분의 해부학적 구조를 잘 아는 외과 의사나 숙련된 임원은 대략 500 cc의 팽창액으 목표 부위를 종창시킨다. 중앙 앞의 목을 침윤 마취하기 위해 얇은 게이지의 스프링클러 끝의 십입관을 딕끝밑 질개를 통해 삽입한다. 척수 바늘을 이용하여 귀 앞 뺨의 짧은 절개로부터 뺨 측면과 턱을 순차적으로 침윤 마취한다.

여러 곳에서 지방 흡인을 열십자 형태로 시행한다. 작고 덜 침습적인 삽입관을 사용하여 이하선이나 변연 하악 신경 부위 위에 지나친 흡인에 의해 함정처럼 파이지 않게 한다. 전체 목의 앞을 흉쇄유돌근 내측과 아래로는 갑상선까지 적절히 다루어야 한다.

남아있는 피부 활경근의 당겨짐을 풀어주는 마지막 단계 외에 이것은 차후에 이 부위에 코르셋 복구를 하기위한 준비 과정이다.

활경근의 내측 띠를 노출시키기 위해 원래 턱끝밑 지방 흡인 입구 위에 3 cm의 타원형 절개를 통해 디버 당김기를 건다(그림 10.11). 세심한 비절개 박리와 지혈을 통해 해부 구조와 특히 활경근 띠를 확인할 수 있다.

다음으로 중간선에 작은 절개를 넣어 두개의 내측 활경근 띠를 분리하고 설골 위에 과잉 시방이 있는 활경근 뒤 공간을 조사한다. 주요 혈관은 활경근 내측 가장자리 밑에서 직접 확인할 수 있다. 일반적으로 세심한 박리와 사전 지혈 후에 약 3 cc의 지방을 절제한다(그림 10.12).

일단 활경근 띠의 내측 경계가 잘 확인되고 지혈이 되면 3-0 PDS로 위에서 아래로 분리된 활경근 띠를 연속 봉합하여 결합시킨다(그림 10.13A). 양측의 띠를 근접시키는데 DeBakey 비외상성 조직 겸자가 도움이 된다. 갑상 연골까지 주름 형성을 하면 연속 봉합의 방향을 위로 향해 지속하여 내측 띠의 외측 심유가 주름이 형성된 내측 섬유 위에 놓이도록 한다.

이렇게 하여 팽팽해진 활경근이 후퇴하여 설골 위에 부드럽게 새로운 자리를 잡게 된다. 턱끝밑 절개 높이에서 마지막 봉합을 하여 코르셋 봉합을 마치게 된다.

턱선 아래에 악하선이 처진 환자들은 턱밑 활경근을 양측에서 비스듬히 주름을 잡아주고(그림 10.13B), 좀 더 심한 환자들은 연결 걸이 봉합이 상당히 도움이 될 수 있다. 그러나 여기에서 활경근이 해부학적으로 뚜렷하지 않고 턱끝밑 절개를 통해 접근하는 것이 힘들다.

이러한 5~8 cm의 비스듬한 코르셋 연속 봉합은 중앙선의 것과 첫 번째 다리가 잠김 연속 형태로 행해진다는 점에서만 다르다. 이후의 겹쳐지는 반대 방향의 주름은 전형적인 풀린 연속 봉합으로 행해지고 중앙선의 봉합에서와 같이 마지막 매몰 매듭이 같은 방식으로 시행된다. 드물게 턱끝 활경근에서 반대측 유돌 골막으로 연장된 2개의 연결 걸이 봉합에 의한 추가적인 팽팽함이 필요한 환자들이 있다(전에 설명되었던 걸이 기술과 유사).

다른 주름 형성 후의 문제에는 측면 목선의 피부 보조개와 중앙선 턱끝밑 피부 과잉 등이 있다. 목 측면의 피부에 주름이 보이면 측면 피부 활경근 띠의 당겨짐을 추가적으로 없애주어야 한다. 지혈을 다시 한번 확인해야 한다. 턱끝밑 입구에서 과잉 피부를 절제하는 것이 처음 절개를 교정하는 과정에서 필요할 수 있다.

피부 가장자리를 외번 시키도록 턱끝밑 절개 부위를 매몰 단순 흡수성 봉합으로 닫는다. 피부 가장자리는 비흡수성 봉합으로 좀더 근접시킬 수 있다.

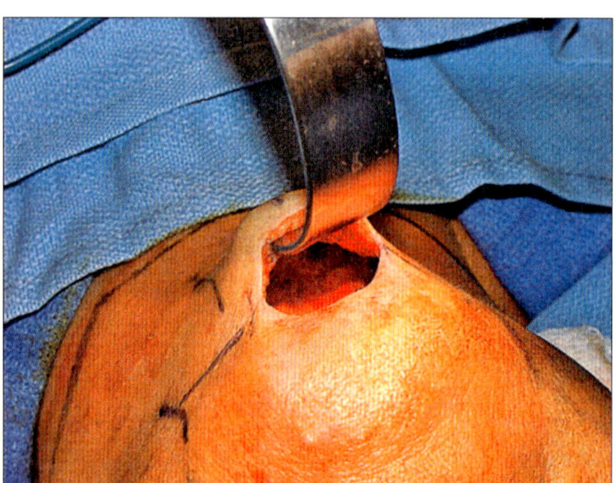

그림 10.11 당김기를 걸은 턱끝밑 절개의 수술 사진. 환자의 입은 사진의 아래쪽 가장자리에 있다.

피부 봉합은 수술 후 7일째 제거한다. 표준 경부 지방 흡인 가정 간호 교육과 같이 장액종의 위험을 줄이기 위해 압박 옷은 처음 1주간은 하루 23시간 착용하고 그 다음 3주간은 밤새 8시간을 착용한다.

부작용, 합병증, 대체 접근법

경부 지방 흡인과 함께 또 다른 기술을 사용할 때 변연 하악 신경이 손상될 위험이 크다. 이것은 지방 흡인 도중 작은 삽입관을 사용하고 흡인 동안 턱 선 위로 거칠게 문지르지 않도록 하여 최소화한다. 현수 걸이 기술에 특정하게 여러 작은 절개를 사용하고 봉합통과기를 사용하여 신경 손상을 감소시킬 수 있다.

ePTFE 걸이 후에 다양한 정도의 수술 후 통증, 특히 귀 뒤의 짧은 압통이 생길 수 있다. 턱밑의 팽팽함은 관찰되지 않았고 이물질 삽입과 관련된 감염 또는 Gore-Tex 걸이 삽입과 관련된 염증 반응이 저자들에 의해 치료된 환자들에서는 지금까지 발생하지 않았다. 피하 조직을 통해 Gore-Tex 걸이 터널을 만들어 진피 접촉을 하지 않음으로써 위험을 최소화한다.

코르셋 복구와 관련된 합병증은 극소수이다. 턱끝밑 절개 부위의 경도의 까짐은 드물고 있더라도 하루 세 번 밀봉 연고(Aquaphor Healing Ointment, Beiersdorf Inc., Wilton, CT)를 사용하여 2주 이내에 완전히 치유된다. 약간의 부종과 작은 멍은 흔하지만 후유증 없이 해결된다. 턱끝밑 절개를 통해 출혈되는 곳을 볼 수 있으므로 수술 동안 세심한 지혈이 가능하다. 결과적으로 혈종의 위험을 거의 없앨 수 있다.

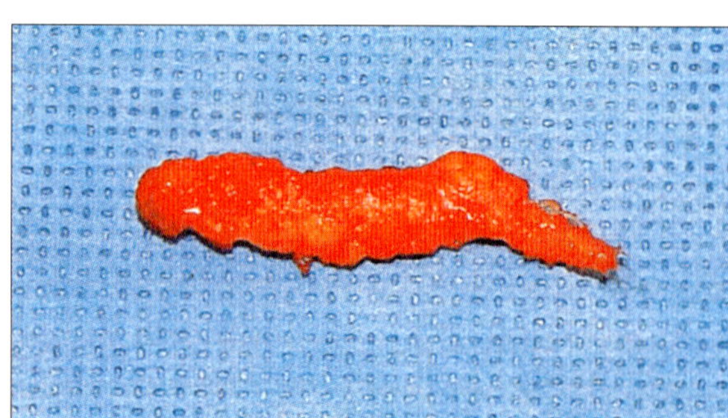

그림 10.12 활경근 뒤 지방의 적출 사진. 크기는 대략 1.5×4.0cm이다.

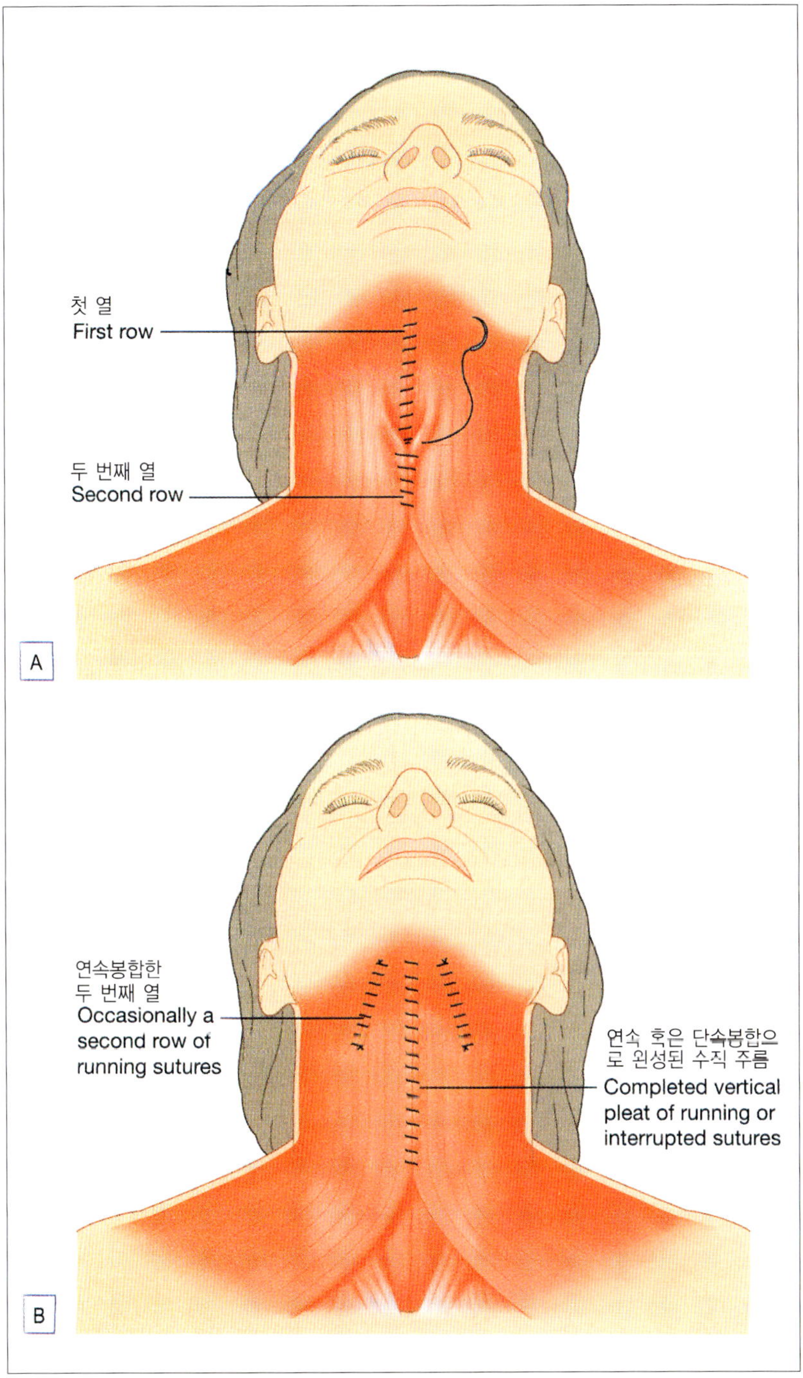

그림 10.13 활경근 띠의 중앙선 코르셋 주름 형성으로 된 그림표. 두 층 봉합 기술을 사용. (Courtesy Dr Beatrice J. Berkes). (B) 중앙선 두 층의 활경근 주름 형성과 양측의 비스듬한 주름 형성을 통한 완전한 코르셋 활경근 복구의 그림. (Courtesy Dr Beatrice J. Berkes).

경도에서 중등도의 단단함과 경화가 많은 환자에서 수술 2~3주 이내에 생길 수 있고 5개월까지 지속될 수 있다. 경화는 외부 초음파 같은 치료 없이 해결된다.

손끝으로 집에서 부드럽게 마사지를 하여 단단함을 좀더 빨리 제거할 수 있다. 턱끝밑 절개 주위의 장액종, 비후성 또는 켈로이드성 반흔은 이론적으로 가능하지만 섬세한 수술 기술과 철저한 술 후 상처 간호로 최소화할 수 있다.

참고문헌

Cardoso de Castro C 2000 The changing role of platysma in face lifting. Plastic and Reconstructive Surgery 105:764-775

Feldman JJ 1992 Corset platysmaplasty. Clinical Plastic Surgery 19:369-382

Jacob CI, Berkes BJ, Kaminer MS 2000 Liposuction and surgical recontouring of the neck: a retrospective analysis. Dermatologic Surgery 26:625-632

Jacob CI, Kaminer MS 2002 The corset platysma repair: a technique revisited. Dermatologic Surgery 28:257-262

Kamer FM, Peiper PG 2001 Surgical treatment of the aging neck. Facial Plastic Surgery 17:123-128

Knipper P, Mitz V, Maladry D, Saad G 1997 Is it necessary to suture the platysma muscles on the midline to improve the cervical profile? An anatomic study using 20 cadavers. Annals of Plastic Surgery 39:566-572

Knize DM 1998 Limited incision submental lipectomy and platysmaplasty. Plastic and Reconstructive Surgery 101:473-481

Matarasso A, Matarasso SL, Brandt FS, Bellman B 1999 Botulinum A exotoxin for the management of platysma bands. Plastic and Reconstructive Surgery 103:645-655

Perez MI 2001 An anatomical approach to the rejuvenation of the neck. Dermatology Clinics 19:387-396

Prabhat A, Dyer WK 2003 Improving surgery on the aging neck with an adjustable expanded polytetrafluoroethylene cervical sling. Archives og Facial Plastic Surgery 5:491-501

Wall SJ, Adamson PA 2001 Surgical options for aesthetic enhancement of the neck. Facial Plastic Surgery 17:109-115

11 J 거상술: 경부 앞쪽과 턱 선의 최소 침습 재생

J-Lift: Minimally Invasive Rejuvenation of Anterior Neck and Jawline

Cameron K. Rokhsar, Richard E. Fitzpatrick

서론

피부의 노화를 초래하는 요인에는 세월의 흐름에 따른 시간의 축척, 자외선에의 노출, 중력, 유전 등이 있다. 노화의 결과로 턱과 앞쪽 목 피부의 과도한 처짐, 각진 턱 선의 소실, 활경근 부위의 주름 등이 나타나게 된다(그림 11.1). 이러한 변화들은 이 주변 피부의 늘어짐을 포함할 뿐만 아니라 더 깊은 구조에까지 영향을 미친다. 목의 노화를 적절히 기술하기 위해서는 목과 얼굴의 얕고 깊은 근막의 관계를 고려하는 것이 중요하다. 즉, 경부의 깊은 구조물과 그에 고정되어 있는 안면과 얕은 연부 조직 단위의 처짐을 고려해야 한다.

따라서 목의 노화를 평가하는 데에는 목의 피부의 처짐, 턱 아래에 살이 찌는 것, 활경근의 구부러짐, 깊은 곳의 유지 인대 지지력이 약해지면서 근막이 늘어지는 것 등이 적절한 수술 계획에 따라 논의되어야 한다.

전통적으로 턱, 턱 아래, 그리고 목의 피부를 젊게 회복시키는 데에는 정맥 하 마취나 전신 마취 아래에서 행해지는 안면과 경부 주름제거술이 주된 것이라 여겨진다. 많은 저자들은 거상술 술기와 광범위 피판 조각 안면거상술을 그들만의 어휘를 사용해서 예를 들면, 확장 활경근 면 안면거상술, 중간 면, 깊은 면, 양측 면, 삼 면, 골막하, 내시경하, 수직, 안검 성형술, 확장 위 활경근 등을 혼합하여 묘사한다. 이러한 거상술 수기에

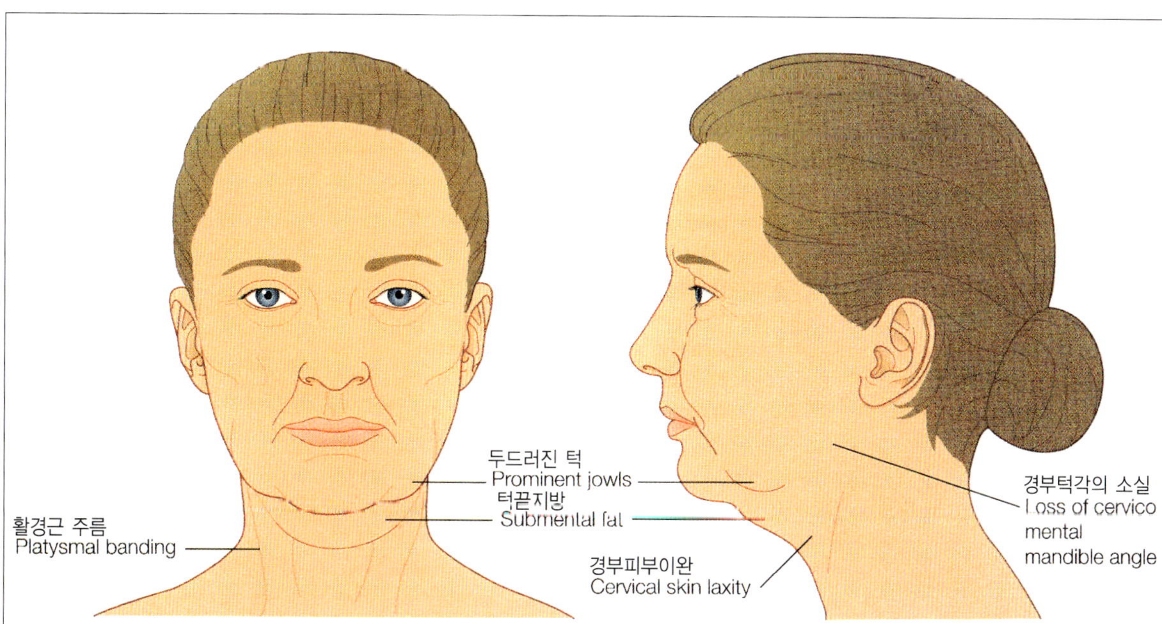

그림 11.1 노화된 목의 구성 요소들

서 공통적인 것들은 표층근건막체계를 절개하고 겹쳐지게 주름을 형성한 후 피부로 덮는 것이다. 한편 이러한 전통적인 기술은 목의 노화를 얼굴과 별개의 것으로 간주하지 못하고 또 측두 부분에서부터 귀 앞쪽과 귀 뒤쪽, 종종 뒤 모발선까지 이어지는 긴 수술 반흔을 남긴다. 또 회복에 최소 2주가 필요한 긴 수술 시간을 요하며 안면 신경의 손상을 동반하기도 한다.

목 성형을 위한 덜 침습적인 다른 방법에는 경부 지방 흡입술, 양측 활경근 주름 형성, 원위부의 섬유 절제와 동반한 중심선 활경근 주름 형성, 여러 수준에서의 경피적 활경근 띠 관통 절개, 보툴리늄 독소를 주입하는 것 등이 있다. 이러한 최소 침습 기법들이 적당한 환자에게 시술될 때에는 노화된 목의 특징적인 요소를 개선시키는 데에 효과가 있기도 하지만 이것들은 노화된 목의 완전한 재생을 위해서는 한계가 있다.

이 장에서는 부분적 거상술이라고도 불리는 최소 침습으로 광범위한 목의 재생에 도달하는 방법인 J 거상술을 소개한다. 이 기술은 중심선의 코르셋 활경근 성형술과 연결되는 목의 지방 구조와, Giampap 유형의 걸이 현수 봉합을 통해 각진 하악의 경계선을 만들고 목의 피부를 덮은 후 귀 뒤쪽 부분의 늘어진 피부를 적절히 절개하는 것과 연관된다. 이 방법이 어떻게 노화된 목의 다양한 구성 요소를 시술하는지 설명될 것이다. 전통적인 안면거상술이 방법보다 덜 공격적이지만 이 기술은 목의 재생과 관련해서 오래 지속되며 짧은 수술 시간과 좋은 예후를 보여준다.

환자 선택

저자는 44에서 77살 사이의 환자들(평균 나이 61세)에게 J 거상술을 시술했다. J 거상술의 이상적인 환자는 경도에서 중등도의 늘어난 피부가 턱 선과 목의 앞쪽에 있으면서 불명확한 목턱끝각, 불명확한 아래 턱밑 경계, 얼굴 중앙부의 현저한 늘어남이 없으며 적거나 중간 정도 양의 지방이 턱과 목에 있는 사람들이다. 그에 더해 얼굴 전체의 전체 안면거상술을 원하지 않으면서 목의 윤곽을 개선시키고 싶은 사람도 이 수술을 받을 수 있다. 귀 뒤쪽에 반흔이 생기는 것을 싫어하는 사람도 이 수술 방법을 통해 목을 재생하였다.

중등도에서 경도의 얼굴 아래쪽과 목의 늘어남이 있는 환자들은 J 거상술과 S자 거상술을 동시에 시행할 수 있으며 이는 이 장의 뒤쪽에 기술될 것이다. 또한 이 방법은 표준 절개법을 했을 때 이주를 향해 뒤쪽으로 향하는 수염이나 모발 부위를 제거하고 싶은 남자 환자에게도 적용될 수 있다. J 거상술은 이전 수술 방법으로는 어려움이 있는 목과 가파른 목턱끝각을 가진 환자들에게 일차적 또는 이차적 주름성형술로 사용될 수 있다. 수술 전에 환자들은 비스테로이드성 소염제를 비롯한 항응고제를 적어도 10일 동안 복용하지 말아야 한다. 만일 환자가 흡연자라면 적어도 시술 3일 전에는 금연해야하고 수술 후 2주 동안 흡연해서는 안 된다.

환자들은 Duricef를 (하루에 두 번 복용) 수술 전날 먹기 시작해서 총 10일 동안 먹도록 처방한다. Arnica Montana (하루 세 번 복용) 는 부종과 출혈반을 최소화하기 위해 3일간 처방된다.

술기

경부의 지방 흡인술

J 거상술은 정맥 내 얕은 마취와 종창성의 국소 마취 상태에서 외래 수술로 행해진다. 적절한 혈압과 맥박이 측정된 후에 lorazepam(1~2 mg)과 clonidine(0.1 mg)이 포함된 경구 진정제가 사용된다.

midazolam(2 mg IV)는 가장 일반적으로 사용되는 정맥 제재이다. 45와 90도의 각과 직선이 수술 전에 조심스럽게 측정되어야 한다. 그리고 환자가 똑바로 앉아있는 상태에서 표시되어야 한다. 이때 표시되는 것에는 하악 경계, 턱, 턱밑 지방 패드 등이 포함되며, 지방이 현저하게 축적된 곳의 경계도 지어져야 한다.

이러한 특징적인 표시들은 지방을 흡인할 곳의 윤곽을 정하는데 도움이 된다(그림 11.2). 표준적인 방법으로 환자를 준비시킨 후에 종창성의 국소 마취를 앞쪽과 옆쪽의 목, 턱, 얼굴의 아래 1/3에 있는 턱끝 지방 패드 요소에 16 게이지 삽입관과 주입 펌프를 이용해서 시행한다. 표준적인 종창성의 국소 마취제에는 0.1% 리도카인과 1:1500000 에피네프린 그리고 10 mEq/L 중탄산염나트륨이 포함된다. 이 부위의 완벽한 마취를 위해서는 약 400~800 ml의 종창성의 국소 마취제가 필요하다. 이를 통해 지방 흡인을 위한 수력 분리술과 활경근 주름 형성 면을 얻을 수 있다.

종창성의 국소 마취가 행해지고 적절하게 피부가 창백해지면 5개의 1.5 mm 펀치 터널이 흡인 미세 삽입관의 입구 역할을 위해서 만들어져야 한다. 이것들은 턱끝밑 주름에 하나, 하악선의 중간선에 2개, 귓불 바로 아래에 있는 하악각에 2개이다(그림 11.3). 환자가 똑바로 눕고 목은 과신전된 상태에서 목의 앞, 옆 부분과 턱끝밑 부분의 지방 흡인이 16 게이지 Capistrano 또는 14 게이지 Klein Finesse 미세 삽입관(San Juan Capistrano, CA)을 통해 행해진다.

이러한 절차는 열십자와 부채와 비슷한 방법으로 시행된다. 삽입관이 그 주변의 큰 정맥의 손상을 막기 위해 흉쇄유돌근 위에 있는 얕은 지방 면에 위치되도록 주의를 기울여야한다. 이를 위해서는 지방 조각의 각 박동마다 삽입관 끝에 조심스러운 조절을 가함으로써 이루어질 수 있다. 얼굴 아래 1/3 부분과 턱은 20 게이지의 Capistrano 삽입관을 이용해서 약하게 흡인한다. 이때, 안면 신경의 변연 하악 가지의 손상을 막기 위해 삽입관을 얕은 면에 위치하도록 하기 위해 또다시 주의를 기울인다.

목의 아래쪽 부분까지 전체 목을 흡인하는 것이 목의 균등한 모양과 목의 피부를 다시 덮는 데에 중요하다. 지방 흡인이 완결된 후에 3 mm의 스파츌라 끝의 삽입관(Tulip Co., San Diego, CA)을 이용해 음압 없이 목의 전체 앞쪽과 옆쪽의 중격들을 제거해서 완벽하고 부드럽게 피부를 다시 덮을 수 있도록 한다. 이러한 방법으로 과도한 지방 조직으로 인한 목의 충만함이 지방 흡인을 통해 처리된다.

충분한 지방이 앞쪽 목에 없는 환자에게는 종창성의 국소 마취가 시행되고 이러한 수력 분리술이 음압을 형성하지 않고 지방 흡인 삽입관을 사용해서 이상적인 면을 만드는데 도움을 준다. 부채와 열십자 형태의 박동이 지방 흡인을 시행할 때처럼 이용되며 피부의 완전한 박리가 이루어질 때까지 사용된다.

활경근 성형술

턱끝밑 주름에 3~4 cm의 피부 절개를 시행하여 시

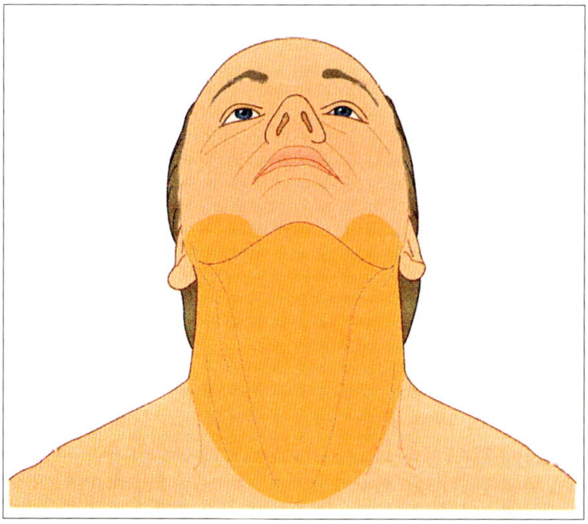

그림 11.2 지방 흡인의 부위들

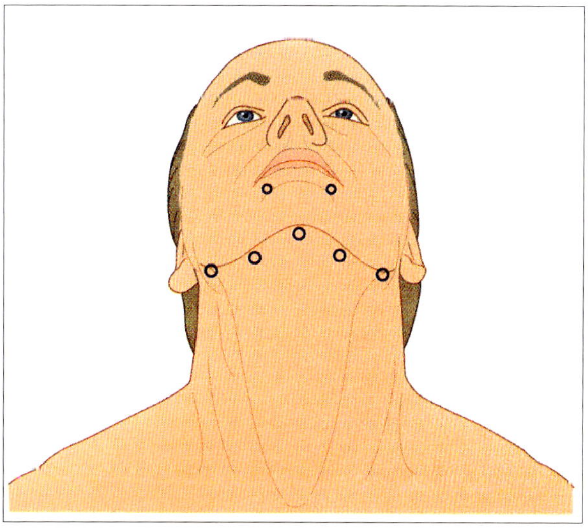

그림 11.3 경부 지방 흡인을 위한 미세 삽입관의 위치. 일반적으로 목의 5부위가 경부 지방 흡인을 위해 사용된다. 그러나 보다 작은 목에는 3부위가 적당할 수도 있다. 입의 각에서 이러한 부위들은 턱의 지방 흡인을 위해 사용된다.

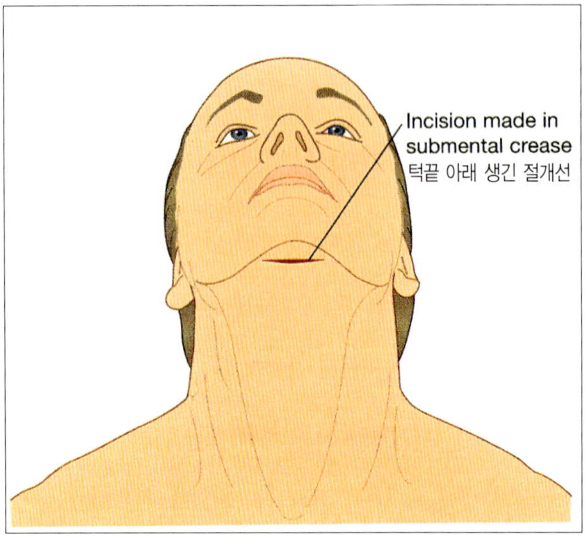

그림 11.4 절개는 활경근을 직접 눈으로 관찰할 수 있도록 턱끝 아래의 주름에 만든다.

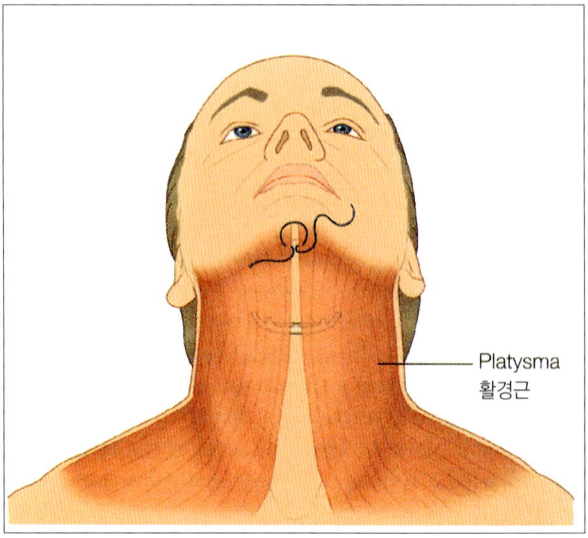

그림 11.5 턱끝 아래 주름에 만들어진 절개를 통해 활경근 내측 경계가 확인된다. 연속 표표하 Mersilene 2.0 봉합으로 부드러운 활경근 판을 만들기 위해 열개된 활경근을 꿰맨다.

야를 확보하고 활경근을 직접적으로 볼 수 있게 한다(그림 11.4). 만일 늘어진 피부가 턱끝 위 부분에 있다면 여기서 작은 타원 모양의 피부를 절개하도록 한다.

둔한 박리가 피하 면에서 행해지고, 피부 피판을 당기고, 지방과 활경근 사이에 수술 면을 형성하도록 한다. 불빛이 있는 견인기나 광섬유 머리등을 시술 시 사용할 수 도 있다. 만일 필요하다면 과도한 양의 위 활경근 지방을 직접적으로 관찰하면서 수술적으로 제거할 수 있다. 철저한 지혈이 필요하며 이는 13 cm의 곧은 전극 확장 연결기를 통해 가능하다.

중심선에 있는 분리된 활경근 내측 경계선은 둔하고 날카로운 절개에 의해 정해져서 근육을 같이 봉합하는 데에 필요한 정확한 경계를 제공한다(그림 11.5). 단속 봉합 또는 2.0 Mersilene 연속 봉합(Ethicon Inc., Somerville, NJ)을 활경근 주름 형성에 이용할 수 있다. 현재 저자는 날카로운 목턱끝각을 만들 수 있는 코르셋 활경근 성형술을 더 선호한다.

7인치의 바늘 잡개를 이용해서 연속 봉합을 분리된 활경근 띠의 위 부분부터 시작한다. 활경근 띠의 내측 경계부위를 부드럽게 잡는데 Debakey 조직 겸자가 사용된다. 활경근의 경계가 가까워지면서 갑상 연골에 도달할 때까지 아래 방향으로 연속 봉합을 한다(그림

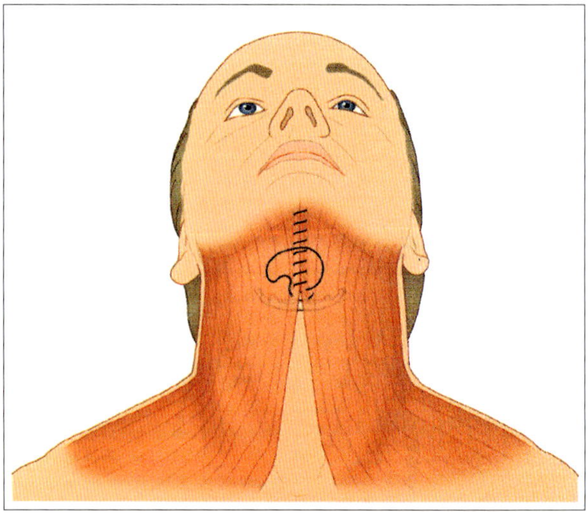

그림 11.6 설골 부위까지 아래로 시행된 코르셋 활경근 성형술의 봉합의 첫 번째 열

11.6). 이때 활경근의 부분이 적절하게 맞물리는 게 중요하다. 갑상 연골의 수준에 도달하면 연속 봉합의 방향을 앞쪽으로 바꾸고 활경근의 바깥쪽 부분은 이미 봉합된 근육의 내측 부분 위로 봉합한다(그림 11.7).

두 층의 주름 형성은 목턱끝각을 날카롭게 하고 턱끝밑 단을 부드럽고 안정화 시킨다. 턱끝 아래 절개 부위에 도달하면 봉합을 묶어서 매듭을 만든다. 코르셋 활경근 성형술을 통해서 목 중심선을 최적으로 견고하

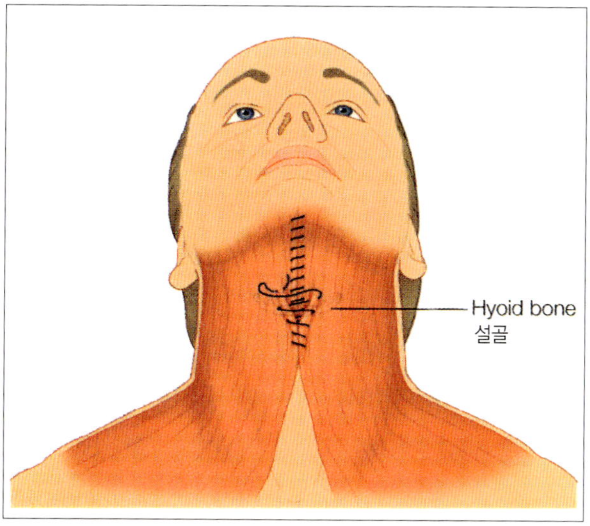

그림 11.7 앞쪽으로 보다 깊은 교합과의 연결을 위한 봉합의 두 번째 열

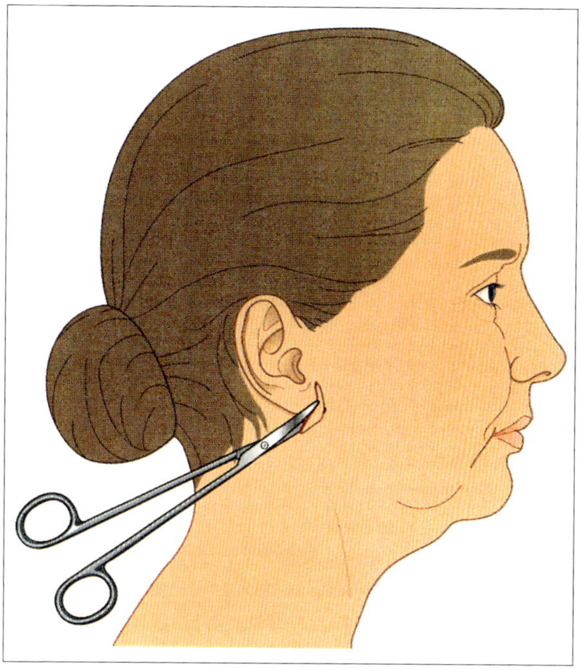

그림 11.8 귓불 앞쪽 경계의 2~3mm 정도가 절제되어 하악 피부로부터 분리되고 6-0 연속 봉합으로 봉합된다. 이것은 귓불에 대한 장력을 줄여서 아래로 처지는 것을 예방한다.

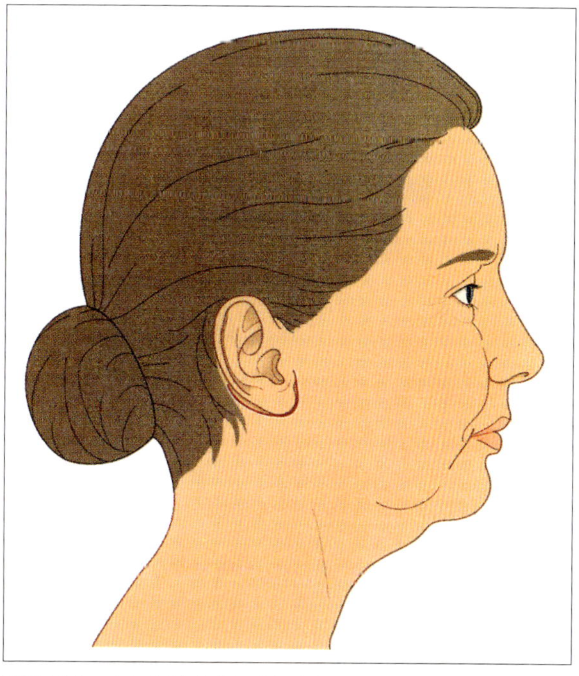

그림 11.9 귀 앞 부위에 연속적인 절개는 이주에서 시작되어 귀의 고랑에서 뒤로 연장된다. 이 절개를 통해 현수 봉합이 위치된다.

게 하고 활경근 띠를 제거할 수 있다.

근육 현수 봉합술

다음으로 볼과 턱 선 그리고 귀 주변 부위에 주의를 기울인다. 근육 걸이 현수 봉합을 위한 적절한 절개를 하기 전에 귓불은 하악의 피부로부터 떨어져 있어야 한다. 만약 떨어져 있지 않다면 귓불이 과도하게 장력으로 아래의 내측 쪽으로 향하게 되는 원치 않던 귀의 변형을 야기할 것이다. 이것은 귓불의 끝 곡선의 중간 지점부터 시작해서 앞쪽 경계를 따라 가서 귓불이 하악의 피부와 만나는 교차점까지 향하는 귓불의 피부를 2~3 mm정도 절개하면서 가능하게 된다.

이 절개는 하악의 피부까지 연장된다. 귓불은 6.0 Prolene으로 연속 방식으로 봉합한다(그림 11.8). 이것으로 귓불이 적절히 하악의 각으로부터 분리되었다는 것을 확인할 수 있다. 다음으로 하나의 연속적인 피부 절개가 이주의 아래 끝으로부터 시작해 귓불 아래 주변을 거쳐 귀 뒤쪽 고랑의 뒤 위쪽 부분에서 끝나면서 행해지게 된다(그림 11.9).

이 절개를 통해 귀의 앞쪽과 턱 선을 따르는 3~4 cm의 볼 피부와 귀의 아래 뒤쪽의 5~8 cm에 이르는 목의 피부가 박리된다. 턱끝 아래와 귀 뒤의 절개와 연결된 터널이 턱 선을 따라 만들어 진다.

이 지점에 근육 현수 걸이 봉합들이 위치한다. 이 기술은 최초로 1995년에 Giampapa와 Bernardo에 의해 소개되었고, Giampapa 봉합으로 알려져 있다; 이것은 날카로운 목 하악각을 만들 수 있다.

하악 아래 경계 바로 아래에 이미 만들어져 있는 피하 터널을 통해 연속되는 양측 2.0 Mersilene 현수 봉합이 뒤 상부 경계를 따라 위치된다. 두 개의 현수 봉합들은 중앙선 활경근 섬유를 서로 연결하고 깊은 유돌 섬유성 건막을 지지한다. 우측 턱끝 아래 활경근 섬유의 일부는 좌측 유돌 부위로 가고, 좌측 턱끝 아래 활경근 섬유의 일부는 우측 유돌 부위로 간다(그림 11.10).

봉합을 팽팽하게 하는 것은 목을 가로지르는 불편한 팽팽함을 유발하므로 유의해야 한다. 봉합은 날카로운 목턱끝각을 만들 수 있도록 적당해야 하며, 연부 조직을 압박해서는 안된다. 외측 활경근의 부가적인 팽팽함을 위해서, 2.0 Mersilene 현수 봉합이 활경근의 외측 경계에 위치되어 유돌 섬유성 건막을 지지하게 된다.

이것은 과도한 목의 팽팽한 느낌을 유발할 수 있는 과도한 당겨짐을 막기 위해 중간 정도의 장력으로 양측에서 봉합되어야 한다. 이러한 주름 형성은 턱 선과 목 위쪽 주변의 근육을 팽팽하게 하는 경향이 있다(그림 11.11).

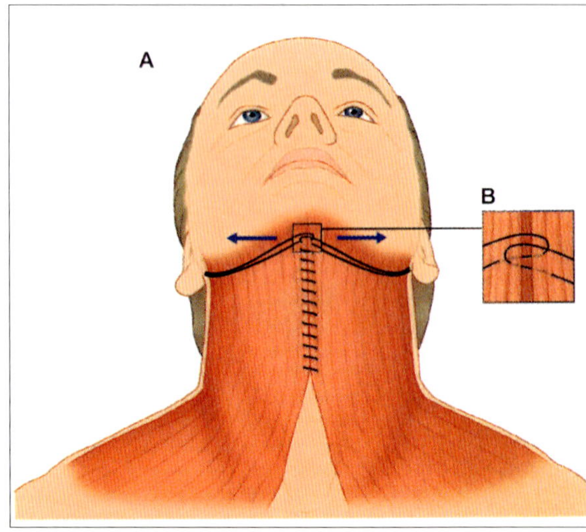

그림 11.10 (A) Giampapa 근육 걸이 봉합은 중앙선에서 서로 연결되고 귀 앞 근막으로 꿰매진다. (B) 활경근 걸이 중앙선의 연결 봉합

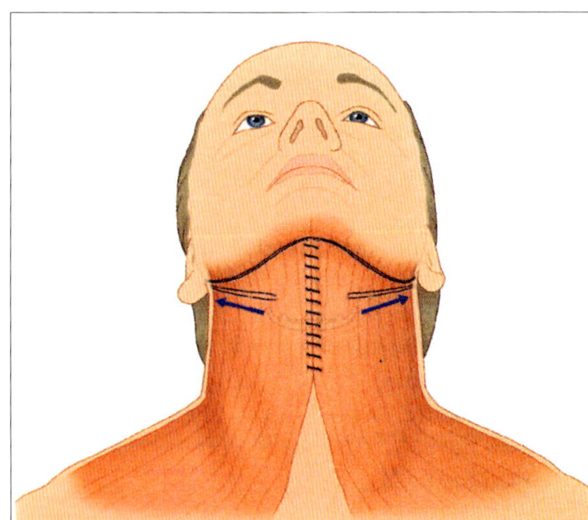

그림 11.11 Mersilene 걸이 봉합은 외측 경부에 위치되고 외측 경부의 팽팽함을 위해 귀 앞 근막에 꿰매진다.

늘어난 피부의 제거와 겹침

전기 소작기로 지혈 후에 피부 피판은 적당한 장력으로 위 뒤쪽 방향으로 당겨지고 5.0 Prolene으로 봉합하여 고정한다. 귓불은 멧젠바움 가위를 이용하여 피부 피판을 두 갈래로 나누면서 이동되고, 귓불의 끝은 과도한 장력 없이 두 갈래로 갈라진 피판에 위치하게 된다. 박리된 피부는 겹치게 되고 늘어난 피부는 앞의 귀 윤곽에 맞추어서 신중한 표시 후 절제된다. 남는 피부의 제거나 뒤쪽 개 귀 모양의 제거를 위해 귀 고랑에서 뒤쪽까지 확장될 수 있다. 이러한 방식으로 하악각의 날카로움 뿐만 아니라 측면의 목의 긴장도 Giampapa 봉합 현수를 통해 이루어 질 수 있다. 피부의 마지막 팽팽함은 여분의 피부 제거와 앞쪽 목을 따라서 피판을 겹치게 하여 이뤄질 수 있다.

그 다음으로 외과적인 상처는 5.0, 6.0 Prolene으로 단속 봉합과 연속 봉합으로 닫는다. 최상의 피부 겹침을 위해서 아마도 현재 활경근의 중앙선과 바깥쪽으로 당겨진 후 턱끝밑 부위에 있는 여분의 피부는 5.0 Vicryl과 6.0 Prolene으로 턱끝밑 주름에서 절제 부위가 닫히기 전에 제거될 것이다.

모든 피부 봉합에서는 피부에 장력 없이 봉합이 이루어져야 한다는 점이 중요하다. 비부착성 드레싱 후

bacitracin 또는 polysporin을 절제 부위에 발라준다. 다음의 부착성 탄력 밴드는 목의 외관을 따라서 붙여진다. 총 시술 시간은 2시간에서 3시간 정도이다.

진보된 화제: 목과 얼굴 아래 부위 윤곽을 위한 J 거상술과 S자 거상술의 결합

늘어진 목뿐만 아니라 얼굴 아래 처짐을 가지고 있는 환자들을 위해서 현재 저자들은 종종 J 거상술 기술과 잘 묘사된 S자 거상술의 기술을 하나의 절차로 합친다. 이것은 간단하게 모발선까지의 귀 앞 절개 확장으로 시행된다. 절개는 환자의 구체적인 해부학적, 자연적인 얼굴의 주름에 따라서 앞 또는 뒤의 이주까지 이루어진다. 안면 피부 피판은 곧 중앙선과 코입술주름 방향으로 전방 대략 5 cm정도 박리된다.

주머니 끈 모양의 'O' 봉합은 곧 얼굴 아래의 표층근건막체계에 위치하게 되는데, 뒤쪽과 위쪽 방향에서 표층근건막체계를 당기고 그것을 귀 앞 근막에 지지하게 된다. 주머니 끈 모양의 'U' 봉합은 주로 위쪽 방향을 따라서 하악 부위의 표층근건막체계에 위치한다.

이것은 하악 부위에 있는 표층근건막체계가 주로 위쪽으로 당겨지게 만든다(그림 11.12). 목과 아래 얼굴의 피부는 곧 하나로 당겨지게 되고 적절히 봉합된다.

봉합 기술까지 합쳐서 수술 시간은 4시간에서 5시간 정도 걸린다.

수술 후의 치료

환자는 1주일에 하루 24시간 동안 압박 옷을 입도록 교육을 받는다. 탄력성 부착성 드레싱은 환자가 첫 주 동안에 옷을 지속적으로 입은 후에 처음 드레싱을 바꿔주기 위해 3일 후에 제거한다. 1주가 지나고 환자는 하루에 8에서 12시간 동안 주로 밤에 옷을 입도록 교육받는다. 수술 후에 1주 동안은 활동적인 유동이나 신체적인 움직임은 피해야 한다. 환자는 수술 후의 통증을 조절하기 위해서 vicodin 또는 Darvocet을 처방 받는다. 봉합은 수술 후 7일 정도 후에 제거된다. 회복 시간은 일반적으로 7일에서 10일 정도 된다.

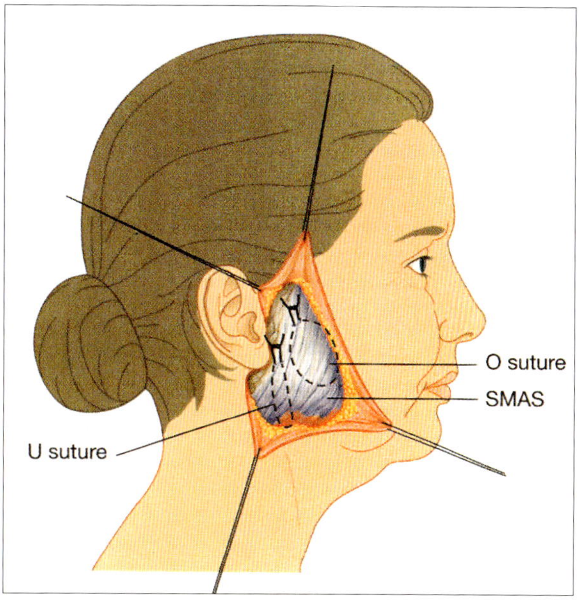

그림 11.12 S자 거상술: O & U 주머니 끈 모양의 Mersilene 봉합들이 안면 아래 부위의 표층근건막체계의 이완을 위한 주름 형성을 위해 사용된다.

부작용

거상술 수기에 의한 잠재적인 부작용은 감염, 혈종, 피부 피판 괴사, 신경 손상 그리고 반흔 등이 있다. 현재 저자들의 시술이 활경근 또는 표층근건막체계 절제를 시행하지 않음에 따라 안면 신경 마비의 위험이 최소화되었다. 우리는 턱의 지방 흡인 동안 변연 하악 신경의 외상으로 인한 이차적인 손상으로 일시적인 장애를 보였던 것을 두 증례에서 경험하였다. 두 증례 모두 3개월 안에 자연스럽게 해결되었다. 이것은 나이 든 사람들에게서는 턱선의 변연 하악 신경이 아마도 실제로는 중앙선을 향해 고리를 만드는 동안에 턱 선 밑으로 적어도 2 cm는 내려갔다는 것을 시사한다.

우리는 한 증례에서 혈종을 경험하였고, 제거하였다. 우리는 피부 괴사, 모근 손상 또는 귓불 변형 등의 증례는 경험하지 않았다. 일부 환자들은 일시적인 뒤쪽 고랑과 귀 아래 반흔을 경험하기도 하였다.

모든 경우는 1주일에 한번씩 상처에 5-fluorouracil(50 mg/cc)를 사용하여 해결되었다. 비대한 반흔이 생긴 경우는 구체적인 수술적 요소보다는 오히려 절개의 해부학적 위치에 관련된 것으로 생각된다.

이점과 결점

이러한 수기에는 여러 가지 장점들이 있고 보다 전통적인 수기들과 비교하여도 일부 결점이 있다. 장점들은 다음과 같다:

- 귓불 앞쪽으로의 자연스러운 주름을 제외한 귀 앞쪽의 반흔의 제거
- 이주 변형이 없음
- 앞이나 뒤의 모발선의 침범이 없음
- 전통적인 안면거상술과 비교하여 7~10일 정도의 빠른 회복
- 안면 신경 손상의 빈도가 적음
- S자 거상술과 같은 다른 안면거상술 시술과 같이 사용되어지는 다양한 술기임

비록 J 거상술과 S자 거상술의 결합이 아래 얼굴 늘어짐을 증가시킬 수 있을지라도, 이러한 시술은 얼굴 중앙 늘어짐에 대해서는 이상적이지는 못하다.

또한, 이러한 환자들이 종종 지나친 지방 조직이 활경근 아래 부위에 있을 때와 많은 목과 턱 지방을 가진 환자들은 이상적인 시술 대상자가 아니다(그림 11.13-11.16. 우리의 수술 전과 후의 결과들).

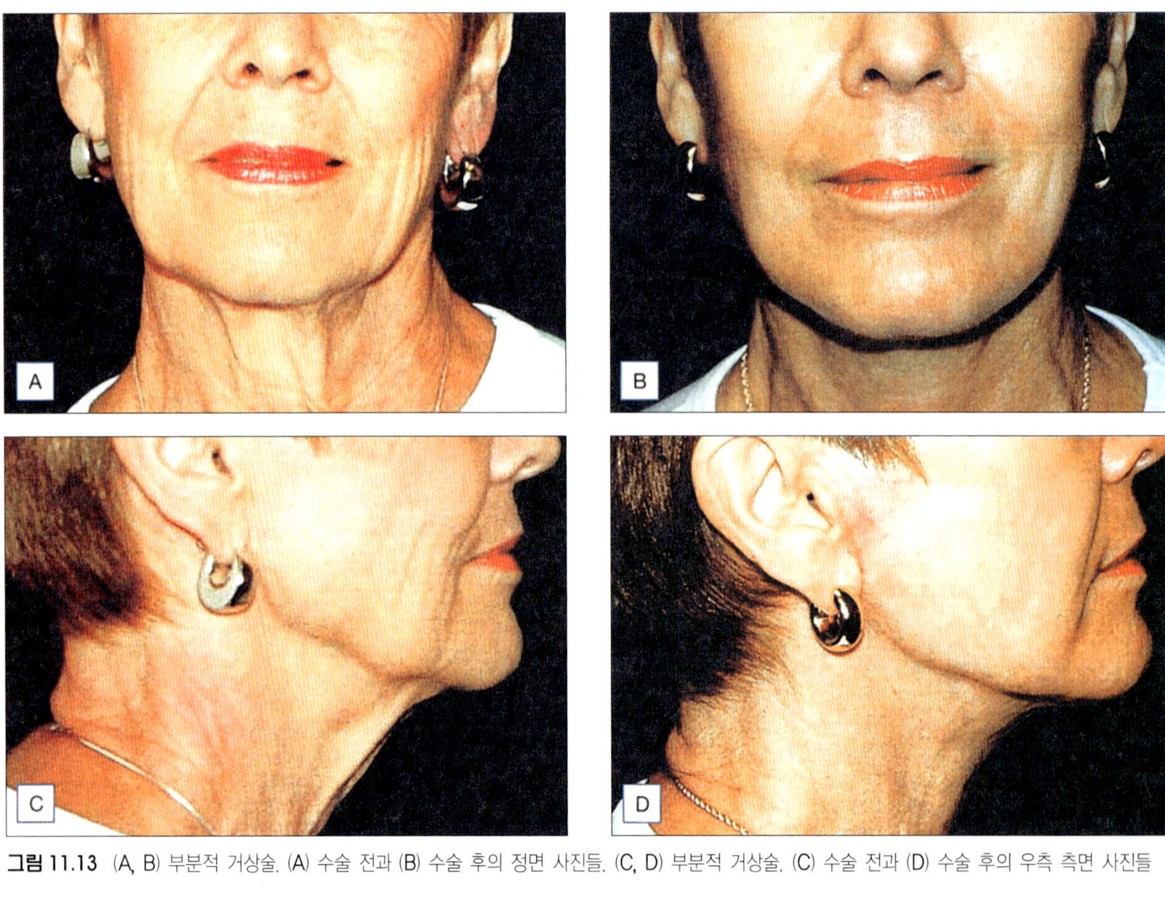

그림 11.13 (A, B) 부분적 거상술. (A) 수술 전과 (B) 수술 후의 정면 사진들. (C, D) 부분적 거상술. (C) 수술 전과 (D) 수술 후의 우측 측면 사진들

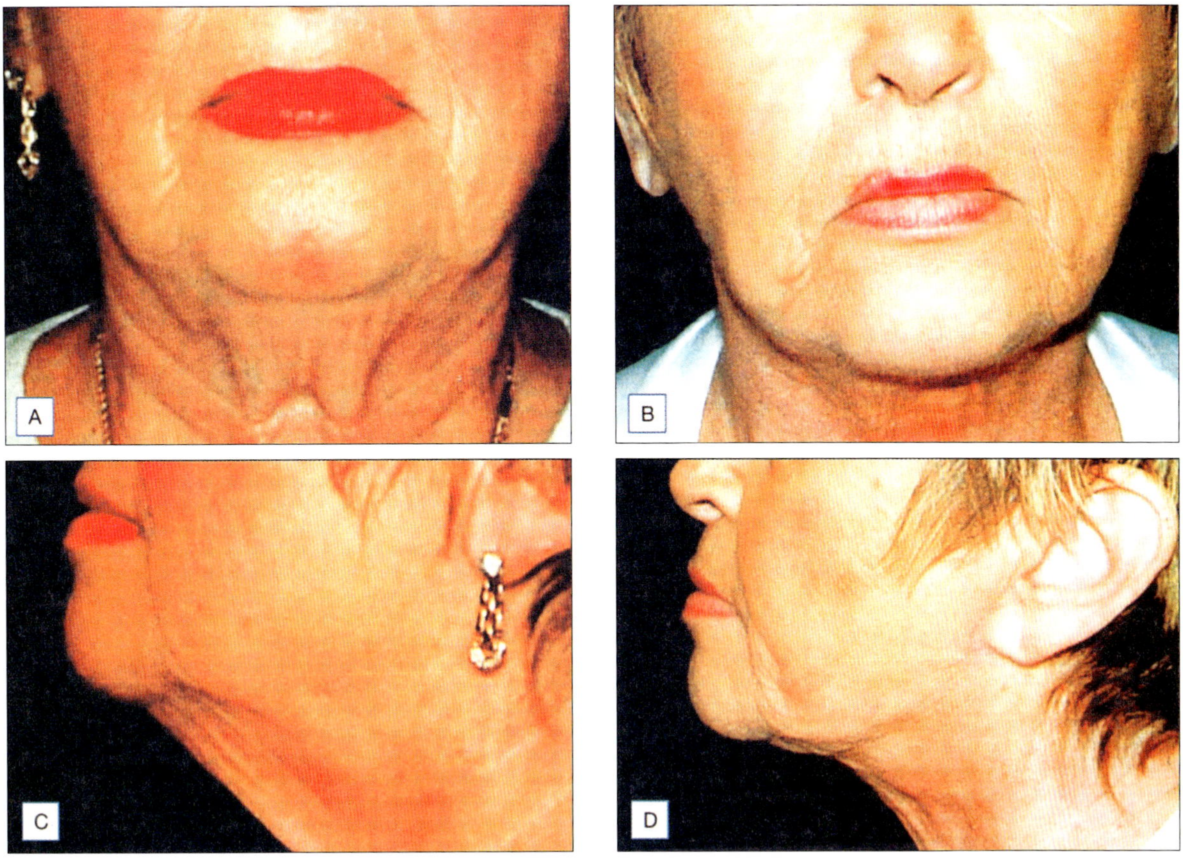

그림 11.14 (A, B) 부분적 거상술. (A) 수술 전과 (B) 수술 후의 정면 사진들. (C, D) 부분적 거상술. (C) 수술 전과 (D) 수술 후의 좌측 측면 사진들

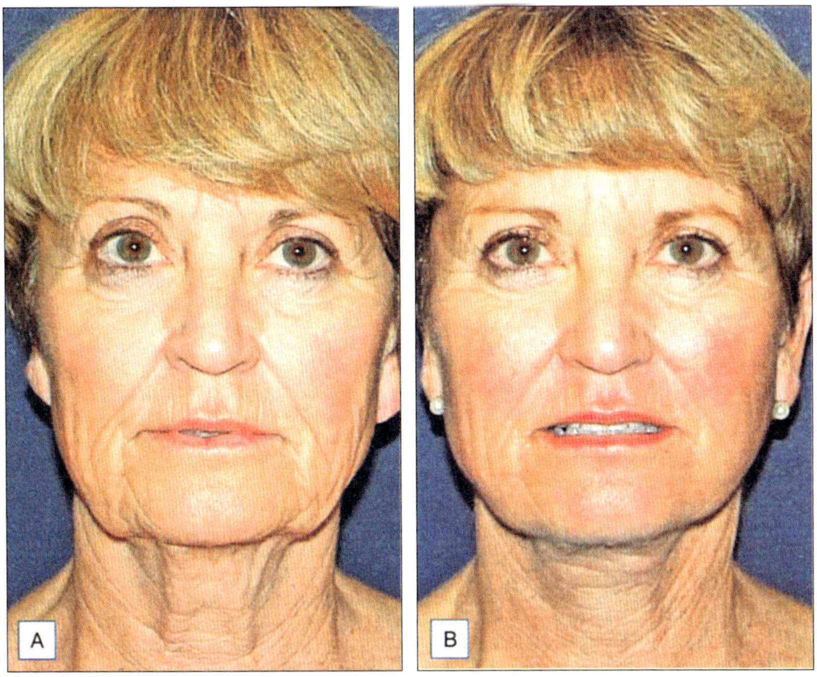

그림 11.15 (A, B) 부분적 거상술. (A) 수술 전과 (B) 수술 후의 정면 사진들. (C, D) 부분적 거상술.

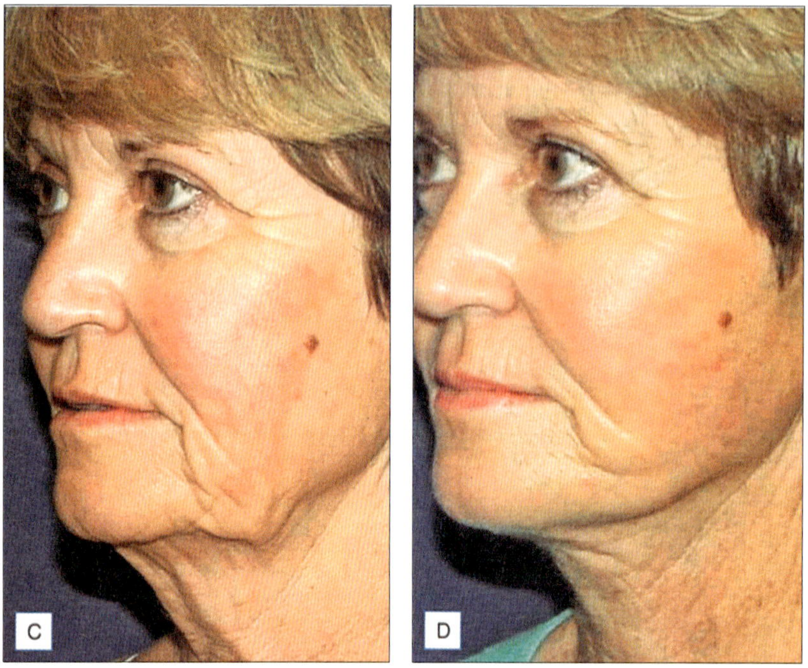

그림 11.15 (C) 수술 전과 (D) 수술 후의 좌측 측면 사진들

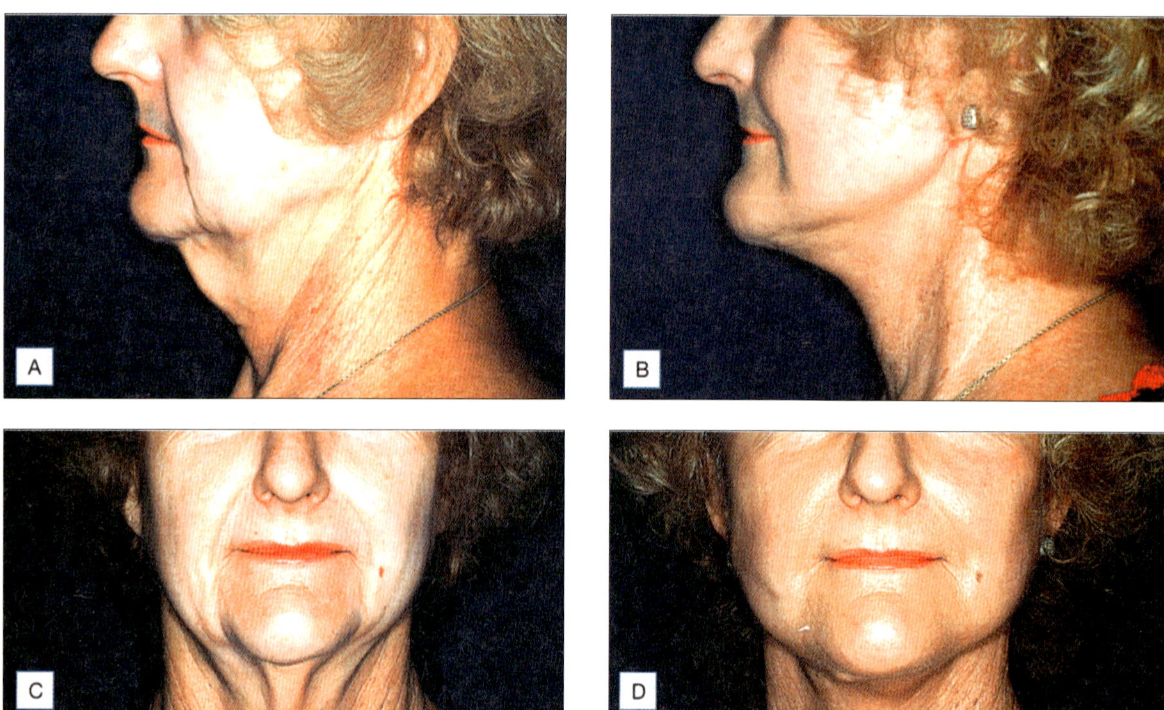

그림 11.16 이 환자는 처진 턱과 경부 조직 이완의 향상을 위해 J 거상술/S자 거상술 수기를 함께 사용하였다. (A), (B)-90도 각도의 측면 사진, (C), (D) 정면 사진

참고문헌

Baker D 2001 Minimal incision rhytidectomy (short scar face lift) with lateral SMASectomy. Aesthetic Surgery Journal 21:68-80

Duffy MJ, Friendland JA 1994 The superficial plane rhytidectomy revisited. Plastic and Reconstructive Surgery 93(7):1392-1405

Feldman JJ 1992 Corset platysmoplasty. Clinics in Plastic Surgery 19-2:369-382

Giampapa VC, Di Bernardao BE 1995 Neck recontouring with suture suspension and liposuction: An alternative for the early rhytidectomy candidiate. Aesthetic Plastic Surgery 19:217-223

Saylan Z 1999 The S lift for facial rejuvenation. International Journal of Cosmetic Surgery 7:18-24

12 안면거상술과 동반된 하악 이식물 삽입술

Combining Mandibular Implants with Face Lifts

Greg S. Morganroth

서론

다루어지고 있는 문제

진보된 안면 재건 수기들은 정상적인 연령에 따른 연부 조직과 아래에 위치한 골 지지 구조의 변화들을 교정하는 기술들을 포함한다. 외과적인 문헌에 소개되어 있는 많은 안면거상술들은 처진 안면부 연부 조직 지지 구조를 재지지하고 뺨, 턱 선, 목의 피부들을 튼튼히 하게 하는 역할들을 분배하고 있다.

많은 환자들에게서 이러한 수기들은 연령의 변화와 관련된 하악의 변화를 안면의 균형을 맞추고 부드럽고 보다 젊은 턱 선을 만들기 위해 부가적인 하악의 이식물 삽입을 필요로 한다(Box 12.1). 피부과 수술 의사들이 레이저, 국소 마취, 지방 흡인술을 이용한 최소한으로 침습적인 기술을 사용하는 안면거상술을 발전시켰음에도 불구하고 선천적인 결함과 연령에 따른 중앙부와 외측부의 하악의 변화를 하악 이식물 삽입술로 교정하는 것은 폭넓게 선택되지 않았다.

가장 자연스러운 안면 재건의 결과를 얻기 위해서 미용 수술 의사들은 비판적으로 분석하고 들어가 있는 턱과 불규칙한 하악을 교정하기 위한 시도가 필요하다.

동반된 다양한 수기들로부터 얻어지는 부가적인 효과를 이해하기 위해서 안면부와 연령에 따른 하악의 변화 그리고 강한 턱과 예리한 턱 선의 미용적인 중요성의 이상적인 균형이 성공적인 평가와 결과를 위해 선행되어야 한다. 동종의 이식물은 1950년대 후반 이후로 사용되어 왔음에도 불구하고 이식물의 도안은 하악에서 발생하는 연령에 따른 변화들이 밝혀짐에 따라 발전되어 왔다. 가장 중요한 진보들 중의 하나는 턱과 중앙 외측의 하악과 그것을 덮는 연부 조직들의 흡수로부터 발생되는 앞 하악 고랑을 확대시키기 위한 확장된 턱의 이식물 삽입이 소개된 것이다(그림 12.1).

함몰된 턱과 불규칙한 하악의 교정은 단지 턱을 확대시키는 중앙부의 턱 이식물 삽입보다 상위의 보다 자연스러운 재생의 효과를 얻을 수 있다. 보다 많은 환자들이 피부과 수술 의사들에 의해 시행되는 최소한으로 침습적이고 국소 마취에 의한 안면거상술을 선호하기 때문에 하악의 이식물 삽입과 피부 박피술, 필러를 이용하여 신피 및 피하를 채우는 것을 포함한 보조적인 수기들은 전형적인 안면거상술과 비교하여 젊어지기

안면거상술 결과의 향상을 보이는 하악수기들

- 뼈막하 하악 이식물 삽입
- 뼈막하 턱악 이식물 삽입

Box 12.1 안면거상술 결과의 향상을 보이는 하악수기들

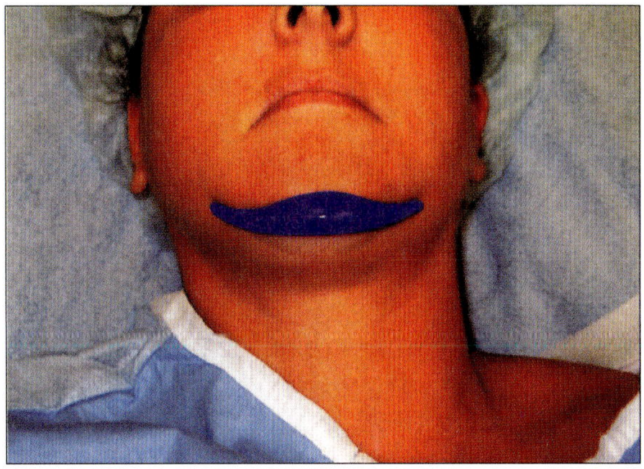

그림 12.1 확장 턱 이식물 삽입술은 턱과 측면 중앙 하악을 교정한다.

위한 부가적인 효과를 얻기 위해서 중요하게 되었다.

숙련된 이식물 삽입술 수술 의사들은 안면거상술의 75%까지 하악 앞의 고랑을 확대시키는 의 환자들의 대상이고, 40%는 턱 확대로부터 이점을 얻을 수 있는 함몰된 턱을 가지고 있다고 믿는다. 안면거상술을 시행 받고 12개월 이상 경과한 환자들에 대한 후향적인 연구에서, 저자들에게 지방 흡인술 (n=55)과 안면거상술(n=66)을 시행 받은 121명의 환자들 중 24명(20%)이 동시에 하악골 이식물 삽입술을 시행 받았다.

이러한 하악골 이식물 삽입은 최소의 수술 시간, 최소의 위험을 지닌 보다 극적인 재생 효과를 얻기 위해서 거상술 수기와 함께 이용된다. 이 장에서는 턱의 돌출을 향상시키고 어떤 안면거상술과 함께 사용하더라도 안전한 앞쪽 하악 고랑을 교정하기 위한 하악골 이식물 삽입에 대해 소개하고자 한다. 이 장은 중요한 교합 장애, 두개 안면 기형 혹은 소악증을 가진 환자들에게 이식물 삽입을 이용한 처치는 소개하지 않는다.

환자 선택

하악의 이식물에 대한 적응증들은 연령의 변화에 의한 하악의 흡수, 하악의 섬유 결합 연골의 미발달이나(소악증), 하악의 다른 성분들의 발달 이상(소하악증) 그리고 정상이거나 정상에 가까운 치아 교합 장애가 있는 돌출된 앞 하악 고랑을 가진 환자들이다. 때때로 정상적으로 보이는 턱을 가진 환자들은 그들의 앞으로의 돌출을 보다 강화하기 위해서 이식물 삽입이 필요하다.

기대되는 이점들

균형이 있고 조화가 있는 턱은 젊음과 힘을 보여주는 긍정적인 신체적 특징이다. 대조적으로 약한 턱은 약하고 주관이 없는 것처럼 보이게 되는 부정적인 특징을 지닌다. 약한 턱은 그것이 정상적인 안면의 조화를 왜곡하고 정상적인 크기의 코를 크게 보이게 하며 앞 경부를 둔한 목턱끝각으로 늘어져 보이게 하기 때문에 보다 덜 매력적이다. 턱을 보다 젊게 보이게 하는 목적

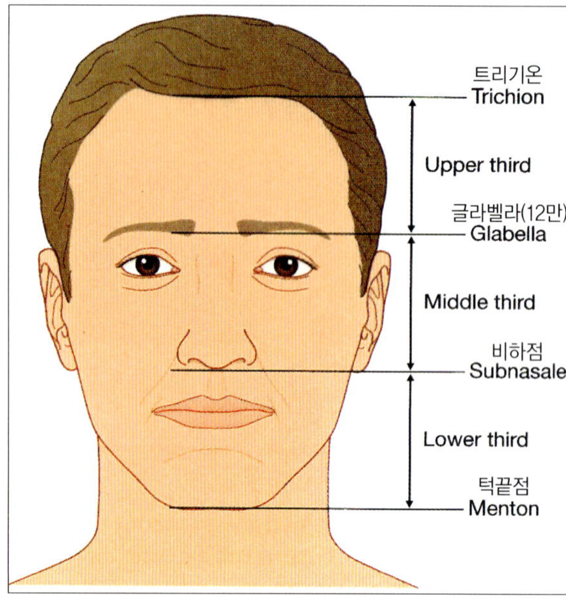

그림 12.2 얼굴은 이상적인 얼굴의 균형을 위해 동일하게 3등분으로 나뉜다.

턱 확대술의 이점들

- 안면 비율의 향상
  - 코와 턱사이의 균형
  - 안면 아래 1/3과 위 1/3의 균형
- 턱 나옴(projection)의 향상
- 목 턱 각의 향상
- 부드럽고 젊어보이는 턱선을 위한 턱 앞 주름의 채움
- 턱 아래 경부 피부의 긴장도를 주는 새로운 전방 벡터 생성

Box 12.2 턱 확대술의 이점들

은 안면부의 하부 1/3(입과 턱), 중간 1/3(눈꺼풀, 뺨, 코), 상부 1/3(이마와 눈썹) 사이에 자연스럽고 균형이 있는 관계를 만드는 것이다(그림 12.2).

안면거상술에 있어 골막하, SILASTIC(SILASTIC은 Registered Trademark of Dow Corning Corporation, USA) 하악 이식물의 부가적인 사용은 턱 선과 목과 얼굴을 젊어 보이게 하는데 부가적인 효과가 있다(Box 12.2, 그림 12.27~12.29).

수기는 단지 국소 마취 하에 안전하게 시행될 수 있으며 활경근 주름 형성에서 사용되는 것과 같은 턱 아래 절개를 통해 쉽게 위치된다.

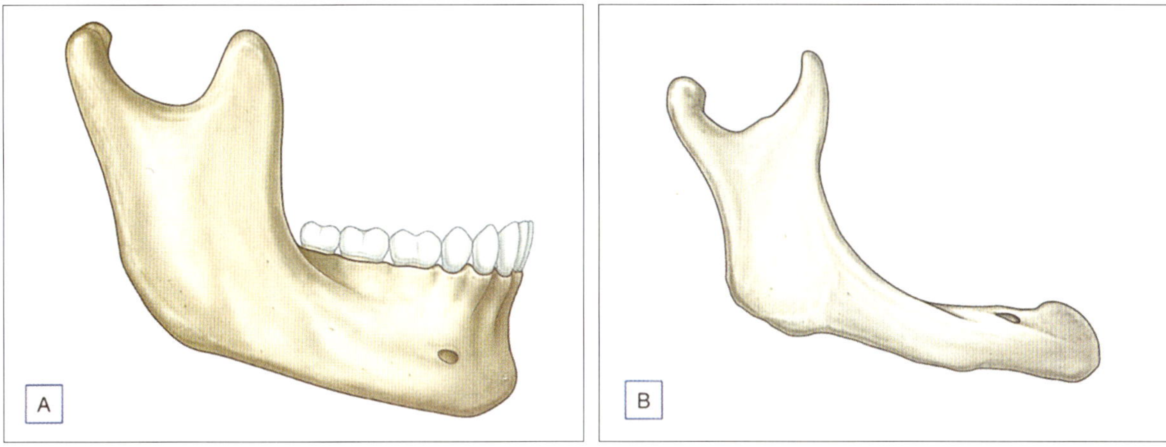

그림 12.3 (A) 성인의 하악은 나이에 따라 흡수를 보이는 반면, 하악 공으로부터 하악의 아래 경계 사이의 거리는 상대적으로 유지된다. (B) 노인의 하악

치료 전략의 개관

주된 결정 요소

하악의 해부

많은 환자들에게서 선천적인 요소와 유전이 살아가는 동안 약한 턱을 보이게 하는 원인이 된다. 대부분의 경우에 약한 턱의 존재는 환자들이 그것의 교정이 안면의 재생을 상담하는 시점에 논의될 때까지 인지하지 못한다.

정상적인 연령 변화 과정 동안 하악은 느리고 점진적으로 흡수되고 높이와 앞 돌출이 감소하게 된다. 이러한 연령 변화 과정은 안면부의 하부 1/3과 상부 2/3 사이에 균형을 바꾸고 이는 이식물 삽입으로 쉽게 교정될 수 있다. 하악의 높이의 손실은 주로 치조 능선의 흡수로 인해 위에서 발생하며, 따라서 하악공은 상대적으로 하악의 아래 경계로부터 최소 8 mm 정도의 고정된 위치에 존재한다(그림 12.3).

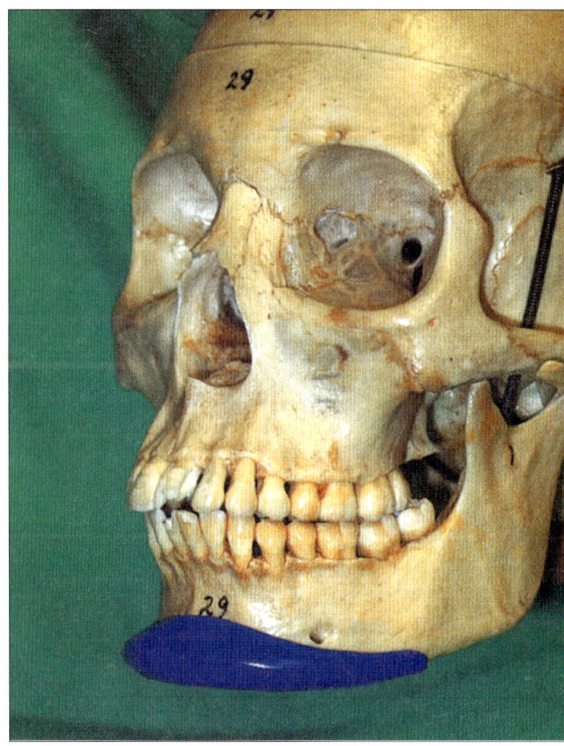

그림 12.4 이식물의 외측 날개들은 하악 공과 하악의 아래 경계 위에 만들어지는 골막하 주머니에 위치한다.

노인의 하악

하악의 아래 경계와 하악 공 사이의 이러한 8~10 mm 구역은 확장된 하악 이식물 삽입을 위한 골막하 주머니를 형성하기 위한 안전한 구역을 제공한다(그림 12.4). 이식물 주머니의 위쪽 경계에서 하악 신경은 대략 중앙부로부터 2.5~3.5 cm 위 방향에 있는 구멍에 위치한다. 이 신경은 골막하 주머니를 만드는 동안 신경을 보호하고 이식 후에 외측 날개들이 위쪽으로 이동하는 것을 예방하는 섬유성 막에 의해 둘러싸여 있

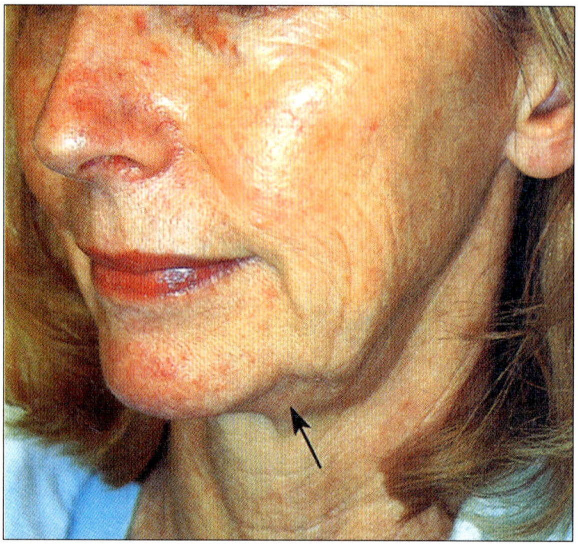

그림 12.5 턱 앞 고랑은 외측 중앙 하악의 골 흡수와 턱에 위치하는 연부 조직의 흡수로부터 유발된다.

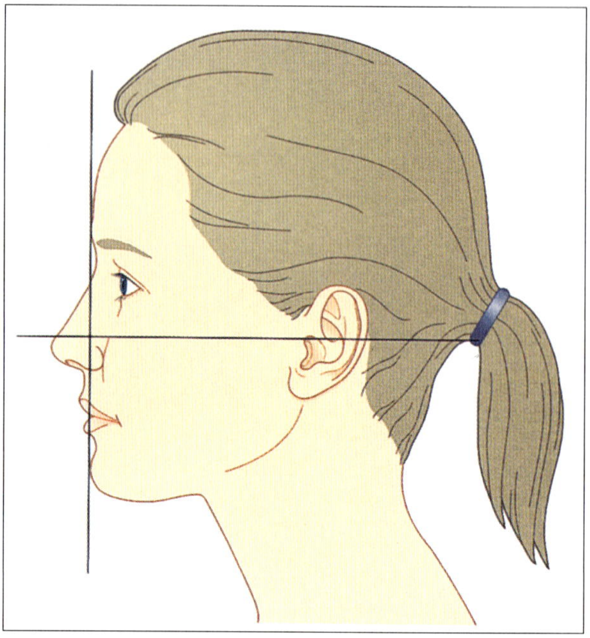

그림 12.6 턱 이식물 삽입은 아래 입술의 주색 경계로부터의 수직 선 뒤로 우묵하게 들어가서 돌출되어 있는 턱이 적응증이 된다.

다. 때때로 하악 신경이 보다 큰 이식물들을 삽입하는 동안 당겨질 수 있고 일시적으로 아래 입술의 감각 저하를 유발할 수 있다.

앞 하악 고랑은 중앙 외측 하악과 그것을 덮고 있는 연부 조직의 골성 위축에 의해 유발된다. 이러한 고랑는 하악의 불규칙한 경계를 만들고 뺨 턱의 앞에 위치된다. 마리오네트 선과 함께 앞 하악 고랑에 의해 만들어지는 함몰은 연령에 따른 턱 선의 불규칙함과 함께 처진 턱을 강조시킨다(그림 12.5).

환자 선택

보다 덜 발달된 턱(소악증)은 턱 확대를 위한 가장 흔한 적응증이고 정상적인 앞 턱 돌출을 위해 사용되는 몇 가지 원칙들에 의해 정의된다. 턱 확대를 위한 간단한 방법은 환자의 측면 상을 보는 것과 입을 다물고 있을 때의 아래 입술의 주색으로부터 수직으로 눈확귀 면까지 그려지는 선을 보는 것이다(비강의 상부 끝으로부터 이개의 관의 상부 경계까지 연장된 수평선)(그림 12.6). 남성에게서는 이러한 수직선보다 떨어지는 앞 턱 돌출을 보이는 경우, 여성의 경우 이러한 선보다 2 mm 이상 아래로 떨어지는 경우 정상이거나 정상에 가까운 치아 교합을 가졌다면 턱 확대의 적응이 된다.

만약 2 cm 이상의 함몰이 있는 경우 하악 교정 수술이 필요하다. 만약 함몰 정도가 심한 환자가 평가를 받고 하악 교정 수술을 거부한다면 턱 이식물 삽입술은 여전히 선택될 수 있다. 그러나 관습적인 이식물들이 전형적으로 적당한 교정을 위해서 필요하다. 이러한 수직선으로 턱의 앞쪽을 교정하거나 이 선의 앞쪽으로 턱을 확대하고자 하는 선택은 의사와 환자가 함께 결정해야 할 미용적인 결정이다.

앞 턱 고랑의 교정을 위한 환자의 접근은 보다 덜 구조적이고 의사의 선호도에 의존한다. 전형적으로 약한 턱을 가진 안면거상술 환자들은 앞 턱 고랑을 가지고 있고, 양쪽을 모두 교정하기 위한 확장 턱 이식물 삽입을 원한다. 정상적인 턱 돌출과 불규칙한 하악에 의해 돌출된 앞 턱 고랑을 가진 환자들은 중간 외측 하악의 선택적인 확대를 위해 턱 이식물 삽입술이 필요하다.

이식물의 선택

저자들은 중앙의 턱 이식물 위로 확장된 턱 이식물을 함께 사용하여 얻은 미용적인 결과를 선호한다. 중

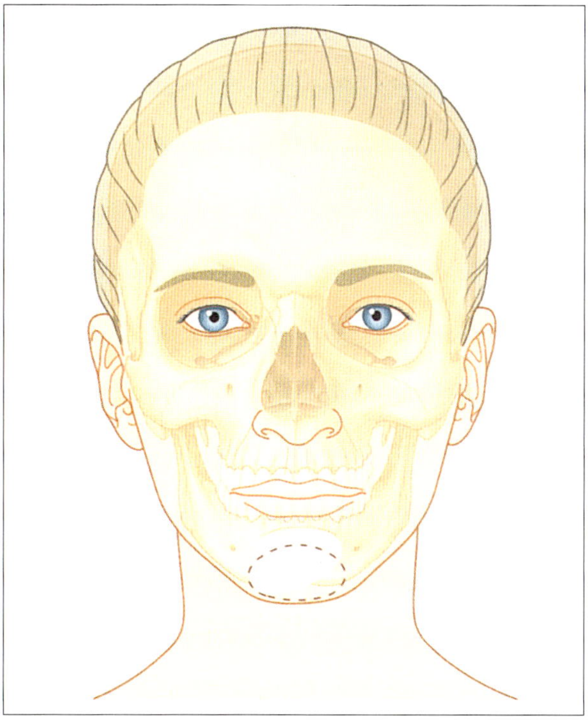

그림 12.7 중앙 턱 이식물은 확장 이식물 보다 쉽게 전위될 수 있다.

Implant	Featires
확장 해부학적 턱 (extended anatomical)	자연스럽고 중간 외측하악으로 첨형 확대
Mittleman 턱 앞 턱 (Mittleman pre-jowlchin)	두드러지게 턱 돌출, 턱 주름의 다양한 확대
Mittleman 턱 앞 (Mittleman pre-jowlchin)	턱 확대없이 다양하게 턱 앞 주름 교정
Terino-square 턱(chin)	남성스러운 턱을 위한 각진 측면
Flower 턱 이식물 (Flower mandibular implant)	수직, 전방 혹은 후방으로 기울기 가진 턱 확대

Box 12.3 SILASTIC 확장 턱 이식물의 흔한 유형들

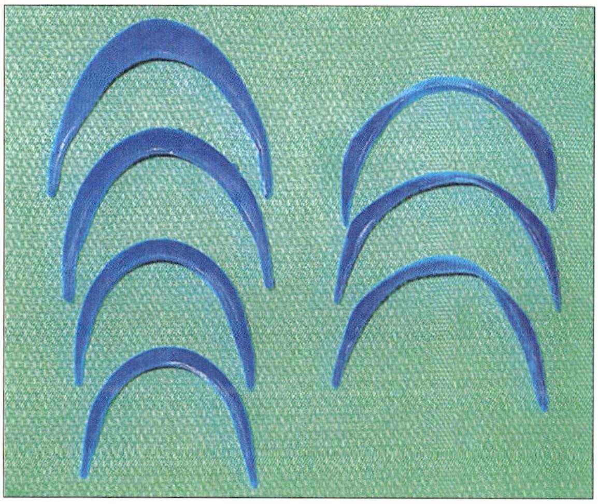

그림 12.8 턱 이식물 (좌측)의 치수 측정기 세트와 턱 확대가 없는 턱 이식물

앙부 턱 이식물은 박리가 덜 필요하고 더 간단하게 이식물을 위치시킬 수 있지만 그것들은 보다 쉽게 수평으로 혹은 수직으로 이동할 수 있으며 중앙 외측 하악의 재흡수를 가리지 못할 것이다(그림 12.7).

환자들의 나이와 앞 턱 고랑의 발달에 따라 중앙 이식물은 그것의 선택된 중앙부 턱 확대 때문에 하악의 불규칙함이 강조될 것이다. 불가피하게 이러한 환자들은 앞 턱 고랑을 교정하기 위해서 확장된 이식물과 함께 중앙부 이식물의 삽입이 필요하다. 대조적으로 턱 이식물들은 하나의 수기로 턱의 고랑을 동시에 증강함으로써 보다 지속적이고 부드러운 턱 선을 제공한다.

SILASTIC이나 고형의 실리콘 탄성체 고무는 그것이 유연하고 주변 조직에 충돌이 없는 비 반응성이며 감염에 대한 저항성이 있고 다루기 쉽다는 이점들이 있기 때문에 이상적인 하악 이식물로 생각된다. 이식 후에 골막은 수축되고 모양 변화 없이 이식물 주위로 반흔의 섬유성 피막이 형성된다. 이러한 이식물들은 또한 전형적인 모양을 만들거나 이식물의 효과를 손상 없이 하악의 비대칭을 교정하기 위해 작은 칼이나 가위로 조각될 수 있다.

다른 모양과 다양한 다른 크기를 가진 많은 이식물들이 통상적으로 이용될 수 있다(Box 12.3). 이러한 각각의 이식물들은 효과적인 확대가 가능하고 이식물의 선택은 환자가 원하는 교정에 대해 논의 후 술자의 선호도에 의존한다. 숙련된 수술 의사들은 전형적으로 특성한 측성 없이 그들의 비용적인 감각에 의존하여 이식물의 종류와 크기를 선택한다.

어떠한 주어진 이식물에 의해 제공되는 턱의 돌출의 증가는 실제적인 이식물의 장경보다 덜 할 수 있다. 턱

의 돌출을 이루는 이식물의 앞 두께의 비는 이식 후 연부 조직의 압착과 골 흡수 때문에 1:0.7 정도이다.

크기를 교정하기 위해서 각각의 이식물의 종류는 실제적인 이식물의 위치보다 수술 중에 3~4개의 다른 크기들을 비교하여 더 큰 것을 선택해야 한다(그림 12.8).

환자의 면담

대부분의 환자들은 그들의 약한 턱과 그것에 의한 안면의 불균형을 깨닫지 못한다. 안검 성형술, 안면거상술 혹은 경부 지방 흡인술을 위해 의뢰되는 두꺼운 위 눈꺼풀, 과도한 안면부 피부 혹은 두꺼운 경부를 가진 환자들과 달리 하악의 확대는 대부분 젊어지기 위해 상담하는 경우 의사들에 의해 보조적인 수기로 제안되는 것이다. 현재 저자들은 안면을 젊어지게 하기 위해 하악의 이식물 삽입을 시행 받은 환자들의 단지 5% 만이 그들이 상담 전에 이식물의 선택에 대해 알고 있었다는 것을 발견하였다. 환자들의 인식의 결여는 대부분 하악의 점차적인 흡수와 정면 상에서 턱의 돌출을 인식하기 어렵다는 점과 관련된다.

환자들이 턱의 이식물 사용을 원하지만 그들의 함몰된 턱에 대해 인식하지 못한 채로 안면을 젊게 하기 위해 상담하는 경우 환자들은 모든 종류의 수기 선택에 대해 교육받아야 한다. 턱의 이식물은 안면거상술의 결과로 목턱끝각의 향상, 안면 비율의 재조화, 턱 선의 부드러움을 증진시키기 위한 선택적이고 보조적인 수기로 소개된다. 보다 젊어지는 결과를 위한 이식물의 사용과 안면거상술의 상승적인 효과는 이식물의 여부와 관계없이 수많은 수술 전후의 사진을 통해 확인된다.

젊고 부드러운 턱 선을 만들기 위한 턱 이식물의 해부학적이고 기능적인 역할에 대한 철저한 논의는 또한 환자에게 하악의 확대에 대해 인식시키는 데 도움이 된다. 대부분의 환자들은 장기간의 이점들이 최소한의 위험보다 더 비중이 있고 수술 전후의 사진들이 안면의 재조화에 극적인 예들을 제공하기 때문에 턱의 이식물의 이용을 받아들이게 된다.

이러한 상담을 위한 방문과 환자의 교육의 중요성은 수술 전에 하악 이식물의 선택에 대해 인식하지 못한 환자들의 100%가 그것이 수기 후 6개월이 경과했을 때 얻을 수 있는 최종적인 안면의 젊어지는 효과를 성취하는 데에 있어 매우 중요하거나 다소 중요한 요소라고 느낀다는 사실에 비해 평가 절하되어 있다.

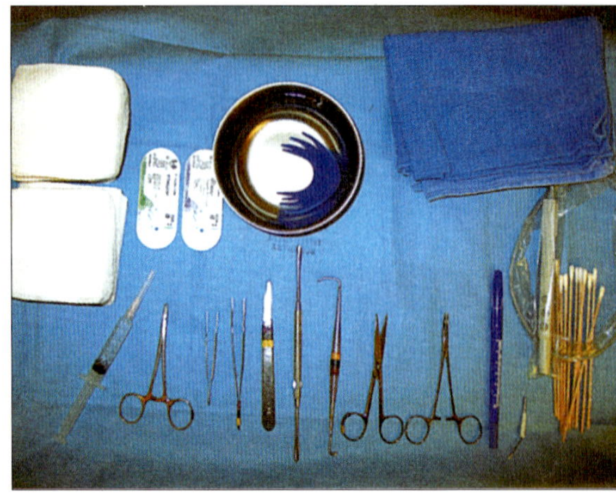

그림 12.9 하악 이식물 삽입을 위한 수술 트레이

하악 이식물 삽입을 위한 지시 사항

- 골막 거상기
- 불Mosquito 지혈감각
- 피부 견인기
- 4-0 vicry1과 5-0 nylon 봉합가능한 니들홀더
- 15번 스카펠
- 생리식염수에 혼합된 젠타마이신 80mg/2ml
- 선택된 이식물의 치수측정기 세트

Box 12.4 하악 이식물 삽입을 위한 지시 사항

치료 수기들

장비

골막 거상기를 포함한 표준 피부 절제 수술 트레이는 수기에 필요한 모든 기구들을 포함할 것이다(그림 12.9, Box 12.4). 손톱과 발톱 거상이나 골막 거상을 위해 피부과 의사들에 의해 이용되는 Freer 거상기와 같은 골막 거상기는 하악 공 아래에 8~10 mm 지점 이내에 주머니를 형성하기 위해서 6 mm 이상이 되어서는 안 된다. 상담의 시점에 선택된 이식물과 관련된 이식물 크기 측정기 세트는 이식물의 크기를 측정하고 골막

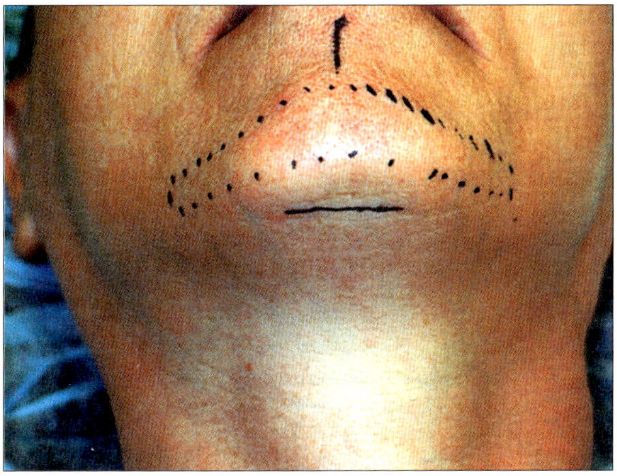

그림 12.10 중앙선, 이식물의 족문, 그리고 턱끝 아래 절개는 수술 전에 표시된다.

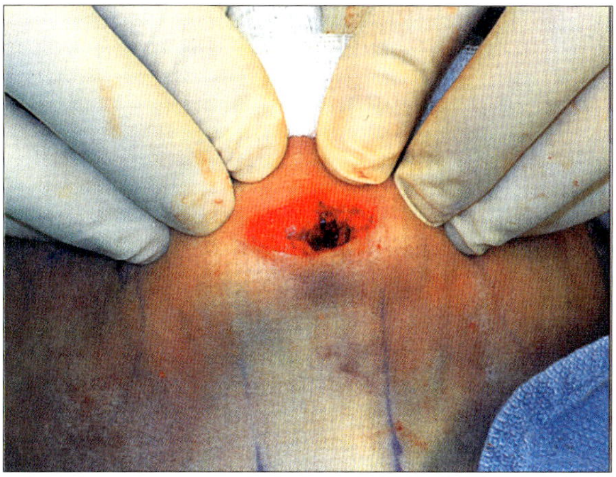

그림 12.11 턱끝 아래 성형술 절개는 턱 위에서 당겨진다.

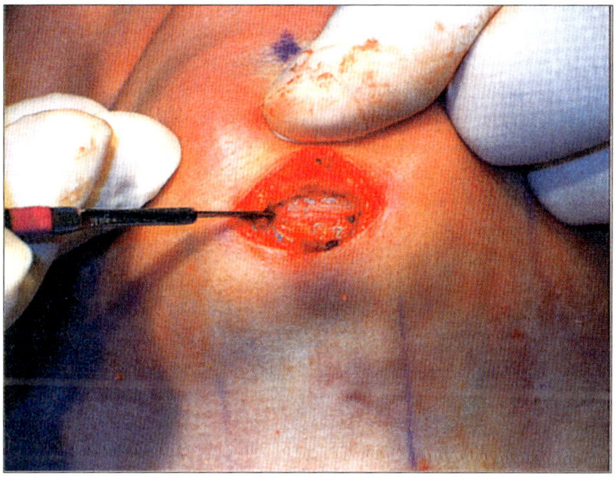

그림 12.12 절개는 골막 아래로 시행된다.

주머니를 형성하는 데 도움이 될 것이다. 80 mg/2 ml의 gentamicin sulfate 주사액은 턱 절개부의 세척과 삽입 전에 크기 측정기와 이식물을 젖게 하기 위해 작은 그릇에 있는 생리식염수 용액 200 ml를 첨가한다.

치료 알고리즘

수술 전의 상담 방문

환자는 수기의 수술 전, 수술 중, 수술 후 단계에 대해 상담한다. 수술과 사진 촬영 동의서에 서명하고 위험도와 이전에 대한 자세한 대화가 이루어져야 한다.

수술 전에 사진들이 촬영된다. 환자에게 통증, 악하 신경의 당겨짐으로 인한 일시적인 감각 이상, 악하 근육의 종창이나 변연 하악 신경의 당겨짐으로 인해 아래 입술의 움직임이 저하되고 말이 어눌해 지는 것과 같은 보다 흔하고 즉각적으로 나타나는 수술 후 문제에 대해 강조하면서 모든 위험에 대해 설명해야 한다.

환자들은 적어도 수술 2주 전에 아스피린, 비스테로이드 소염제, 비타민 E, 응고 작용을 저하하는 다른 물질들의 사용을 중지해야 한다. 환자는 또한 수술 전날부터 시작하여 1주일간 항생제를 투여 받아야 한다.

수술적인 수기

이 수기는 단지 국소 마취로 시행될 수 있지만 최소한으로 침습적인 안면거상술을 시행하는 데 보조적으로 환자들은 전형적으로 경구와 근육 주사로 안정제를 투여 받는다. 확장 하악 이식물들은 입 안 혹은 턱끝 아래 절개를 통해 위치될 수 있다. 안면거상술과 함께 이러한 이식물들은 동일한 턱끝 아래 절개를 통해 경부 지방 흡인술과 활경근 주름 형성 후에 삽입된다. 안면거상술은 이식물 삽입에 따라 즉시 시행된다.

수술 전의 표시는 환자가 앉아있는 자세에서 시행한다. 지워지지 않는 펜을 이용하여 하악의 하부 경계, 앞턱 고랑, 중앙부, 턱끝 아래 피부 주름에 표시한다. 크기 측정기는 국소 마취와 골막하 박리의 정도를 결정하기 위해 이식물의 바닥면의 길이를 측정하기 위해서 사용된다(그림 12.10).

국소 마취는 1:100000 에피네프린과 1% 리도카인

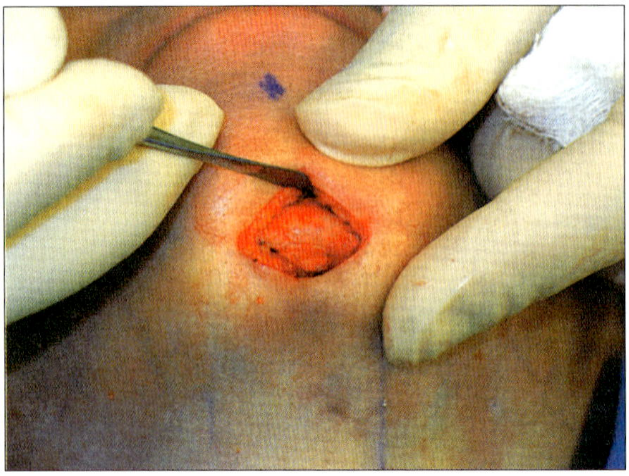

그림 12.13 중앙의 주머니는 대략 절개의 1.5cm 위에 만들어진다.

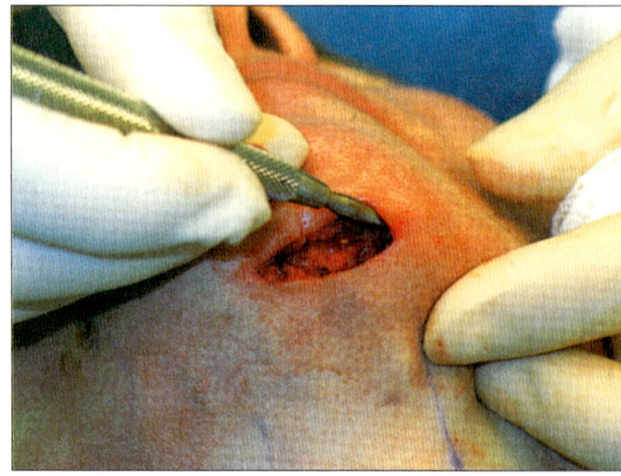

그림 12.14 골막하 주머니는 하악의 아래 경계를 따라 형성된다.

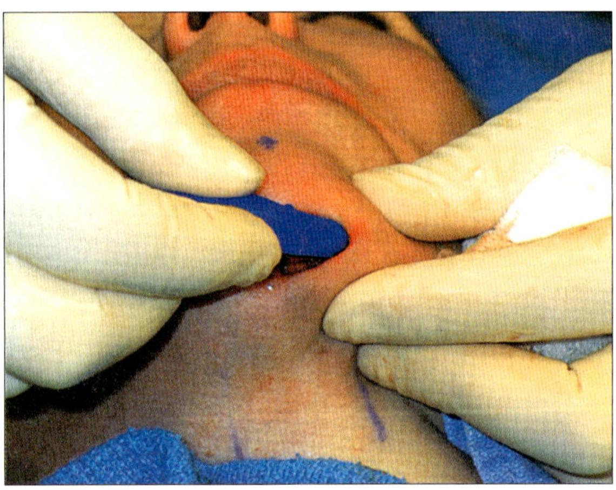

그림 12.15 이식물의 치수 계측기는 주머니를 확장하고 이식물 삽입을 위한 적합한 주머니를 만드는데 도움이 된다.

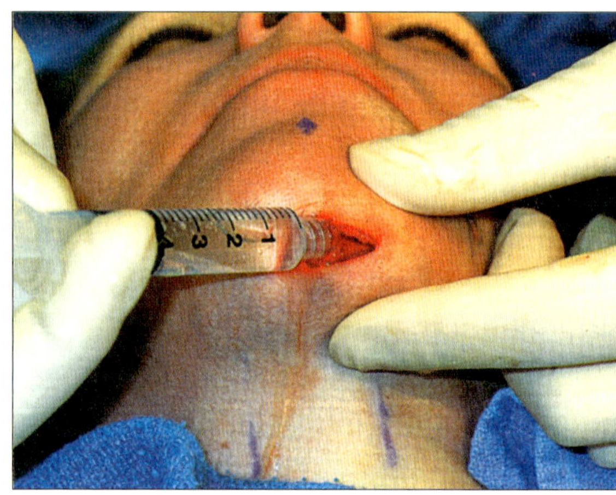

그림 12.16 감염을 최소화하기 위해 얕은 부위는 gentamicin 용액으로 세척한다.

으로 골막 수준에서 이식물의 바닥 면을 따라 직접 주입함으로써 입 안의 하악 신경을 차단한다. 지방 흡인술과 턱끝 아래 성형술에 이어 턱끝 아래 피부 주름의 앞에 시행한 1.5~2 cm 턱끝 아래 성형술의 절개는 중앙부에서 위로 당겨지고(그림 12.11) 절개는 근육과 골의 골막을 통해 아래로 시행된다(그림 12.12).

골막 거상기로 턱끝의 1.5 cm 위로 골막을 거상한 후에(그림 12.13) 골막하 박리는 양측 방향으로 하악의 아래 경계를 따라 뒤 외측으로 진행된다(그림 12.14).

외측 주머니를 확인하기 위해서 하악을 손으로 촉진하는 것은 하악의 아래 측 경계로 확장되지 않게 할 수 있고 하악 신경의 손상을 피하기 위해 하측 변연 위 8 mm보다 높게 진행하는 것을 막을 수 있다.

앞 하악 인대로부터 주머니를 형성하는 데 중요한 저항은 특히 남성에게서 턱을 중간 외측의 하악으로 이행할 때 발견된다.

일단 앞 하악 인대들이 융기되면 골막을 융기하는 데의 저항은 상당히 줄어들 것이다. 따라서 지속적으로 골막 거상의 끝으로 모래 같은 표면을 느끼면서 주의 깊게 천천히 정교하게 시행해야 한다. 골막하 박리는 각 방향에서 대략 5.5 cm 정도 외측으로 시행된다.

이식물을 재는 계측기 세트는 정확한 주머니의 장경을 확인하는 데 사용되고 이식물의 정확한 적응을 확인하는 데 도움이 된다(그림 12.15). 이식물 말단의 계측

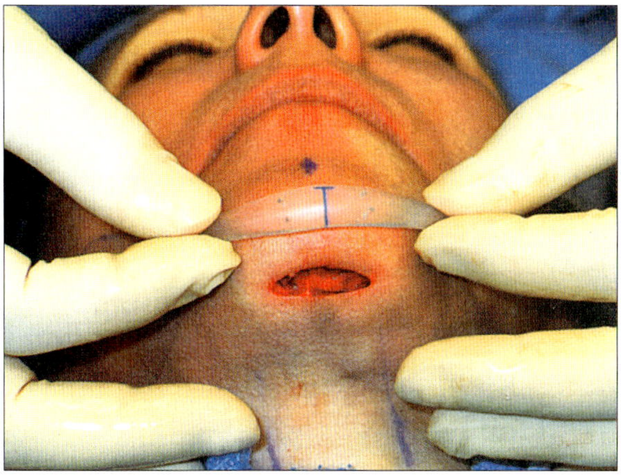

그림 12.17 이식물은 그것의 정중선에 파란색 선이 있다.

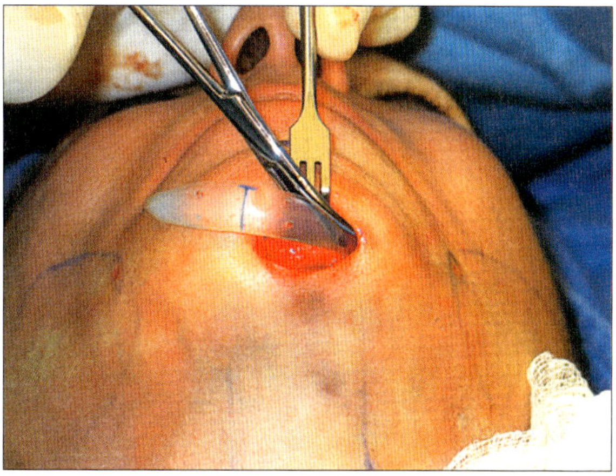

그림 12.18 이식물의 한쪽 끝은 한 번에 삽입된다.

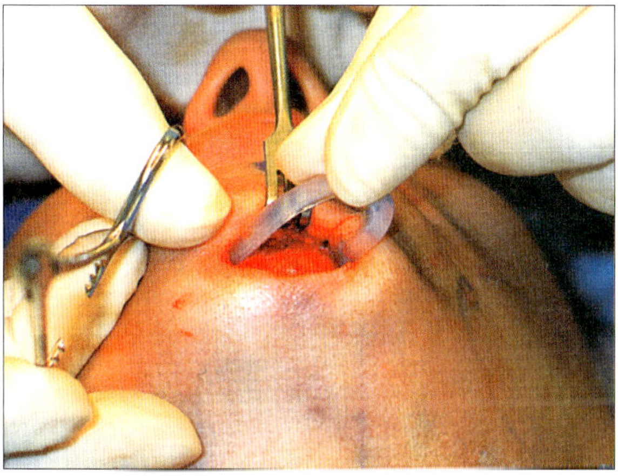

그림 12.19 일단 한쪽 끝이 삽입되면, 이식물은 반대 측 끝이 삽입되기 위해 접혀진다.

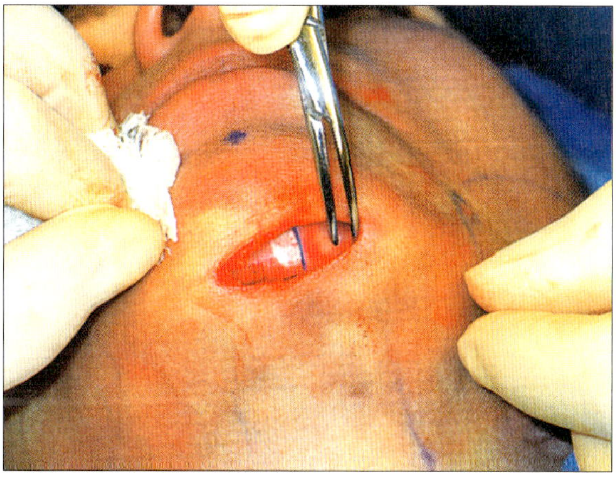

그림 12.20 지혈 겸자나 겸자로 수술 전에 표시된 환자의 중앙선이 있는 이식물에 파란색 표시를 정렬한다.

은 주머니의 원위부를 넘지 않도록 주의 깊게 이루어져야 한다. 말단 부위가 눌리게 되면 이식물 계측기는 제거되어야 하고 주머니는 골막 거상기로 외측으로 확장되어야 한다. 일단 주머니가 형성되면 다른 크기의 이식물 계측기가 원하는 확대의 정도를 결정하기 위해 삽입되어야 한다.

원하는 크기가 계측기 세트로 결정된 후에 적당한 이식물이 고르고 gentamicin 용액에 담아야 한다. 주머니들은 감염의 가능성을 최소화하기 위해 5 cc 주사기를 이용하여 gentamicin 용액으로 충분히 세척되어야 한다(그림 12.16). 이식물은 골막하 주머니로 지혈 겸자를 이용하여 한쪽 날개를 삽입하고 이식물의 말단을 하악의 아래 측 경계를 따라 골막하 주머니에 천천히 삽입한다(그림 12.18). 종종 이식물이 삽입 위치에서 이식물의 외측 날개가 위로 이탈하는 원인이 되는 남아있는 골막이나 인대의 띠에 의해 당겨질 수 있다.

이러한 경우에는 이식물은 제거되어야 하고 거상기로 남아있는 섬유성 띠를 유리시켜야 한다. 일단 이식물의 첫 번째 끝이 놓여지면 이식물은 반대쪽 골막하 주머니에 다른 끝을 삽입하기 위해서 접혀져야 한다(그림 12.19).

일단 눌림이 없이 하악으로 부드러운 외측 끝들이 삽입되면 이식물은 이식물의 정중선에 푸른색 선이 이전에 표시된 환자의 정중앙에 놓일 때 까지 지혈 겸자

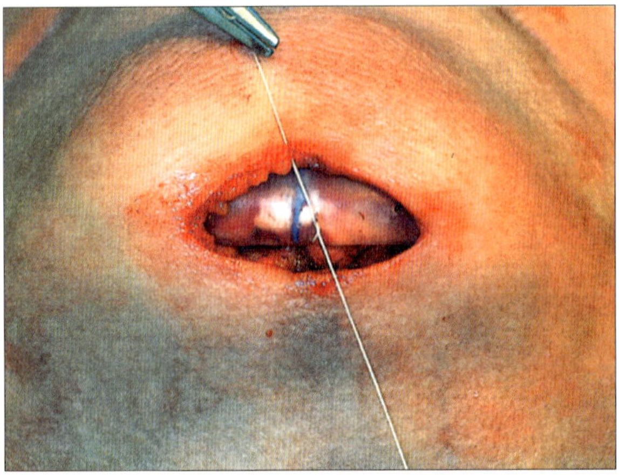

그림 12.21 하나 혹은 두 개의 4.0 Vicryl 봉합들은 턱의 골막 아래 띠에 이식물의 아래 가장자리를 고정하는데 사용한다.

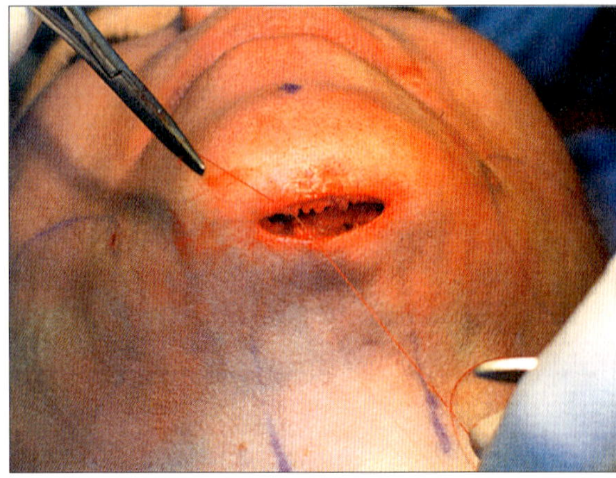

그림 12.22 근육과 피부 층들은 분리하여 각각 닫는다.

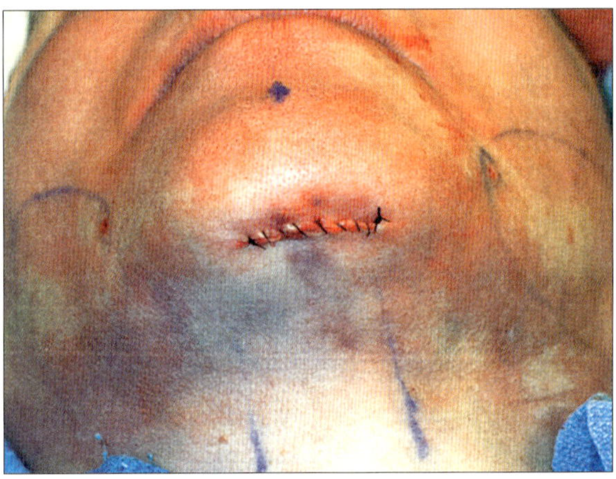

그림 12.23 봉합들은 수술 7일 후에 제거된다.

나 겸자로 수평으로 움직여야 한다(그림 12.20).

2개의 4.0 Vicryl 봉합들로 즉시 수술 후에 이식물이 외측이나 두부 쪽으로 움직이는 것을 막기 위해서 턱의 골막의 아래 경계에 이식물의 중간 부분을 고정해야 한다(그림 12.21).

가능하다면 턱 위에 만들어진 골막 피판은 위에 있는 근육으로부터 자유롭게 박리되어야 하며, 아래 골막의 잔여 부위에 재접근되어야 한다(그림 12.22).

근육 층과 피부의 정교한 봉합이 4.0 Vicryl 단속 매몰 봉합과 5.0 연속, 단속 혹은 표피하 nylon 봉합으로 시행되어야 한다(그림 12.23).

수술 직후의 처치

턱끝 아래 절개는 polysporin과 눌어붙지 않는 붕대로 소독되어야 한다. 이식물은 2일 동안 이식물의 위,아래에 위치하여 남아있는 테이프로 보강되어야 한다. 테이프로 고정하는 것은 만약 입 주위의 화학적인 박피술이나 레이저 박피술을 받은 경우 피해야 한다.

경부나 안면의 젊어짐을 위한 표준 붕대 수기는 변형 없이 위치된다.

추적 관찰

환자는 상처를 확인하기 위해 정해진 날에 추적 관찰이 이루어져야 하며, 수술 후 1주에 봉합 제거를 시행 받아야 한다. 환자들 중 일부는 일시적인 종창을 경험하고 첫 수 주간 손으로 주무르는 것이 필요하다. 모든 환자들은 수술 후 2주간 추적 관찰되고 그 후 골막하 하악 이식물과 관련된 모든 종창이 해결될 때까지 2~3개월 이상 매 3~4주마다 추적 관찰 되어야 한다.

이상 부위 교정

합병증들은 주의 깊은 수술 전 상담과 주위의 멸균 상태, 골막 주머니 형성의 주의 깊은 실행, 이식물의 정확한 크기 측정에 의해 최소화될 수 있다(Box 12.5). 일단 숙련되면 수술 의사는 이러한 수기를 30분 이내에 실행할 수 있으며 합병증의 위험성을 최소화할 수 있다.

턱 확대 수기의 흔한 주의점

- 환자는 예상되는 술후 치유과정에 대해 알려하지 않는다
- 주머니가 너무 짧으면 이식물 끝이 접힌다
- 주머니가 너무 크면 이식물이 이동하거나 비대칭성이 있을 수 있다
- 주머니 형성이 대칭적이려면 하악의 아래면에 접하면 안된다
- 가운데 주머니가 너무 얇으면 턱 이식물이 아래로 이동한
- 부정확한 이식물 크기

Box 12.5 턱 확대 수기에 흔한 주의점

수술중 합병증

- 신경 손상(운동, 감각)
- 근육 손상
- 지나치게 큰 주머니 형성

술후 합병증

- 부종
- 감염(< 5%)
- 피부괴사
- 이식물 이탈
- 혈종 및 장액종
- 절개 흉터의 과증식
- 턱틈새나 보조개 변화

Box 12.6 부작용과 합병증

부작용, 합병증, 그리고 대체 접근법들

골막하 하악 이식물 삽입술로 인한 중요한 합병증들은 흔치 않으며 보통 일시적이다(Box 12.6). 환자의 기대치에 대한 주의 깊은 접근, 가능한 합병증들에 대한 자세한 설명, 수술 의사들의 합병증에 대한 개인적인 경험이 환자의 불만족을 최소화할 수 있다.

이식물의 정교한 삽입이 비대칭, 이탈, 돌출 등을 최소화할 수 있다. 모든 환자들은 골막하 박리 때문에 1~2개월 후 회복되는 두드러진 종장을 경험한다. 앞 턱 부위는 중앙부의 턱보다 더 오래 종창이 지속되고 특히 이식물 삽입이 안면거상술 없이 이루어진다면 턱 부위에서 가중화되어 나타날 수 있다.

모든 환자들에게 종창이나 아래 입술 내림근의 외상으로 몇 주간 말이 어눌해질 수 있을 가능성에 대해 경고해야 한다. 이러한 언어의 즉각적인 향상을 원하는 환자들에게 아래 입술의 중앙 부위에 집게 손가락의 위치는 단설음을 중요하게 감소시킨다.

하악의 하방 경계와 하악공 아래를 따라 골막하 주머니의 깊은 위치는 위에 존재하는 하악 신경과 변연 하악 신경의 깊은 박리를 위해 안전한 부분이다. 때때로 이러한 수기 동안 이러한 신경들이 당겨지고 결과적으로 단기간의 약화나 마비가 유발될 수 있다.

감각의 손실이나 언어의 어려움은 환자의 20~30%까지 보고가 되고 있다. 영구적인 결손은 하악 신경의 섬유성 피막과 박리 동안 변연 하악 신경의 얕은 위치 때문에 드물다. 동종 이식물에 대한 감염률은 환자의 5%까지 보고되어 있고 gentamicin 용액의 사용으로 감소된다. 감염은 수술 후 짧게 발생되거나 배출관 루나 짧은 봉합으로 몇 주 후에도 존재할 수 있다.

만약 이식물이 감염되면 전형적으로 경구 항생제에 대한 저항이 있어 제거가 필요하다. 이식물이 제거된 후에 감염은 매우 빠르게 조절되고 이식물 주위에 구축에 의한 반흔은 턱의 기초선의 약간의 확대를 유발한다. 동일하거나 다른 종류의 새로운 이식물이 3개월 후에 다시 삽입될 수 있다. 특히 삽입 후 1년 이내에 발생하는 이식물 아래의 골 흡수에 대해서도 또한 보고 되고 있다. 흡수는 너무 놓게 위치된 이식물에 의해 증가하고 이식물의 제기로 회복될 수도 있다.

턱의 돌출부의 두꺼운 피질골 위로 적당한 silastic, 확장된 이식물의 삽입은 흡수와 이식물의 이탈의 기회를 줄인다. 이식물과 관련된 골의 미란은 임상적으로 중요하지 않게 인식될 수 있고 이식물을 지지하는데 이점을 가질 수 있다. 일부 수술 의사들은 중앙부의 턱 위로 골막을 거상하고 골막하 주머니를 보다 외측으로 만드는 것은 중앙부에 손상이 없는 골막 아래로 골미란의 위험을 줄일 수 있다.

혈종과 피부 괴사는 드물고 주의 깊은 수술 기술과 정교한 지혈에 의해 최소화될 수 있다. 턱끝 아래 절개의 좋지 않은 창상 치유는 훌륭한 여러 층의 봉합 기술에 의해 최소화될 것이다. 턱의 오목해짐과 주름의 변

화들은 수술 후에 발생할 수 있고 수술 전 상담에서 환자에게 설명되어야 한다. 요약해 보면 안면거상술에 확장된 턱 이식물 삽입은 일시적인 종창을 유발하고 매우 낮은 심각한 부작용의 위험이 있는 반면에 보다 훨씬 비중이 있는 보다 극적이고 부가적인 젊음을 제공한다.

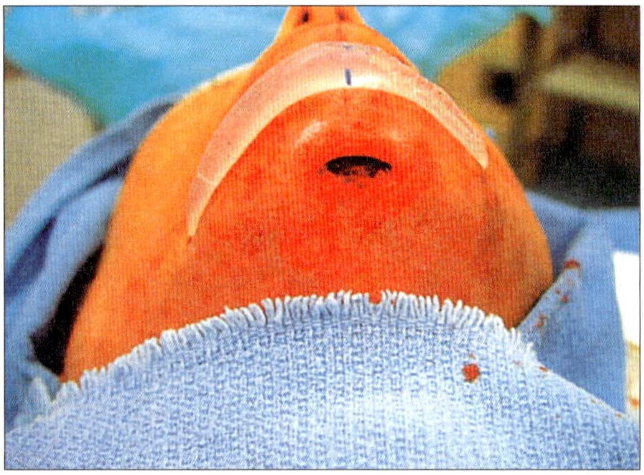

그림 12.24 확장 턱 이식물은 반얼굴 위축이 있는 이러한 환자에서 정상적인 좌측 하악의 확대를 최소화하기 위해 조각되었다.

진보된 화제: 숙련된 의사들의 치료의 비결

이식물의 설정

Silastic 이식물은 비대칭이거나 표준의 이식물의 크기에 적합하지 않은 해부학적 변이를 가진 환자들을 위해서 수술장에서 조각될 수 있다. 작은 칼이나 가위를 사용하여 이식 전에 이식물을 자르고 모양을 다듬는다(그림 12.24). 이전에 비대칭적인 턱이나 하악골을 가진 환자들은 정상 측에서 돌출을 감소시킴으로써 모양이 만들어진 이식물들을 삽입할 수 있다.

또한 부가적인 앞 턱 돌출을 위해 이식물의 중앙부 아래로 삽입될 수 있는 2 mm silastic 판들도 있다.

단지 경부 지방 흡인술과 함께 시행된 이식물 삽입

턱 이식물들은 안면부와 경부의 지방 흡인술과 안면거상술의 대체로서 활경근 주름 형성과 함께 시행될 수 있다. 좋은 피부 탄력성과 최소한의 안면부 하수를 가진 환자들에게서 확장 턱 이식물은 보다 극적이고 자연스러운 경부와 안면 하부의 젊음을 제공하기 위해서 안면부와 경부의 지방 흡인술과 활경근 주름 형성이 함께

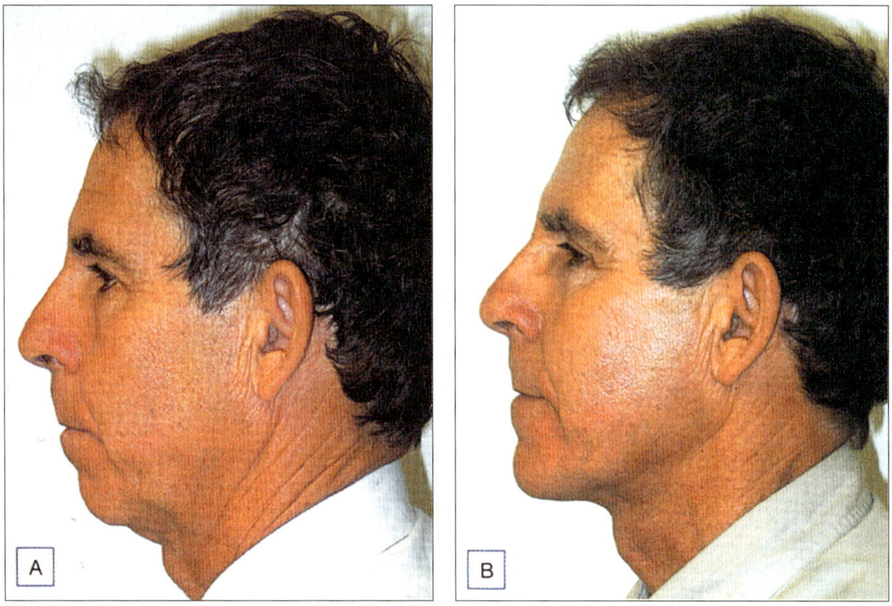

그림 12.25 경부 지방 흡인술과 턱 이식물 삽입을 시행한 수술 전(A)과 수술 후 (B) 모습

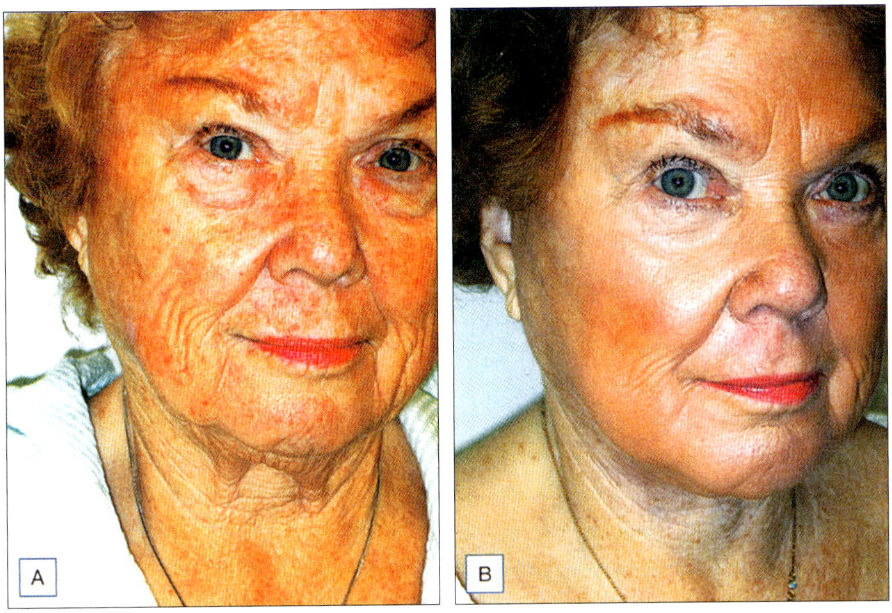

그림 12.26 확장 안면 지방 거상술, 턱 이식물 삽입, 경결막 안검 성형술, 눈 주위와 입 주위의 레이저 박피술, 그리고 안면의 남은 부위에 TCA 화학 박피술을 시행하기 전 (A)과 시행한 후 (B)의 모습

동반될 수 있다(그림 12.25).

확장된 턱 이식물들은 턱끝 아래의 피부를 앞으로 견인하는 것, 목턱끝각의 향상, 보다 부드러운 턱 선에 의해 보다 극적인 경부의 성형 결과를 얻을 수 있다. 지방 흡인술과 턱 이식물들을 위한 가장 좋은 환자들은 좋은 경부 피부 탄력성, 최소한의 주름, 경도에서 중등도의 활경근 띠를 가진 환자들을 포함한다.

일단 환자들이 탄력 섬유성이며 주름이 있고 처진 경부의 피부를 가지게 되면 안면거상술이 가장 좋은 결과를 얻기 위해 필수적이다.

피부 박피술 수기와 함께 시행한 턱 이식물 삽입

확장 턱 이식물들은 보다 젊은 턱과 중간 외측의 하악을 만들지만 색소 탈색, 주름과 입 주변부의 피부의 탄력 섬유성의 변화들을 호전시킬 수는 없다. 골막하 박리는 위쪽의 피부에 손상 없이 혈액 공급을 유지하기 때문에 화학적 박피와 이산화탄소 레이저를 이용한 박피술이 안전하게 이루어질 수 있다(그림 12.26).

피부가 박리되고 장력 아래 위치되는 안면거상술 피판들을 위해 보전적인 trichloroacetic acid(TCA)를 이용한 화학적인 박피가 안전하게 이루어진다. 대조적으로 레이저를 이용한 박피술은 안면거상술 피판이 치유될 때 반흔의 위험성을 높인다. 이산화탄소 레이저를 이용한 박피술과 TCA 박피는 단독으로 사용되거나 피부를 젊어지게 하기 위해 복합적으로 사용될 수 있다.

TCA 화학 박피는 미세한 주름을 가진 색소 탈색된 피부를 위해 사용되는 반면에 이산화탄소 레이저는 중등도에서 고도의 주름이 있을 때 사용된다. 피부 박피술의 지침은 박피술 단독이나 레이저 박피술 수기를 이용한 것들과 동일하다. 현재 저자들은 Hibiclens 비누와 아세톤으로 피부를 미리 준비하고 35% TCA를 이용한 박피를 시행한다. TCA는 적당한 백색의 혼탁이 이루어질 때까지 거즈나 면봉으로 도포된다.

피부는 송풍기나 얼음 주머니로 냉각된다. 박피에 따라 이산화탄소 레이저는 보다 태양광선에 의해 손상받은 부위에 주름들을 박피하는데 이용될 수 있다. 전형적인 환자는 경부 지방 흡인술, 턱끝 아래 성형술, 턱 이식물 삽입, 안면거상술, 안검 성형술 후에 입 주위와 눈 주위 부위들을 제외한 안면부에 35% TCA 박피술을 시행 받는 복합적인 시술을 받는다.

입 주위와 눈 주위의 이산화탄소 레이저 박피술이 최종 수기이다. 치료받지 않은 피부의 레이저 박피술은 레이저로부터 박피까지 부드러운 변화를 위해 화학적

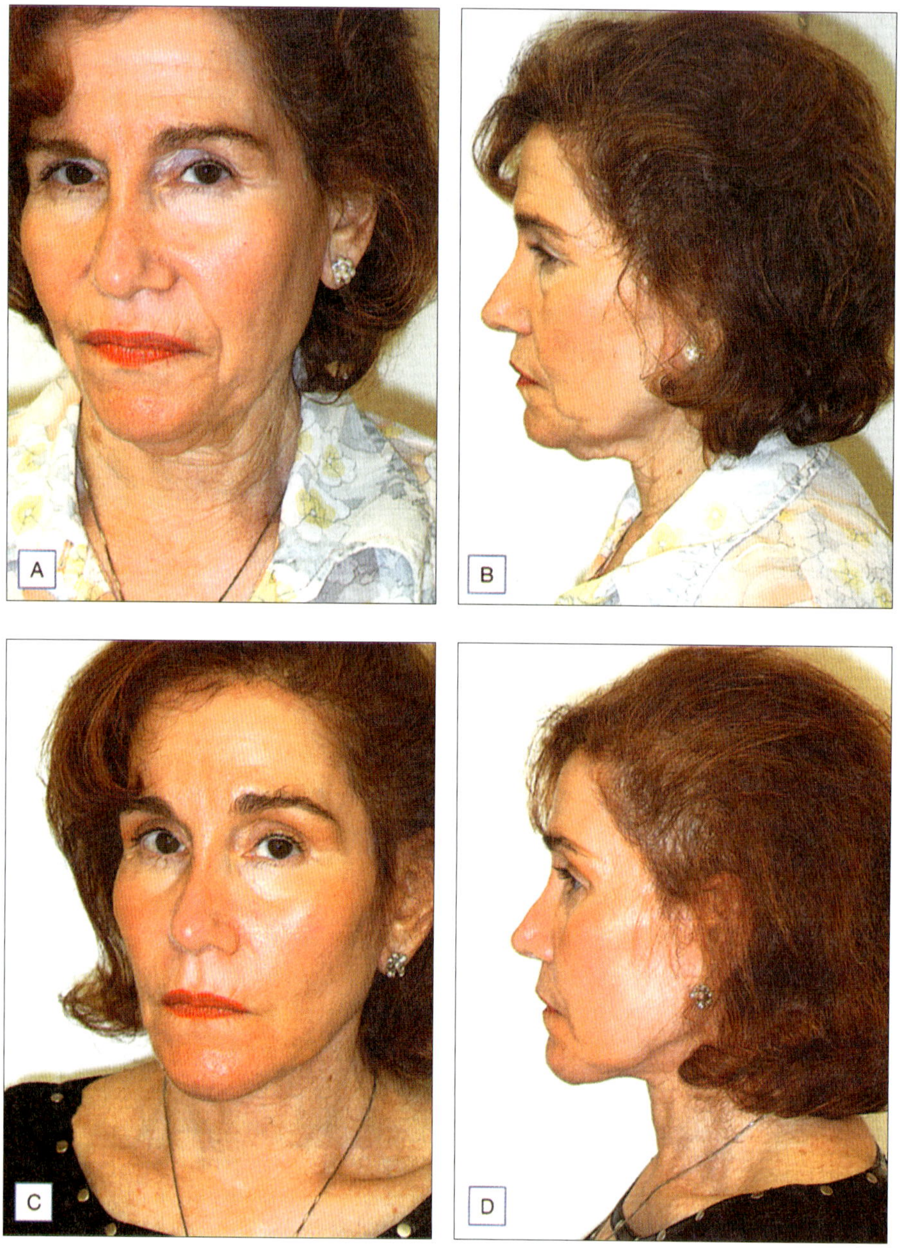

그림 12.27 턱 이식물 삽입, 내시경하 눈썹 거상술, 위와 아래 안검 성형술, 눈 주위와 입 주위의 레이저 박피술, 그리고 TCA 화학 박피술과 동반된 확장 안면 지방 거상술을 시행하기 전 (A, B)과 시행한 후(C, D)의 모습

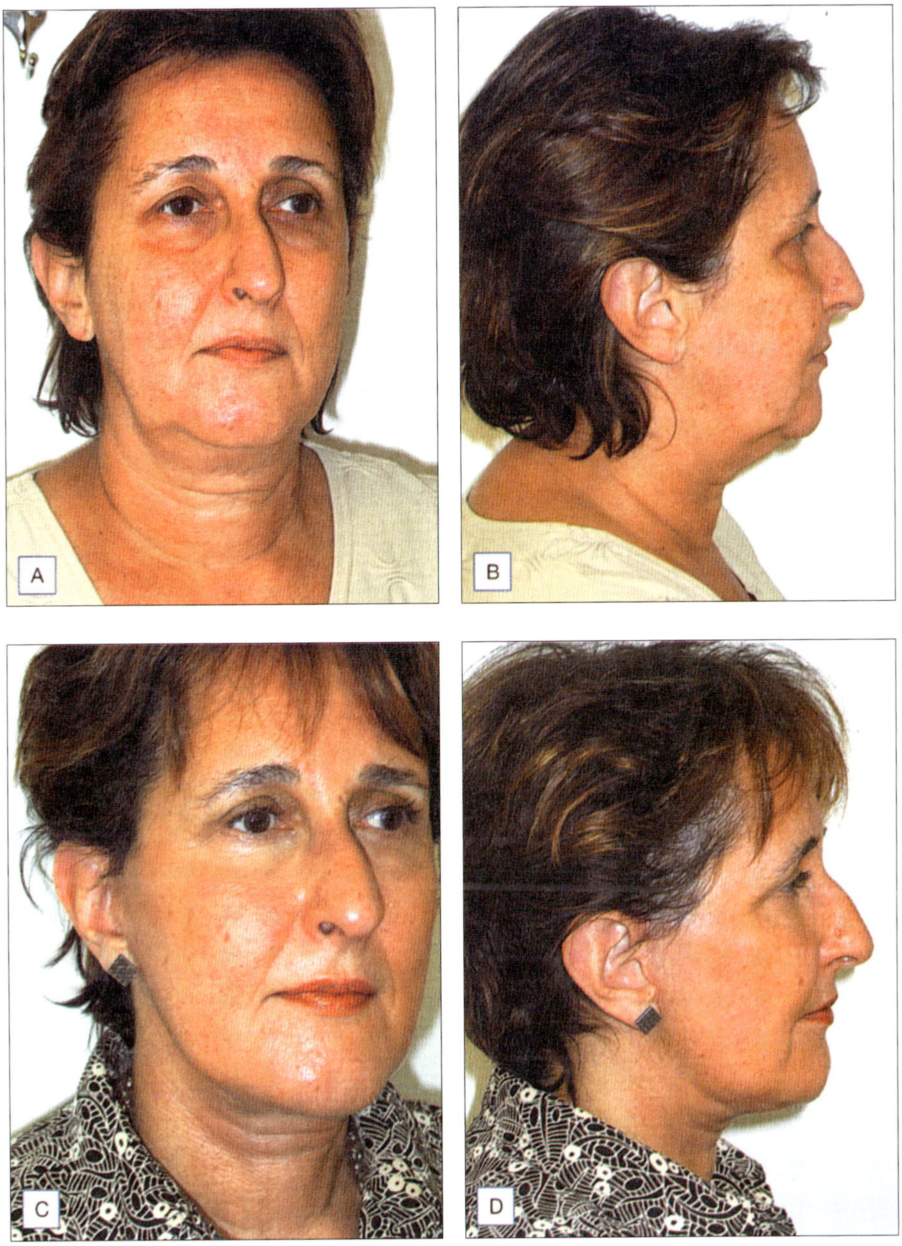

그림 12.28 턱 이식물 삽입과 함께 시행한 확장 안면 지방 거상술을 시행하기 전 (A, B)과 시행한 후 (C, D)의 모습

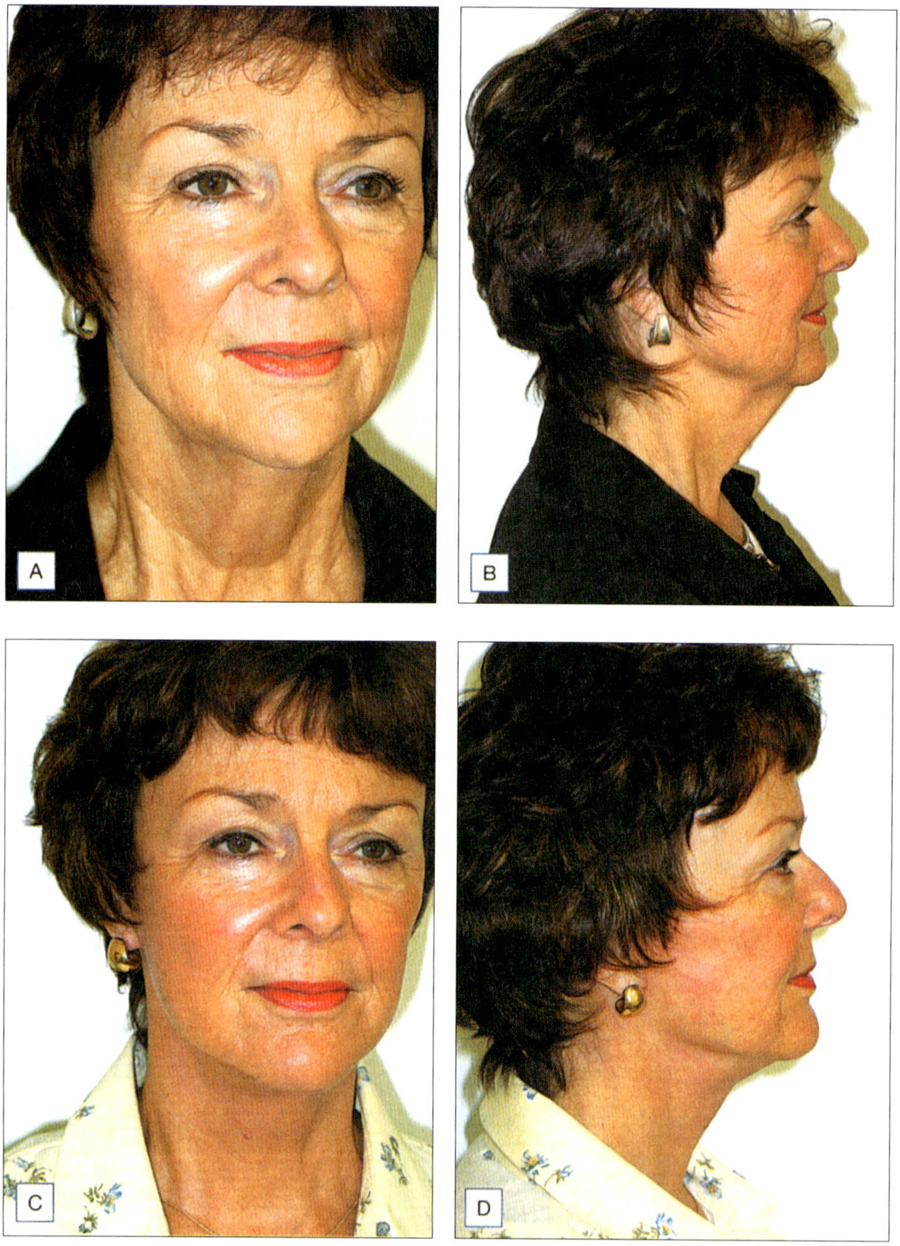

그림 12.29 턱 이식물 삽입과 함께 시행한 확장 안면 지방 거상술을 시행하기 전 (A, B)과 시행한 후 (C, D)의 모습

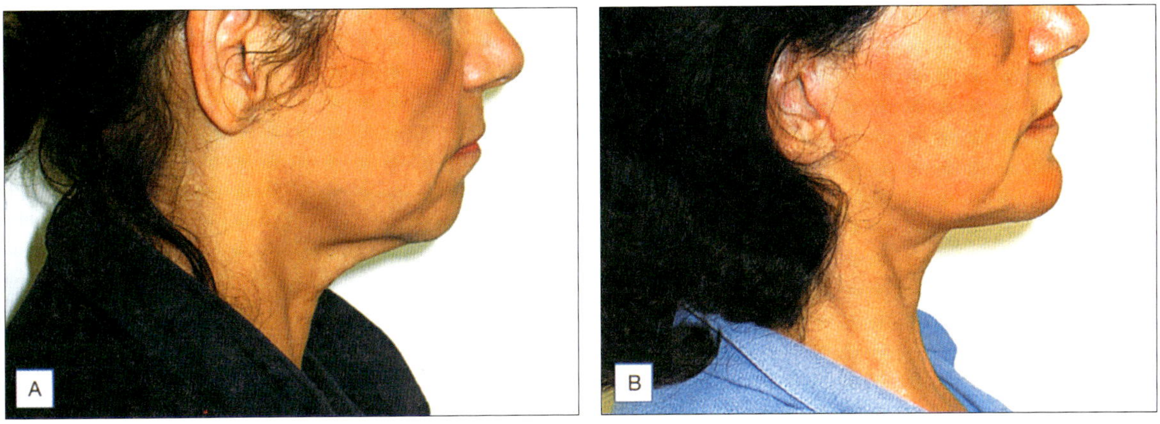

그림 12.30 턱 이식물 삽입과 함께 시행한 확장 안면 지방 거상술을 시행하기 전 (A)과 시행한 후 (B)의 모습

인 박피 지역으로 대략 5 mm까지 확장된다. 레이저 박피가 이루어진 후에 박피술은 추천되지 않는다.

레이저로 치료된 피부 위나 근처에 적용되는 산은 레이저 상처로 산의 예측할 수 없는 깊은 곳으로의 침습 때문에 반흔의 위험성이 높다. 대조적으로 화학적인 박피 후의 레이저 박피는 반흔을 증가시키지 않는다.

참고문헌

Choe KS, Stucki-McCormick SU 2000 Chin augmentation: Facial Plastic Surgery 16:45-54

Flowers RS 1991 Alloplastic augmentation of the anterior mandible: Clinical Plastic Surgery 18:107-138

Guyuron B, Michelow G, Schmelzer R, et al 1998 Delayed healing of rhytidectomy flap resurfaced with CO_2 laser: Plastic and Reconstructive Surgery 101:816-819

Mahler D 1982 Chin augmentation - A retrospective study: Annals of Plastic Surgery 8:468-473

Mittelman H 1994 The anatomy of the aging mandible and its importance to facelift surgery: Facial Plastic Surgery Clinics of North America 2:301-311

Mittelman H, Newman J 2002 Facial plastic and reconstructive surgery: Aesthetic Mandibular Implants. Thieme, New York

Morganroth GS 2004 Enhancing facial rejuvenation procedures with the subperiosteal silastic chin-jowl implant. Presented at The American Society for Dermatologic Surgery/American College of Mohs Micrographic Surgery and Cutaneous Oncology Annual Meeting, San Diego, California, October

Powell N, Humphreys B 1984 Proportions of the aesthetic face. Thieme-Stratton, New York

13 주름제거술의 부작용

Complications of Rhytidectomy

Hayes B. Gladstine, Greg S. Morganroth

서론: 기본적 원칙

세심한 주의를 기울여도 주름제거술을 시행하는데 있어서 부작용이 발생할 수 있다(Box 13.1). 비록 이러한 부작용이 환자가 수술 전이나 후의 지침을 지키지 않아서 발생할 수도 있지만 대부분은 환자 교육과 기술 때문에 발생한다. 수술 전의 지침들의 중요성은 아무리 강조해도 지나치지 않다. 환자는 아스피린이나 비스테로이드성 소염제처럼 혈소판 작용을 저해하는 약물을 수술 2주 전부터 복용하지 말아야 한다.

Ginko biloba 같이 널리 쓰이는 동종 요법 약물들은 수술 전에 목록으로 환자에게 나누어줘서 복용을 중단하도록 해야 한다. 추가로 오래 전에 발생했다고 하더라도 출혈 관련 장애가 있었다면 응고에 대한 검사가 수행되어야 한다. 다른 넓은 피판처럼 안면거상술 수술도 흡연자들에게는 시행하는 것이 좋지 않으며 만일 시행한다면 적어도 수술 2주 전과 수술 후 2주 동안은 금연해야 한다. 그밖에 두꺼운 피판을 올리거나 짧은 피판 앞쪽 안면거상술을 시행할 수도 있다.

- 출혈, 혈종
- 장액종
- 신경손상
- 감염
- 피부딱지/괴사
- 탈모
- 접촉성 피부염
- 불규칙한 윤곽
- 단추구멍 만들기
- 넓고 두꺼운 반흔
- 귀 전위/꼬마요정귀 변형
- 지속되는 고통
- 비대칭/조기 처짐

Box 13.1 안면거상술의 흔한 합병증들

관련 있는 해부학적 구조를 이해하는 것은 좋은 결과를 도출하고 바라지 않았던 결과를 막는 초석이 될 것이다. 대 이개 신경, 안면 신경의 측두 분지, 협부 분지, 변연 하악 분지는 꼭 확인해야 한다. 추가로 이러한 신경의 변이를 아는 것도 중요하다. 밝은 조명과 편안하고 적정한 위치에서 의사는 부작용을 덜 발생시킬 것이다. 이중의 머리 위 수술 등은 피판을 동시적으로 비출 수 있고 수술 부위를 직접적으로 비출 수 있다.

머리등이나 광섬유 당김기는 특히 전체 안면거상술을 시행할 때 추가적으로 조명이 필요할 수 있다. 흡입 소작기는 피판 깊숙이 있는 큰 혈관들을 다룰 때 좋다. 편광 조명은 대조도를 강조시킬 것이다.

절개 부위를 정확히 계획하고 표시하는 것은 잠재적인 부작용을 없앨 것이나. 남녀 환자의 이주 부위 절개의 차이점을 알지 못한다면 이것은 남자 환자에게 외이도 부분의 원치 않았던 턱수염을 야기할 것이다.

유사하게 만약 환자가 측두 모발선이 높다면 절개 부위를 수정해야 한다. 비록 귀 뒤쪽 절개가 얼마나 높이 있어야 하는가에 대해서는 여러 의견이 분분하지만 적어도 고랑에 있지 않으면 확장의 위험이 있고 반흔이 보이게 된다는 것에는 모두가 동의하는 바이다. 종창성의 부분 마취 침윤에는 주의를 기울여서 계획했던 절개선이 사라지지 않도록 주의를 기울여야 한다. 지워지지 않는 표시를 하기 전에 아세톤을 이용해서 피부를 세척하는 것은 이러한 오류를 막게 해준다.

종창성의 부분 마취를 사용하는 것은 안면과 경부 지방 흡인술과 안면거상술에서 큰 진보이다. 이로 인해

부작용을 일으킬 수 있는 전신 마취 없이 주름제거술이 가능할 뿐만 아니라 수력 분리술이 출혈과 신경 손상의 위험을 줄일 수 있다. 수술 후에는 혈종, 자반 그리고 통증의 위험이 감소한다. 종창성의 마취는 안면과 경부 지방 흡인술에 쓰인다. 작은 것부터 중간 크기까지의 (12~20 게이지) 삽입관은 손상과 수반되는 추가 손상을 줄이지만, 반면에 또한 보조개를 줄이고 차이가 나는 지방 감소 때문에 평평하지 않은 결과를 가져올 수 있다. 흡인이 없는 12 게이지 삽입관은 안면거상술 피판 형성 시 터널을 만드는데 유용하고 피판은 올리는 것뿐만 아니라 출혈의 양을 줄인다.

정확한 면에서 피판을 올리는 것은 신경 손상 위험과 이하선 손상을 감소시킬 것이다. 표준적인 안면거상술에서 표층근건막체계는 아래에 남아있다. 피판은 매우 얇아서 강한 광선이 투과될 수 있다. 가위 끝으로 위로 그리고 수직 방향에서 박리하는 것은 올바른 면을 유지하게 할 것이다. 일부 외과 의사들이 주름 형성을 하고 다른 일부에서는 표층근건막체계의 주름 겹침을 시행하는 반면에 주름 형성은 신경 손상과 출혈의 위험이 적고 효과적이라는 것을 보여주었다.

주름 형성은 풍동 효과를 막기 위해서 수평 방향 보다는 정확하게 60~75 각도로 시행되어야 한다. 주름 형성 봉합은 골막 또는 앞쪽 측두 근막 그리고 귀 뒤쪽 유돌 근막에 그것들이 미끄러지지 않도록 지지되어야만 한다. 일부의 외과 의사들이 주름 형성을 위해 비흡수성 봉합을 사용하는 동안 그것은 이물 반응이 유발되어 상처 회복이 지연되는 결과를 가져온다.

부분 마취가 시행될 때 조직의 혈류량이 적어지는 동안 저자들은 소작적 지혈을 시행한다. 이 기술은 수술 시야가 더욱 확보되어 신경 또는 피부 손상을 감소시킬 수 있다. 그러나 투과하는 그 열이 감각 또는 운동 신경에 손상을 입힐 수 있기 때문에 신중히 수행되어져야한다. 양극성 소작술의 사용은 곁맥관의 손상을 감소시킬 수 있다.

피부과 외과 의사는 반흔이 거의 생기지 않음에 커다란 자부심을 가져야만 한다. 환자는 확실하게 안면거상술 정도뿐만 아니라 반흔의 정도까지 안면거상술의 질을 결정해야한다. 사실 결과는 아마도 매우 훌륭할 것이나 만약에 부분적으로 귀 앞 부분에 상처가 보이게 된다면 이것은 주름제거술에서 멀어질 것이다. 장력이 없는 봉합과 정확한 두 층 봉합 기술은 반흔이 커지는 것을 피하는 열쇠이다.

마지막으로 만약 이산화탄소나 erbium 레이저 박피술이 안면거상술과 함께 시행된다면 보다 짧은 파 기간과 보다 낮은 유입과 같은 보존적인 기술을 사용하여 피판 괴사를 유발하는 잠재적인 점을 보다 최소화할 것이다. 한번에 통과하는 것이 고려되어야 한다. 만약에 피판이 부분적으로 크다면 의사는 아마도 피판의 인접한 부분의 피부에 대한 레이저 박피술을 원하거나 화학적인 박피술을 사용하기 원할 것이다.

Trichloroacetic acid 박피술은 25~35%의 농도에서 안면거상술 피판 위에 안전하게 사용될 수 있다.

출혈/혈종

출혈과 혈종은 지금까지의 주름제거술의 가장 빈번한 합병증이다. 연구에 따르면 혈종은 1%보다 작거나 환자의 거의 10% 사이까지 다양하다. 남성 환자에서 혈종에 있어 더 많은 빈도로 발생한다. 이러한 증가는 아마도 여자보다 얼굴의 소포와 혈관 분포 때문일 것이다. 혈종은 나이와는 무관해 보인다.

S자 거상술 또는 다른 짧은 반흔 거상술과 비교해서 전체 주름절제술에 출혈의 높은 발생률이 기대되는 것이 당연하게 보일지도 모르지만, 이러한 차이를 증명해 줄만한 연구가 아무 것도 없다. 물론 안면거상술 동안에 출혈을 줄이기 위해 환자에게 아스피린이나 비스테로이드성 소염제와 같은 의약품의 사용을 중지하여야 한다. 통증은 또한 출혈의 위험을 증가시킨다.

환자는 수술 과정 동안에 편안해야만 한다. 불편함은 수술 전과 수술 후에 출혈의 위험을 증가시키는 혈압의 상승을 가져온다(그림 13.1). 과거에 전신 마취는 저혈압을 유발하는 부분적인 혈관 확장과 함께 출혈의 위험을 감소시킨다고 느꼈다. 하지만 통증과 혈압은 또한 혈관 확장제 없이 불완전한 진정을 받는 환자들에서 잘 조종될 수 있다. 최근에 오직 진정제 투약과 함께 부

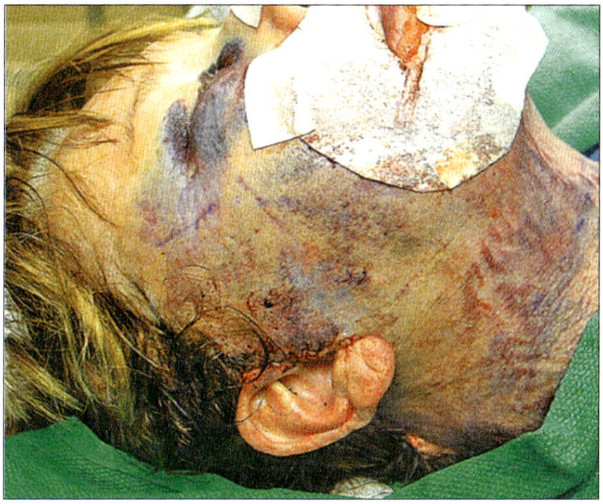

그림 13.1 안면거상술에 따른 광범위한 자색반. 이것은 하나의 소작되지 않은 혈관 때문이다.

분 마취의 부분적인 효과는 지혈에 효과적이다.

수술 중 출혈은 세심한 시술과 가시화에 의해 감소될 수 있다. 올바른 면에 박리를 시행하는 것이 측두 부위에 부분적으로 출혈을 감소시킬 것이다. 수직 방향의 가위 사용은 손상을 감소시킨다. 박리된 부위에 저온의 식염수로 적신 거즈를 사용하는 것도 출혈을 감소시킬 것이다. 박리가 진행 시 출혈이 많을 때 적절한 지혈은 수술 시야를 확보하고 혈관 손상을 줄일 것이다.

비록 수술 후에 몇 주간에 발생하는 혈종에 대한 보고가 있지만 혈종 대부분 첫날 24시간이내에 일어난다. 수술 후의 고혈압은 혈종에 대한 위험을 증가시켜 조절되어야만 한다. 많은 경우 이차적으로 통증이 유발되며 따라서 적절한 통증 조절이 필요하다. 부분 마취는 통증을 줄이고 손상이 적은 박리와 결과적으로 환자들에게 수술 후 통증을 완화시킨다.

이는 부분적으로 매우 의미가 있는데 그 이유는 흔한 통증 조절로 출혈을 유발할 수 있는 오심, 구토 또는 변비 등을 유발하기 때문이다. 게다가 최고의 전신 마취는 구토 억제제이 체계적인 사용에도 불구하고 그것 자체만으로 구토를 유발한다. 부분 마취는 이러한 잠재적인 부작용을 모두 피할 수 있다.

최근의 조사에 의하면 에피네프린 없이 리도카인을 투여하는 것이 수술 후의 혈종의 위험을 줄인다고 알려졌다. 이것은 일시적으로 에피네프린에 의한 혈관 수축이 수술 후 혈관 이완에 영향을 미치기 때문이다. 이러한 연구에도 불구하고 저자는 이 시술 동안 에피네프린의 효과가 이로울 것이며 지혈에 대한 세심한 주의가 필요할 것이라고 믿는다. 에피네프린에 의해 영향 받는 많은 혈관은 아마도 작은 정맥들일 것이다.

이렇게 숨은 혈관에서의 출혈은 수술 후의 효과적인 압박 붕대에 의해서 막을 수 있다. 비록 저자가 종창성의 마취의 좋은 효과 때문에 수술 후의 배출관의 설치를 통상적으로 시행하지는 않지만 수술 중 과도한 출혈이 있거나 출혈에 관한 다른 위험 인자가 있는 경우 24시간 귀 뒤 배출관을 설치할 필요성이 있다.

혈종의 관리

혈종은 통증이 증가되고 붓고 눈에 보이는 자반을 형성하면서 퍼지게 된다. 이 기간 동안 드레싱은 보존되기 때문에 처음 증상(예상되는 쓰림보다 더 심한 상당한 통증)은 믿을만하다. 붕대는 제거되어야 하고 피판은 다시 한번 주의 깊게 관찰해야 한다. 만약 수술 직후에 혈종이 있다면 피판의 일부분이 제거되어야 한다.

혈종을 흡인하고 다시 붕대를 감는 것은 문제를 해결시키지 못한다. 혈종은 다시 생기며 피판을 손상시킬 수 있다. 비록 피판은 온전하더라고 제대로 처리되지 못한 혈종은 몇 주가 지나야 완화되는 상당한 색소 침착을 남기고 피판의 수축을 야기하거나 감염원이 될 수 있다. 혈종이 완벽하게 제거되는 것이 중요하다.

그것이 더 많은 봉합을 제거하는 것이라도 해도 좋은 시야를 얻는 것이 필요하다. 차가운 식염수로 철저하게 세척하는 것이 큰 파편을 제거한 후에 남은 잔여의 응혈을 제거할 것이다. 비록 꼭 필요하지는 않지만 배출관을 설치하는 것도 필요할 때가 있다. 만일 환자가 수술 후 첫날 혈종으로 인해 다시 찾아온다면 크기와 그것이 안정화 정도에 따라서 피판을 분해하기 전에 흡인을 먼저 시행해야 한다. 혈종은 첫 48시간 동안은 액화 상태로 존재하고 수술 8일 후 재편성하기 약 72시간 전에 재액화가 일어난다.

만약 바늘 흡인에 적합한 혈종이 있다면 저자(HBG)는 환자에게 흡인을 시도할 것이고 매번 방문 시마다 압박 붕대를 다시 해줄 것이다. 다른 저자(GSM)은 혈종은 흡인하는데 지방 흡인술을 선호한다.

단독이나 이중 입구를 갖는 12 게이지나 3 mm의 지방 흡인 삽입관은 봉합을 제거하지 않고 봉합 사이로 삽입될 수 있다. 혈종은 적절한 제거가 이루어질 때까지 삽입관의 열린 입구를 향하게 된다.

장액종

장액종은 일반적인 염증이나 이하선의 상처에서 이차적으로 발생한다. 만약 이것이 이하선의 상처에서 발생하였다면 주기적인 흡인뿐만 아니라 배출관이 필요할 것이다. 이러한 종류의 장액종은 사라지는데 몇 주가 걸릴 것이다. 혈종과 유사하게 이것은 수술 초기에 피판을 절충시키고, 감염의 위험을 증가시키며, 잠재적으로 편평하지 않은 아래 얼굴 윤곽선을 만들 것이다.

그러므로 이것은 빠르게 치유되어야 한다. 장액종을 예방하는 가장 좋은 방법은 표층근건막체계가 겹쳐지거나 겹쳐서 봉합할 때 이하선의 손상을 피하는 것과 더불어 이하선의 위로 적절한 면의 절개 상태로 남겨두어야 한다.

신경 손상

표층근건막체계 위 주름제거술에서 최대 2%의 환자들에게 신경 손상이 일어난 것으로 나타났다. 깊은 주름제거술에서는 더 높은 빈도를 보였다. 비록 환자들이 완전한 운동 능력이나 감각을 다시 찾는데 1년이 걸린 경우가 있었으나 운 좋게도 많은 증례에서 결손은 일시적이었다. 종창성의 마취로 안면 신경 가지의 약해짐이 유발될 수 있다. 기능의 회복은 8시간 정도 걸린다.

첫 수술 후에 발생한 약해짐이 바람직하지 않은 반면에, 몇 주 동안 결손이 회복되는 안정이 가장 좋은 치료법이다. 기능의 완전한 손실은 더욱 나쁜 예후를 의미한다. 꼼꼼한 시술과 더불어 안면 해부학과 안면 신경 가지, 대 이개 신경, 척수부신경의 주행에 대한 철저한 지식이 신경 손상을 방지할 수 있다. 신경 손상은 지방 흡인 삽입관의 무리한 사용, 시술에 의한 신경 수초 부종, 너무 많은 소작, 주름 형성 봉합의 조임, 절개 박리하는 동안 완전하게 분리됨으로서 발생한다.

수술 중에 신경 자극원이 사용되지 않으면 신경 손상이 일어났는지 알기 힘들다. 종창성의 부분 마취를 사용하는 것의 한 가지 이점은 신경 손상을 줄이면서 조직을 수력 분리하는 것과 더불어 안면 신경 가지가 절개될 경우 깨어난 환자는 이러한 손상에 반응할 것이다. 만약 집도의가 절제를 알아차렸거나 신경을 눈으로 볼 수 있다면 즉각 복구해야 한다.

이러한 중재는 만약 피부가 의사가 미세 수술의 시행이 손쉽지 않다면, 이비인후과 외과 의사의 도움이 필요하다. 만약 수술 후 완전한 신경 손상이 있다면 cable graft가 어느 정도의 기능을 회복시킬 것이다.

감각 손상

안면거상술 도중 생기는 가장 흔한 신경 손상은 대이개 신경 손상이다. 흉쇄유돌근을 지나가는 이 신경은 피부의 귀 뒤 쪽 부분을 절개하는 도중 손상될 수 있다. 이 신경은 귓불을 포함하여 이개의 아래 부분에 분포한다. 대 이개 신경의 손상은 특히 여성에게 치명적인데 그 이유는 이 신경의 손상이 귓불의 감각을 완전히 손상시켜 귀걸이를 착용하는데 어렵게 하기 때문이다.

운동 손상

안면 신경이 두드러진 장소에 있기 때문에 이 신경은 손상 위험이 크다. 이 다섯 개 가지들 중에서 측두, 변연 그리고 협부 가지들이 가장 손상될 가능성이 크다. 측두 가지는 가장 두껍고 가장 표면에 있으며 협골궁 위에서 손상을 받기 쉽다. 이 구역에서 신경은 오직 피하 조직의 얇은 층으로 보호될 뿐이다.

전두근에 분포하는 측두 분지의 손상은 동측의 눈썹 올리기를 불가능하게 한다. 결과적으로 환자들은 양쪽 눈썹과 눈꺼풀의 무거움, 주변 시야의 감소를 호소하게 될 것이다. 즉각적인 눈썹 거상술은 이러한 상황을 경감시킨다. 변연 하악 신경은 상대적으로 입 주위 내림근 쪽의 앞으로 주행하기 전 아래 턱을 따라 긴 주행을 이루며 또한 손상에 취약하다. 변연 하악 신경의 영구 손상은 심각한 결과를 가져온다.

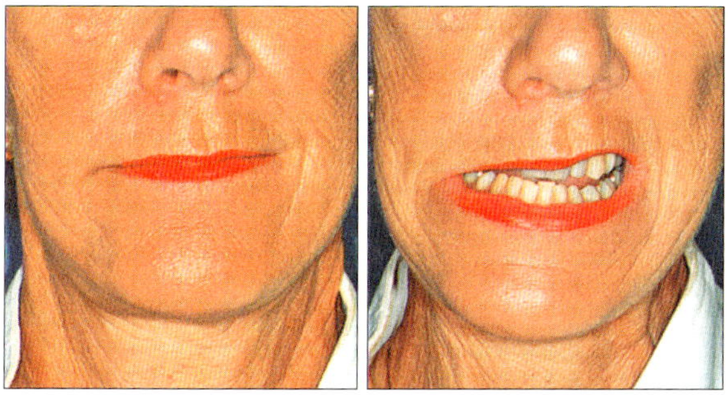

그림 13.2 우측 안면 신경의 변연과 협부 가지의 손상. 비대칭은 환자가 웃을 때 증가된다. 광대/협부 부위 긴장의 소실이 또한 보인다.

환자는 비대칭적인 미소를 가질 뿐만 아니라 영향을 받은 쪽에서 침을 흘릴 것이다(그림 13.2A,B). 다수의 환자에서 이 세 개의 신경 분지가 보일 것이다. 두 지역에서 손상에 민감함을 보이는데, 그중 하나는 아래 턱의 앞쪽 각에 있으며 뼈 가장자리의 아래쪽에 있다.

이 위치에서 신경은 단지 피부와 얇은 활경근의 얇은 층에 의해 보호받는다. 이 구역에서 비절개 박리의 사용과 매우 얇은 피부의 밑을 박리하는 것이 중요하다. 지방 흡인을 하면서 피부를 들어올리기 위하여 손의 사용이 필요하다. 팽창액에 의한 수력 박리는 손상의 위험을 최소화할 수 있다. 변연 하악 신경은 또한 입의 접합면에 근섭하여 바깥쪽에 있으나 대부분의 경우 피부 절제는 이 지역까지 확장되지 않는다.

협부 신경 또한 손상될 수 있으며 특히 이하선 앞쪽 구역에서 일어날 수 있다. 그러나 측두 신경이나 변연 하악 신경에 비해 손상 위험이 적다. 안면 신경의 협부 가지들은 입 둘레근, 볼근, 입꼬리 당김근에 분포한다.

이 신경은 몇몇 서로 연결된 가지들을 가지고 있고 협부 가지들로부터 많은 문합을 받기 때문에 신경 하나의 손상은 명백한 결과를 보이지 않을 것이다. 비슷하게 경부 가지의 손상도 측두 가지나 변연 하악 가지의 손상을 야기하지 않는다. 활경근은 얇기 때문에, 경부 가지는 손상될 위험에 놓여 있다.

경부 가지가 또한 입 주위 내림근에 분포하기 때문에 횡 절단은 내림 기능의 손상을 가져올 수 있다. 이러한 상황을 변연 하악 가성마비라고 한다. 이것은 턱 근육이 기능을 하기 때문에 진정한 변연 하악 손상과 구분된다. 환자들은 그들의 경부 가지만 손상되었다면 아직 아래 입술을 외번할 수 있을 것이다. 더불어 완전한 치유는 보통 6개월 안에 일어난다.

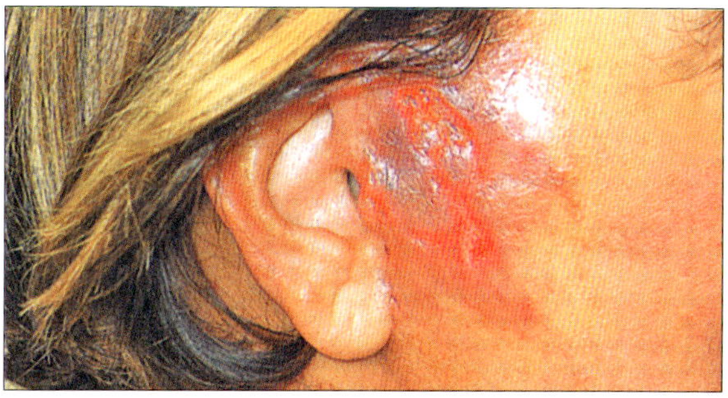

그림 13.3 앞쪽 귀 부위의 수술 후 감염. 감염은 얕고 깊은 피부 괴사를 야기한다. 이 경우 이것은 얕고 작은 반흔을 유발한다.

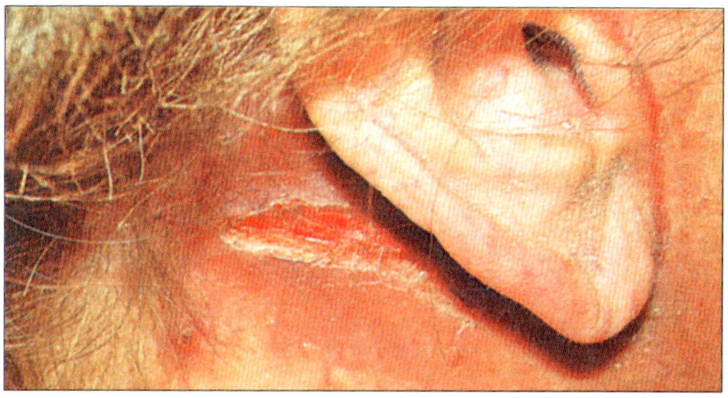

그림 13.4 피판 열개와 괴사의 가장 흔한 부위는 혈관 분포가 가장 희박한 귀 뒤 부위이다. 이러한 환자는 또한 이러한 합병증의 위험을 증가시키는 1형 당뇨병을 가진다.

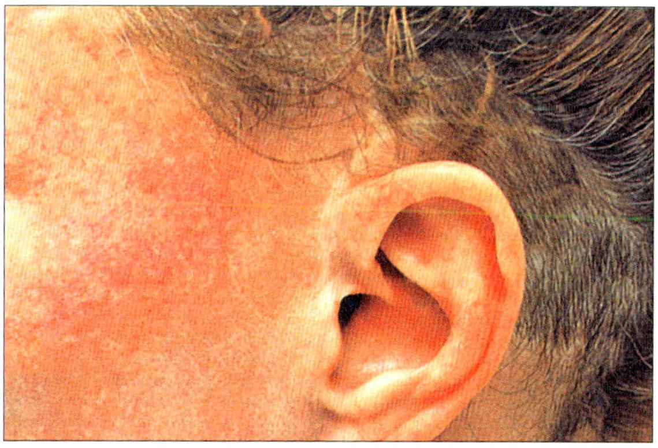

그림 13.5 측두 절개에 이차적으로 나타나는 탈모

흉쇄유돌근의 뒤쪽 아래를 교차하는 척주부신경 손상의 위험이 덜하다. 하지만 이 신경의 횡 절단은 어깨의 처짐을 일으키고 매우 고통스러우며 물리 치료로만으로도 부분적으로 치료가 가능하다.

감염

안면거상술로 인한 감염은 드물다. 감염이 드문 것은 얼굴의 완벽한 혈관 분포 때문일 것이다. 피부의 비외상성인 취급은 혈관 절충과 감염의 잠재를 줄일 수 있다. 비록 외과 옷이 무균의 환경이라고 해도 두 저자 모두 환경에 노출된 조직이 작을수록 감염의 위험이 작을 것이라고 굳게 믿고 있다. 그러므로 정교한 시술로 가능한 급속히 안면거상술을 하는 것이 중요하다.

이론적으로 영구적인 주름 형성 봉합과 배출관은 감염의 위험을 증가시킨다. 더욱 걱정스러운 것은 지방흡인 시 사용된 관에서 보고가 된 mycobacteria의 감염이다. 하지만, 운이 좋게도 이러한 경우는 드물다.

예방적 항생제가 감염률을 줄일 것이라는 중요한 증거들은 없지만 저자들은 시술이 시작되는 최소 5일 동안 광범위 항생제를 환자에 투입하였다.

만약 감염이 있었다면 수술 후 4~5일에 나타날 것이다(그림 13.3). 피부를 따라서 온기와 홍반이 생길 수 있다. Staphylococcus aureus나 Streptococcus가 가장 흔한 병원체이다. 하지만, 환자가 수술 부위를 건드린다면 그것은 그람 음성일 것이다. 고름이 있다면 배양이 필요하고 항생제의 민감도에 따른 항균제 치료가 필요하다. 그렇지 않다면 1세대의 cephalosporin 같은 넓은 범위의 항생제가 지명된다.

이 환자는 봉와직염이 절개 면을 따라 빨리 퍼지기 때문에 면밀히 관찰되어야 한다. 흔치 않은 예로 정맥하 항생제가 필요하다. 비정상적으로 외이 연골염은 이주를 시술하거나 피부 감염이 퍼지면서 발생할 수 있다. 그 환자는 경구 ciprofloxacin이나 종종 IV 항생제가 필요할 것이다.

피부 딱지/괴사

피부 딱지나 괴사는 피부 긴장의 이차적인 혈관 손상의 결과이다. 운이 좋게도 완전한 피부 피판의 괴사는 드물다. 안면거상술 절개가 최소한의 장력으로 닫혀야 하는 반면에 과도한 장력을 보이는 두 부위가 있다.

절제해야 하는 피부의 양을 결정하기 위해 일차적으로 꺾쇠나 봉합사가 위치한 이개 뒤 쪽이나 측두의 피부 피판이 가장 민감한 부분이다. 이것은 특히 피부 피판의 원위 부위를 대표하는 위쪽 뒤 귀 부위이며 혈관 영양 공급의 원위 부위에 있다(그림 13.4).

이 구역은 피부 창백이나 수포성 표피 박리증으로 진행되기 전에 정맥 충혈로 보일 것이다. 운이 나쁘게도 이러한 결과들은 24~48시간 내에 나타난다. 이틀 후에도 붕대가 제거되지 않으면 진행을 되돌리기에는 이미 늦은 상태가 된다. 게다가 기본적인 압박 드레싱은 이러한 상황을 더욱 악화시킨다.

환자는 수술 후 하루 안에 돌아와서 드레싱을 바꾸고 시각 검사를 받아야 한다. 과도한 긴장은 풀어야 한다. 국소 니트로글리세린이 이론적으로 사용될 수 있다. 큰 효과를 볼 수는 없을 것이다. 항생제 연고와 함께 가벼운 붕대를 사용해야 한다.

앞 귀 부분의 피부에 생긴 딱지와 괴사는 혈종 때문에 나타날 가능성이 크다. 큰 혈액이나 조직액의 집적은 피부의 관류 압력을 합치게 한다. 혈종은 급속히 제거되어야 한다. 과도한 소작은 또한 혈관 손상과 피부 피판 괴사를 유발한다. 공격적인 레이저 박피술은 피부 탈락의 위험성을 증가시킨다. 만약 피부 피판 괴사가 있다면 그것은 딱지로 바뀔 것이다.

이 딱지는 새로운 조직이 그 밑에서 자라나는 동안 생물학적 드레싱이 되기 때문에 조직 제거보다는 그냥 두어야 한다. 하지만 딱지를 계속 놔두면 세균의 저장고가 되기 때문에 그 단계에서는 결국 제거해야 한다.

살아 있는 피부가 있다 해도 결국에는 비후성 반흔이 된다. 뒤 귀 부위에서 이 반흔은 최소한으로 보이고 적극적인 치료가 필요 없다. 앞 피부 피판에서는 반흔이 생길 때부터 뿐만 아니라 덩어리나 고르지 못한 윤곽선에서부터 문제가 발생한다. 심한 경우에 있어서 완전한 두께의 피부 이식이나 조직 확장제의 사용 – 이것은 수술의 미학과 절충된다 – 이 필요하다.

합병증을 처리하는 가장 좋은 방법은 예방하는 것이다. 조직의 부드러운 조작과 최소한의 조작, 선택적인 혈관 소작, 정확한 피부 정돈 그리고 두 층의 폐쇄는 모두 피부 피판 괴사의 위험을 줄인다. 당뇨병이나 흡연, 이식 환자와 같은 수술 전 혈관이 손상된 환자에게서 이러한 위험성은 특히 귀 뒤 부위에서 높다. 그러므로 이러한 예방적 방법은 제일 중요하게 여겨야 한다.

탈모증

주름살제거술 후 탈모증은 1.3~8.4% 내에서 보고되고 있지만 실제로는 더 높을 것이다. 머리카락의 손실은 일시적이거나 영구적이다.

수술의 외상 때문에 절개선 근처에서 일시적인 머리카락의 손실이 있을 수 있다. 가는 머리카락을 가진 환자에게서 더욱 확연히 나타난다. 이러한 환자들은 머리카락이 다시 생기고 안심시키는 것이 가장 좋은 치료법이다.

영구적인 측두와 귀 뒤의 탈모는 여러 구역에서 나타날 수 있다(그림 13.5). 가장 흔한 것은 피부를 절개하고 파낼 때 모낭의 손상이다. 모낭과 평행하게 하고 피판의 깊이가 이 소낭의 아래라는 것을 확인하면서 하는 경사진 절개는 머리카락의 손실을 줄일 수 있다.

게다가 종창성 마취의 사용은 이 지역을 수력 박리하고 소낭 손상을 줄일 것이다. 모든 수술에 있어서 조직의 부드러운 조작과 장력 없이 닫는 것은 혈관 손상을 최소화하고 모낭의 생존을 최대화할 것이다.

표준 주름살제거술을 받은 환자 중에서 측두 탈모가 잘 일어나는 측두골 모발선이 높은 환자로 이루어진 하위 집단이 있다. 그 결과는 여성에게서는 측두 머리카락의 얇아짐, 남성에게서는 희박한 구레나룻이 된다.

이러한 환자들에게서 측두 머리카락의 손실을 방지하는 가장 좋은 방법은 모발선을 포함한 절개보다 앞 모발선 절개를 하는 것인데 이것은 모발선을 올리는 것 뿐이다. 측두 탈모를 가진 개인들 중 일부에게서 그리고 특별히 주름 제거 재수술을 받은 개인들 중에서 앞쪽에 기초를 둔 피판 위치 전환은 서술되었는데 이것은 머리카락의 범위를 제공한다.

결국 수술 전 또는 후의 국소 minoxidil의 예방적 사용은 탈모 위험성을 감소시킨다.

접촉 피부염

다른 반대의 효과들은 심각하지 않은 반면에 접촉 피부염은 수술 후 과정을 아주 불쾌하게 만든다. 드문 경우에서 이것은 더욱 심한 결과를 유도한다.

접촉 피부염은 붕대의 접촉 테이프나 국소 항생제 때문에 발생한다. 지자극성 종이 테이프는 접촉 피부염 발생을 줄일 수 있다. 수술 후 기간동안 그리고 하루 단위로 붕대를 바꿔주는 것 또한 접촉 피부염을 줄일 수 있다. 일부의 예에서 접촉 피부염은 국소적 항생제 연고 때문에 발생할 수 있다.

환자가 bacitracin에 반응한다면 bactroban으로 바꿔주는 것이 자극을 줄일 수 있다. 많은 경우 환자들은 neomycin을 구입했고 이것은 불쾌감을 주는 요소가 될 것이다.

많은 다른 경우에서 접촉 피부염은 홍반, 가려움증 그리고 벗겨짐과 함께 있을 것이다. 이러한 염증은 이것이 상처 주위에 있을 때부터 문제가 될 수 있으며 피부 벽에 합쳐질 수 있다.

이것은 특히 동반된 시술이 레이저 박피술과 같은 것일 때 감염의 위험을 증가시킨다. 가려움증 때문에 환자들은 긁을 것이고 이것은 또 다른 피부 벽을 파괴할 것이며, S. aureus나 다른 잠재적인 병원체를 상처 부위에 퍼트리게 할 것이다.

만약 더욱 심해진다면 접촉 피부염은 상처가 낫는 것을 방해할 것이고 봉합을 터뜨릴 수 있는데 이것은 결국 반흔을 유도할 것이다. 반흔 선을 따라서 격렬하게 긁거나 문지르는 것은 손상을 유도할 수 있다. 그러므로 부적절한 요소를 제거하고 약한 국소적 스테로이드로 치료를 하는 것이 중요하다.

불규칙한 윤곽

불규칙한 뺨의 윤곽은 많은 요소들이 작용해서 나타난다. 이러한 합병증을 막는 가장 좋은 방법은 세심한 시술이다. 지방 흡인의 굵은 삽입관으로 지방을 지나치게 뽑아내는 것은 고르지 않는 윤곽을 유발한다.

묻히지 않는 주름 형성은 만져지고 두드러진 불규칙한 윤곽을 만든다(그림 13.6). 때때로 정돈할 때 피부에 다른 장력은 뺨의 끝 부분에 작은 선을 만든다. 마사지는 이것이 사라지는 것을 돕는다. 치료되지 않은 혈종과 장액종은 과도한 섬유화와 장기간 덩어리를 만든다.

단추 구멍 만들기

피판을 올리는 동안 피부를 뚫는 것은 흔하게 발생하지 않는다. 하지만 크기에 따라 좋을 수도 있다. 이

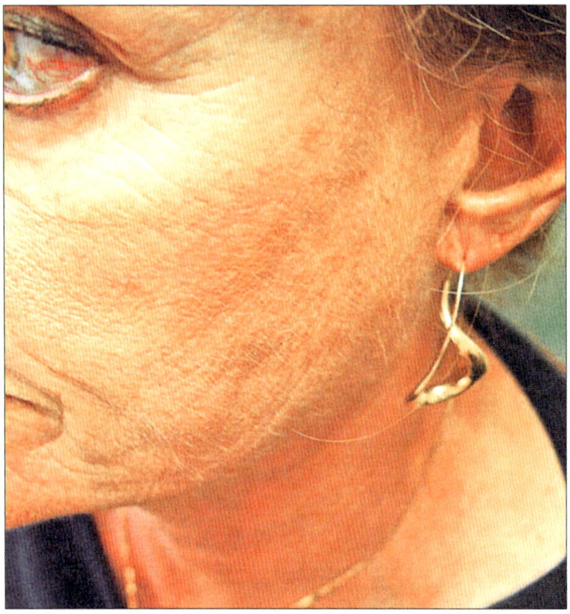

그림 13.6 장력 선에 따른 불규칙한 윤곽

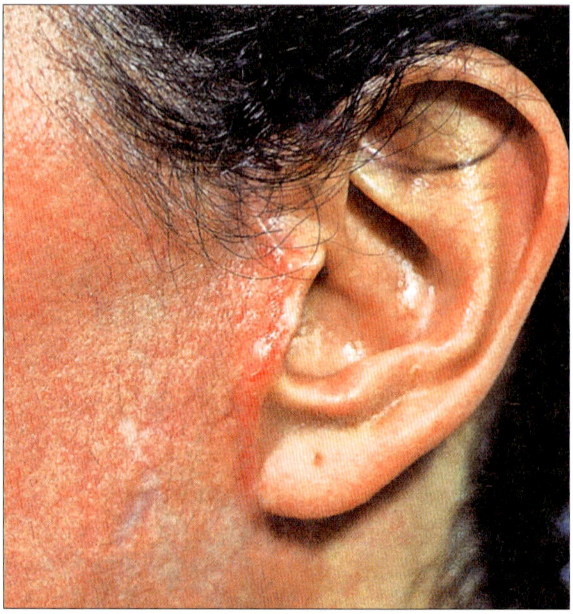

그림 13.7 비후성 반흔. 이러한 합병증은 대부분 과도한 장력 때문에 발생한다.

반대적인 일은 피판을 과도하게 얇게 만들 때 일어난다. 이것은 노인 환자의 목에서 발생하는 경향이 있고 그 피부는 가늘고 약해져있다. 단추 구멍은 피판의 끝에서 발생한다. 가위 끝을 수직으로 평행하게 교차로 시행함으로써 이러한 합병증을 줄일 수 있다.

가위 끝을 자르는 곳에 한 손을 두면 피판의 두꺼운 정도를 알 수 있게 해준다. 단추 구멍이 발생하면 표피에서 드러나지 않은 흡수성 혹은 빠르게 흡수되는 장봉합으로 해결될 수 있다.

넓고 두꺼운 안면거상술의 반흔

두껍고 넓어진 주름제거술 반흔의 가장 흔한 원인은 높은 상처 장력과 부적절한 봉합에 기인한다. 상처의 장력은 정확한 정돈으로 최소화 될 수 있다.

매몰되고 얕은 봉합으로 닫힌 절개는 얇은 반흔이 생길 기회를 제공할 것이다. 콜라젠이 피부 밑에 쌓이려면 적어도 일주일이 필요하다. 2주일 정도가 되면 상처 강도는 5% 정도가 된다.

꺾쇠로 치유된 환자나 7일에 제거된 단일 층의 얕은 봉합으로 치유된 환자에서, 절개들은 제한된 상처의 지지를 받기 때문에 훨씬 민감하다. 매몰 봉합의 위치는 봉합 부위에 장기간의 장력을 받지 않게 하고 반흔이 퍼지는 것을 예방한다.

비후성 반흔은 전형적으로 수술 후 4주 정도 후에 나타나서, 1년이 되면 없어진다(그림 13.7). 3~4주 동안 매일 silicon gel, imiquimod 크림을 바르면 반흔의 두께가 줄어든다. pulsed-dye 또는 다른 혈관성 레이저는 반흔 홍반과 두께를 줄이는 데 효과가 있다.

병변 내 스테로이드는 5 mg/cc에서 40 mg/cc를 사용할 수 있고 정상 피부의 위축을 방지하기 위해 주의해서 주입되어야 한다. 켈로이드는 보다 더 두껍고 봉합선을 넘어서 문제를 일으킬 수 있다.

이것은 비후된 반흔과 동일한 방법으로 치료되지만, 성공적으로 크기를 줄이는 데는 효과가 적다. 수술 전에 켈로이드의 개인력이나 가족력을 위험을 고려하여 조사해야 한다. 과거에 켈로이드 병력이 있는 경우 거상술 수기는 금기이다.

반흔 합병증이 주로 일어나는 곳은 귀 뒤의 피판 봉합이다. 피판을 주위 조직에 깊게 지지하는 것은 반흔이 넓어지는 것을 방지한다. 귀 앞 주름에서 많은 피부를 절개한 후에 적어도 15개의 4.0 흡수성 매몰 봉합을 장기간의 절개 부위의 지지를 위해 얕은 봉합에 앞서

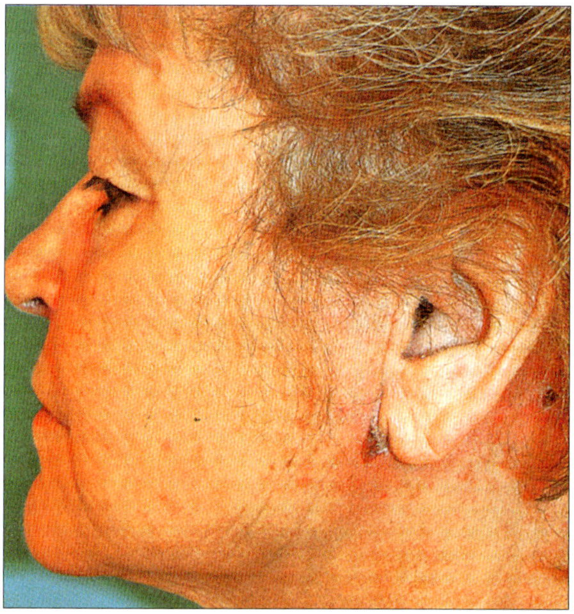

그림 13.8 귀와 귓불의 전위. 이러한 합병증은 피부 장력과 귀의 변형을 최소화할 수 있는 깊은 지지 봉합으로 피할 수 있다.

시행한다. 매몰 봉합들은 피판의 피부 가장자리를 통해 절개 부위에 표층근건막체계와 연골을 통해 그리고 수평에서 적어도 5 mm 위의 귀 앞 피부를 통해 뒤로 위치된다. 팽팽하게 하기 위해 안면거상술 피판을 위로 올리고 피판의 움식임을 방지하기 위해 고정된 구조에 아래로 고정한다. 귀 뒤쪽의 절개는 또한 위쪽 방향으로 시행하니 그것은 3.0이나 4.0 흡수성 봉합사를 이용하여 피판 피부 가장자리에 유돌 근막으로부터 남은 귀의 피부 가장자리까지 봉합한다.

이러한 유지 봉합은 장기간 고정과 귀 뒤쪽의 반흔을 최소화 한다. 이러한지지 기술은 귀 뒤쪽 연골에 1cm 정도의 반흔을 남기는 보편적인 안면거상술 봉합과는 차이가 있다. 이 고전적인 방법은 귀 뒤의 절개를 당기는 1 cm의 피판을 보이지 않는 귀 뒤 주름으로 대체하는 것으로 생각된다.

높은 귀 절개는 많은 장력과 귀를 변형시킬 수 있기 때문에 이러한 접근으로 유돌 근막에 위치한 지지 봉합을 사용하는 것을 불가능하게 한다.

귀 전위/ 꼬마요정 귀 변형

귀의 전위는 안면 거상술시 피부를 당기는 비대칭적인 벡터로부터 유발된다(그림 13.8). 귓의 앞쪽으로의 이동이 가장 흔하며 이는 전에 언급한 지지 봉합 기술을 사용함으로서 최소화할 수 있다.

꼬마요정 귀 변형은 귓불이 과도한 피부 장력에 의하여 늘어나고 회전될 때 일어난다. 연골과 유돌 근막 유지 봉합은 피판이 아래로 움직이는 것을 방지해주고 피부 장력을 줄여주고 이로 인해 귀의 자연스러운 모양을 유지시켜 준다.

이주의 이동은 이주의 내측이나 바로 외측 가장자리에서 안면거상술 절개를 시행함으로써 최소화할 수 있다. 이주 뒤의 절개는 피부가 연골 위로 접혀짐에 따라 부자연스러운 충만감과 정확한 각의 둔함을 초래하는 경향이 있다. 피판을 이주 위로 올리는 과정에는 얇은 피부를 통해 수술 후에 보여질 수 있는 연골 손상을 최소화하기 위해 주의가 필요하다.

이주 앞쪽의 피부를 들어 올리는 것을 촉진시키는 간단한 기술은 귀 앞쪽의 주름에 안면거상술 절개선보다 대략 6~8 mm 안쪽에 절개를 하는 것이다.

피부는 연골을 손상시키지 않고 안쪽에서 바깥쪽으로 혹은 피판 융기의 안정을 위해 바깥쪽에서 안쪽으로 올릴 수 있다. 이주를 덮고 있는 얇은 피부는 피부가 늘어나는 것과 이주가 변형되는 것을 최소화하는 절개 치유 중에 5.0 흡수성 매몰 봉합을 잘 받아들인다.

지속되는 고통

수술 직후 나타나는 고통은 그것이 2.5% 정도로 높게 추정되지만 매우 드물다. 수술 후에 첫 날에 증가하는 비대칭적인 고통은 확장하는 혈종을 시사할 수 있다. 일반적으로 환자는 수술 후 불편함을 가질 수 있다.

이러한 불편함은 6주 후에 사라진다. 이는 음식을 씹을 때의 긴장과 불쾌감을 포함한다. 저림이 나타나고 피부 신경이 재생함에 따라 그에 따른 감각이상이 나타난다. 귓불은 대 이개 신경의 손상이 있을 시 일시적인 저림 증상을 보일 수 있다.

깊은 면 안면거상술에서 보다 광범위한 박리때문에 더욱 커다란 수술 후의 종창과 고통의 지속 기간이 길어진다. 이러한 이론을 지지할 자료가 부족하긴 하지만, 표층근건막체계의 주름 겹침이 주름 형성보다 더욱 큰 고통을 나타낼 수 있다.

지속된 고통으로 호소하는 드문 사람들에게는 신경종이 나타날 수 있으며 혹은 주름 형성 봉합에 신경이 포착될 수 있다. 전자는 치료하기 힘든 반면 후자는 봉합을 푸는 것이 필요하다. 만약 고통의 신체적인 이유가 설명되지 않는다면 그것은 지속되는 고통에 대한 심리적인 원인으로 생각해야 상처를 검진해야 한다.

비대칭/조기의 처짐

이러한 예상되지 못한 효과들 모두 괴롭게 한다. 비대칭은 많은 이유에 의해 나타날 수 있다, 그리고 이것은 교정하기 매우 힘들다.

이는 한쪽 면에 침습적인 지방 흡인술을 하거나 직교 방식을 따르지 않았을 경우에 발생하게 된다. 다른 수의 주름 형성 봉합이나 각각의 방향에 다른 벡터 구성이 비대칭을 나타낼 수 있다.

양쪽의 과도한 피부를 손질할 때는 정밀함이 요구된다. 이미 존재하던 비대칭이 있는 경우에는 더욱 힘들어진다, 그러나 이는 과도한 피부를 절개할 때는 더욱 조심해야한다. 안면거상술은 길지 않을 시에는 대략 10년 정도 지속된다. 조기의 피부 노화의 경향이 있는 환자를 제외해두고는 턱과 아래 뺨에서 조기의 처짐은 주름 형성 봉합 기술 때문일 수 있다.

완벽한 증거는 없지만 지속적인 영구적인 주름 형성 봉합은 거상을 보정하기 위해 표층근건막체계의 피부 섬유화에 절대적으로 의존하는 흡수성 봉합보다 지속적인 효과를 나타낸다. 주름 형성 봉합에 안전하고 매몰된 매듭을 하고 있는 것이 매우 중요하다, 게다가 주름 형성 봉합은 근막이나 골막 같이 안정한 구조에 부착시켜 지지되어야 한다.

참고문헌

Becker FF, Castellano RD 2004 Safety of face-lifts in the older patient. Archives of Facial Plastic Surgery 6:311-314

Daane SP, Owlsley JQ 2003 Incidence of cervical branch injury with "marginal mandibular nerve pseudo-paralysis" in patients undergoing face lifts. Plastic and Reconstructive Surgery 111:2414-2418

Destro MW, Speranzini MB, Cavalheiro Filho C, et al 2005 Bilateral hematoma after rhytidoplasty and blepharoplasty following chronic use of Ginkgo biloba. British Journal of Plastic Surgery 58:100-101

Eremia S, Umar SH, Li CY 2002 Prevention of temporal alopecia following rhytidectomy: the prophylactic use of minoxdil. A study of 60 patients. Dermatologic Surgery 28:66-74

Guyuron B, Watkins F, Totonchi A 2005 Modified temporal incision for facial rhytidectomy: an 18 year experience. Plastic and Reconstructive Surgery 115:609-616

Hwang K, Han JY, Chung RS, Chung IH 2005 Submental perforating artery: a culprit of bleeding during facelift. Journal of Craniofacial Surgery 16:3-5

Jones BM, Grover R 2004 Avoiding hematoma in cervicofacial rhytidectomy: a personal 8 year quest. Reviewing 910 patients. Plastic and Reconstructive Surgery 113:381-387

Jones BM, Grover R 2004 Reducing complications in cervicofacial rhytidectomy by tumescent infiltration: a comparative trial evaluating 678 consecutive face lifts. Plastic and Reconstructive Surgery 113:398-403

Kamer FM, Song AU 2000 Hematoma formation in deep plane rhytidectomy. Archives of Facial Plastic Surgery 2:240-242

Knize DM 1999 Periauricular face lift incisions and the auricular anchor. Plastic and Reconstructive Surgery 104:1508-1520

Knuttel R, Torabian SZ, Fung M 2004 Hair loss after rhytidectomy. Dermatologic Surgery 30:1041-1042

Koch BB, Perkins SW 2002 Simultaneous rhytidectomy and full-face carbon dioxide laser resurfacing: a case series and meta-analysis. Archives of Facial Plastic Surgery 4:227-233

Kridel RW, Liu ES 2003 Techniques for creating inconspicuous face-lift scar: avoiding visible incisions and loss of temporal hair. Archives of Facial Plastic Surgery 5:325-533

Massiha H 2003 Short scar facelift with extended SMAS platysma dissection and lifting and limited skin undermining. Plastic and Reconstructive Surgery 112:663-669

Zani R, Fadul R, Da Rocha MA, et al 2003 Facial nerve in rhytidectomy: anatomic study of its trajectory in the overlying skin and the most common sites of injury. Annals of Plastic Surgery 51:236-242

찾아보기

Index

안면거상술

Advanced Face Lifting

인　쇄　2010년 7월 10일

발　행　2010년 7월 30일

저　자　Ronald L. Moy and Edgar F. Fincher

역　자　대한미용외과학회 편찬위원회

발 행 인　김정찬

발 행 처　도서출판 정담

주　소　서울특별시 송파구 가락동 10-2 동원빌딩 4층

전　화　430-4734~5

팩　스　430-7370

홈페이지　www.jdb.co.kr

등　록　제 22-135호

정　가　90,000원

ISBN　978-89-8085-468-4